伴您一起：

读懂检验 ＋ 恰当判断 ＋

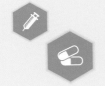

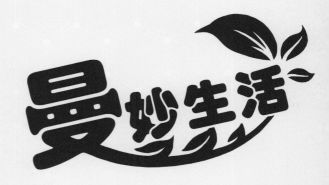

曼妙生活

张曼 ◎ 主编

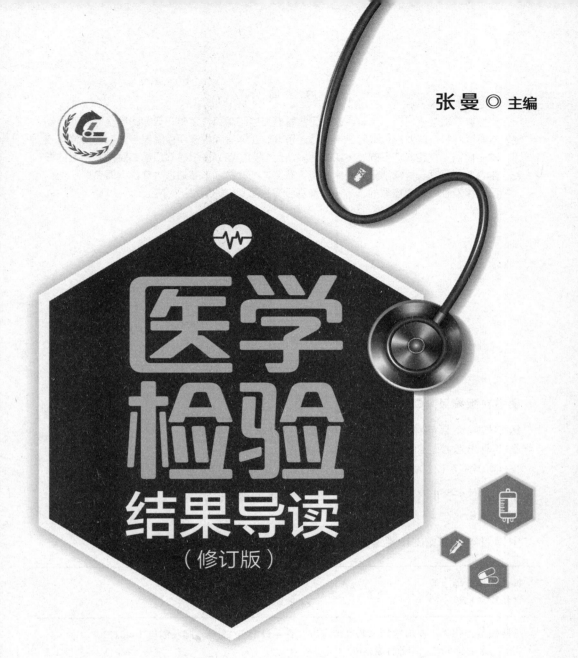

医学检验

结果导读

（修订版）

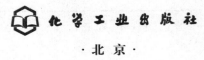
化学工业出版社

·北京·

内 容 简 介

当你拿到检验报告时，你是否会为无法看懂那些印满英文字母和数字的检验结果而苦恼呢？本书以问答形式对常见检验结果进行了解读，让读者轻松读懂检验报告。为方便读者查阅，本书根据器官和疾病不同，将所有检验项目分类汇编，每个检验项目都对检验指标的概念、生物参考区间、异常结果的临床意义等做了详细介绍。本书适合大众读者阅读，也可作为社区医生及社区健康宣教的读本，以及基层检验医师培训用书。

图书在版编目（CIP）数据

医学检验结果导读/张曼主编. —修订本. —北京：化学工业出版社，2021.12（2025.1重印）
ISBN 978-7-122-40068-0

Ⅰ.①医… Ⅱ.①张… Ⅲ.①医学检验-问题解答
Ⅳ.①R446-44

中国版本图书馆 CIP 数据核字（2021）第 204262 号

责任编辑：邱飞婵　　　　　文字编辑：李　平
责任校对：边　涛　　　　　装帧设计：史利平

出版发行：化学工业出版社（北京市东城区青年湖南街 13 号　邮政编码 100011）
印　　装：河北延风印务有限公司
710mm×1000mm　1/16　印张 18¾　彩插 1　字数 375 千字
2025 年 1 月北京第 2 版第 3 次印刷

购书咨询：010-64518888　　　　售后服务：010-64518899
网　　址：http://www.cip.com.cn
凡购买本书，如有缺损质量问题，本社销售中心负责调换。

定　　价：49.80 元　　　　　　　　　　　　　版权所有　违者必究

编写人员名单

主　编　张　曼

编　者　（以姓氏笔画为序）

刘　娜　李　佳　张　曼

张圣强　张海燕　陈　亮

孟　文　孟　倩　赵瑾婷

胡　梅　侯军林　雷　婷

前言

　　非常感谢广大读者对本书的认可和喜爱，让我有信心做修订。此次修订延续了大家喜欢的版式，丰富了很多新的检验项目。为了方便查阅，本书增加了以疾病为中心的索引，比如：糖尿病的诊断应该检测哪些项目、血脂检测相关的项目有哪些、甲状腺功能相关检测项目有哪些，等等。本书还增加了检验中应注意的问题和用药指导检验项目，比如：做凝血因子活性检测时应注意什么、做尿细菌培养应注意什么、怎样通过基因检测结果指导高血压用药、怎样通过基因检测结果指导降血脂的他汀类药物个体化用药，等等。

　　随着医学的发展，我们经历了从经验医学向循证医学的发展，现在又进入了精准医学和个体化医学的时代。这就意味着在健康状态评价和疾病的诊治过程中，除了临床经验外还要具有客观的指标，而检验结果就是循证医学中重要的客观依据。在循证医学的基础上，再加上对每个个体进行更深入细致的具体分析和判断，使得健康状态的评价和疾病诊治更具有针对性。也就是强调了每个人都是不一样的个体。因此，每个检验指标反映在不同个体上也一定是不同的，且具有不同的意义。一方面要横向考虑检验结果的正常范围参考值，另一方面要纵向比较多次检验结果的临床意义。比如，我遇到的一个患者刘女士（39岁），近一段时间常常感到乏力，多次就诊均未发现异常，检验结果都是正常的（检验结果报告单上没有任何上下箭头表示异常）。由于近半年自觉乏力加重，再次就诊。就诊过程中发现她过去健康体检时的血液红细胞计数是 4.9×10^{12}/L，近期就诊的血液红细胞计数是 3.8×10^{12}/L，成年女性红细胞计数正常参考范围为 $(3.8 \sim 5.1) \times 10^{12}$/L，按照大样本人群判断检验结果并没有超出范围，因此没有异常标识。但是从精准医学和个体化医学角度，该患者的红细胞计数从 4.9×10^{12}/L 减少到 3.8×10^{12}/L，一定具有病理意义了。再比如：高血脂的发病率越来越高，很多人以为别人吃了他汀类药物有很好的降血脂效果，自己吃了效果也会一样好。其实，每个人基因型不同用他汀类药物的效果也是不同的。有些人有效，有些人无效。通过检验科进行人类 *SLCO1B1* 和 *ApoE* 基因检测，可以评估他汀类药物使用的安全性和有效性。

　　其实我特别想传递一个事实，非常重要的事实，但常常被忽视。以我近40年的从医经验和研究，越来越深地感触到，这个事实是可以通过检验结果的仔细分析来避免被忽视的。这个事实是：每一个病理变化都是经历了长期的、反复的平衡和失平衡（这是病理生理学的中心思想）；都是从生理变化、代偿到失代偿（轻度失代偿、重度失代偿）。关键是我们能在代偿这个阶段就发现，并在机体调动一切力量与导致疾病的因素做斗争时，通过饮食、运动等生活方式的调整，帮助机体克服不利因素。这个阶段是非常珍贵的。所以如果能读懂检验结果，及时洞悉到这个珍贵的时期是非常重要的。或者在轻度失代偿的阶段，稍稍给以医疗干预，治疗效果会很好。因此，这就是我为什么比较强调每个人自身对检验结果了解的重要性，因为自己关注自己的健康最有效，自己读懂自己的检验结果会避免失去早发现的机会！避免由代偿期发展到失代偿期，并通过医学、行为、心理的干预恢复健康。

　　本书尽量以通俗的语言解释专业的医学术语。目的在于发挥每个人自身的作用，及时发现检验结果的变化，及早处理。有助于大家及时改变不利于健康的习惯或生活方式，有助于在疾病较轻的阶段及时采取适当措施，以避免到了难治或不能治的严重阶段。希望人人参与到预防第一的主流思想中，共同学习，关注健康！

首都医科大学附属北京世纪坛医院临床检验中心主任
国家妇幼健康检验质量监测指导中心主任
中国医师协会检验医师分会前任会长
世界华人检验与病理医师协会会长
2022 年 3 月

第一版前言

当看到患者拿着检验结果报告单、面对满篇的数字无比茫然，看到他们想透过检验结果知晓自身病情的急切渴望，看到他们面对检验指标中医学术语的不知所言，作为从医三十多年的我感到了一种责任，一种将检验结果中数据背后所反映的病理变化以通俗易懂的语言表达出来、满足大众需求的责任。因此，我们为广大百姓写了这本方便查阅的枕边书。

由于各医院的强项领域不同，开展的检验项目也不同，特别是大医院与小医院、综合医院与专科医院之间差别较大。医生由于对本医院未开的检验指标了解少，面对其他医院的检验报告，使很多对诊疗疾病非常重要的检验结果由于不熟悉而漏掉，耽误了正确的诊断和处理。因此我们为广大医务工作者写了这本涵盖范围较广的导读书。

通过对全国 31 个省覆盖 1000 多个县的检验技术人员的培训，发现他们有非常高的学习新知识的热情和渴望。提高检验医学知识服务能力，是广大检验医学工作者的共同愿望。因此，我们为广大检验医学同行写了这本涉及细胞、蛋白、核酸多层级检验项目的工具书。

编写这本既科普又专业的书籍并不容易，困难在于将知识内涵深厚的检验医学术语以通俗的语言方式表达出来；困难还在于我们这些一直泡在医学知识里的专业人员已经习惯了医学术语的使用，比如对判断影响胰岛素分泌引起糖尿病非常重要的一个检验指标——抗谷氨酸脱羧酶抗体检验，我们觉得非常简单，可广大百姓可能觉得非常难懂。好在我们积累了 30 多年与患者沟通的经验，特别是我们有为大家写一本易懂好用的检验结果导读书的愿望，相信这本书会为您所用，只要解决了您的一些实际问题，我们就将不胜欣慰。

由于我们经过了医学的严谨与严肃的培养已经形成了一些表达习惯，难免会有过于专业的内容，如果您在阅读中还有不能读懂之处，请将意见反馈回来，我们一定在再版时修改，非常感谢对我们的支持。

中国医师协会检验医师分会会长
首都医科大学附属北京世纪坛医院检验中心主任
2015 年 3 月

目录

第4章　粪便检测　029

第5章　体液及分泌液检测　032

第6章　肝脏疾病相关检测　039

第7章　肾脏疾病相关检测　　057

第 **8** 章　　**血脂相关检测**　　071

第9章　胰酶代谢相关检测　079

第10章　糖代谢疾病相关检测　082

第 11 章　电解质检测　090

第12章 心脏疾病相关检测 095

第**13**章　贫血相关检测　103

第**14**章　出血与血栓性疾病相关检测　107

第16章　性腺功能相关检测　157

第17章　甲状腺功能相关检测 166

第18章　脑垂体功能相关检测 171

第19章　骨代谢疾病相关检测　174

第20章　肿瘤标志物相关检测　179

第21章　免疫功能检测　　191

第22章　自身抗体检测　207

第23章 骨髓形态学检查及染色体核型分析　　224

第24章 变态反应性疾病检测　　231

第25章 基因检测　　234

第26章 其他检测

附录 　　　　　　　　　　　　　　　　　　　　248

索引 　　　　　　　　　　　　　　　　　　　　257

第1章

生物样品和检验报告基本知识

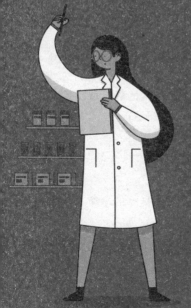

检验即是对人体血液、尿液、粪便及其他体液和分泌液等各类生物样品进行检测的过程。检验报告是检测结果的报告形式。更多地了解生物样品和检验报告的知识，对受检者十分重要。

🩺 生物样品

🍀 检验科常对哪些生物样品进行检测？

常在检验科进行检测的生物样品包括人体的血液、尿液、粪便、痰液、唾液、脑脊液、浆膜腔积液、前列腺液、精液、阴道分泌物等。这些生物样品也叫做检测标本。

🍀 什么是全血样品？

血液主要由血浆和血细胞两大部分组成。在血液中放入抗凝剂后，血液就明显地分成血浆和血细胞两部分，沉淀在底部的是血细胞；悬浮在上面的黄色透明液体就是血浆。血细胞包括红细胞、白细胞和血小板；血浆是水、糖、脂肪、蛋白质、钾盐和钙盐等的混合物。

这种放入少量抗凝剂的血液样品被称为全血样品。全血样品多通过采集静脉血获取。

🍀 什么是血浆样品？

将全血样品自行放置沉淀或离心沉淀，悬浮在上面的黄色透明的血浆部分就是血浆样品。检验中经常需要进行血浆样品检测，是检测中常用的标本类型。

🍀 什么是血清样品？

如果不在被抽出的血液中加抗凝剂，血液就会逐渐发生凝固，形成血块；血块退缩后，析出清亮的黄色液体，称为血清。血块的成分是血细胞；血清的成分大多与血浆相同，其成分与血浆的最主要区别是，血清不含纤维蛋白原。

用作检验的血清被称为血清样品。为避免抗凝剂的干扰，许多检验都采用血清样品，血清样品是检测中常用的标本类型。

🍀 如何采集静脉血液样品？

通常的全血、血浆、血清样品检测都需要采集静脉血液，采集的静脉血液称为静脉血液样品。

采集时，医务人员会在严格的无菌操作下，从肘部静脉或肢体的其他静脉取出检测所需要的血量。抽血后为防止出血，受检者需要按压针眼上部5分钟左右。

如果需用全血样品或血浆样品进行检测，抽取血液样品前容器应加有少量抗凝剂并混匀。如果需用血清样品进行检测，抽取血液样品前容器中不加抗凝剂。

🍀 要求空腹采集静脉血液样品时应注意什么？

许多采用静脉血液的检测项目要求受检者在空腹条件下接受血液样品的采集，以避免进食、饮水后消化吸收的营养物质对检测结果的影响。

空腹的含义是指在抽取静脉血前10～12小时即开始禁止进食、饮水，也就是说，从抽血前1天晚饭后就应该禁食、禁水，当然，禁食和禁水时间不宜过长。

另外，抽血前1天要合理安排饮食，做到不饮酒、浓茶和咖啡，不服用某些药物等；抽血前 24 小时，还应避免剧烈运动、过度劳累和情绪紧张。

❀ 如何采集动脉血液样品？

血气分析测定等特定检验项目需要采集动脉血，采集的动脉血液称为动脉血液样品。

采集时，医务人员会在严格的无菌操作下，用含有肝素抗凝剂的注射器，从股动脉或桡动脉取出检测所需要的血量。抽血后为防止出血，受检者需要按压针眼 5 分钟以上。

❀ 如何采集毛细血管血液样品？

毛细血管血是指与静脉血管和动脉血管交通的微小血管内流动的血。耳血和指血都称为毛细血管血液样品。

采集时，医务人员会在无菌操作下，用一次性采血针针刺无名指内侧或其他手指尖取血，婴幼儿需在足跟或拇指两侧针刺取血。

❀ 什么是随机尿？

随机尿就是随意的一次尿，即留取任意时间的新鲜尿液及时进行检测。随机尿检测方便，常用于体检和门诊患者。但检测结果易受饮食、运动、用药等各种因素的影响。

❀ 什么是晨尿？

晨尿指清晨的空腹尿，也就是早上起床后的第一次尿液标本。

经过一夜睡眠，尿液倾向于浓缩和酸化，血细胞、上皮细胞及管型等有形成分在酸性环境中较为稳定，所以晨尿比随机尿样品的阳性检出率高；另外，晨尿受饮食干扰较少，化学成分的测定比较准确。

晨尿最适合作为可疑或已知的泌尿系统疾病的检测样品，也可用于尿液的一般检测和女性早期尿妊娠试验。

❀ 什么是餐后尿？

餐后尿通常指午餐后 2 小时收集的尿液标本。此种尿液标本更适于尿蛋白、尿胆原和尿糖的检测，因为用餐增加了肾脏的负荷，尿液中的病理成分易于被发现，利于诊断疾病。

❀ 什么是定时尿？

从膀胱排空开始计算时间，将在规定时段内收集的所有尿液全部送检，即为定时尿。由于检查目的不同，定时尿又分为 48 小时尿、24 小时尿、12 小时尿。定时尿主要用于尿中有形成分和一些化学成分的定量检测及尿量、尿比重的观察。

❀ 如何收集 24 小时尿？

早晨 8:00 患者排空膀胱中的尿液并弃去。将此后 24 小时（早 8:00 至次日早 8:00）的全部尿液收集于清洁、干燥、无渗漏的容器中，其间 2～8℃冷藏储存，如果没有冷藏条件也可室温保存。混匀所有尿液后用尿管留取至少 10ml，并标明 24 小时总尿量后送检。每次留样前需对手部及留样部位进行清洁，注意避免经血、精液、粪便等对样本造成污染。

❀ 什么是特殊体位尿?

清晨起床后立即留取第一次尿液，然后取站位一定时间后再留第二次尿液即为特殊体位尿。

有一些患者平卧时尿蛋白阴性，直立或行走后出现少量尿蛋白，此时的尿蛋白增高称为直立性蛋白尿。怀疑有直立性蛋白尿时，须做特殊体位尿检测。

❀ 什么是中段尿?

留取中段尿时，需弃去前段尿液，即不收集先排出的尿液和最后排出的尿液，只收集中间排出的尿液。

检测这种标本可以避免一些因素对检查结果的影响，例如可以避免混入前段尿液的女性白带和男性前列腺液、精液等造成的尿蛋白及白细胞的升高。

❀ 留取尿液样品应注意什么?

① 留取尿液样品的容器应清洁、干燥，且一次性使用。

② 婴幼儿留取尿液样品时应先对（外）阴部进行消毒，使用塑料采集袋黏附于尿道外口收集尿样，切勿使尿液外溢或混入粪便。

③ 女性留取尿液标本前应冲洗外阴，再留取中段尿送检，这样可避免尿液标本中混入阴道分泌物；为避免经血干扰，月经期间不宜留取尿液标本。

④ 男性留取尿液标本时应避免精液、前列腺液污染。

⑤ 尿液标本留取后应立即送检，避免光照、细菌污染。

❀ 留取粪便样品应注意什么?

留取粪便样品的操作是否正确将直接影响检查结果的准确性。因此，留取样品注意以下事项。

① 留取粪便样品的盛器要洁净。

② 粪便样品内不得混有尿液、月经血、消毒药及污水。

③ 标本采集后应于 1 小时内送检，以免导致有形成分的破坏、分解。

④ 为了避免出现假阳性，接受隐血试验者要在留取粪便标本前 3 天内禁食动物血、肉类以及含铁药物等。

⑤ 给儿童检查蛲虫卵时，家长需用透明薄膜，于清晨儿童排便前，自肛门周围皱襞处拭取，并及时送检。

❀ 常见的体液和分泌液样品有哪些?

体液就是身体内的液体。常见的体液样品有脑脊液、浆膜腔积液（包括胸膜腔液、心包腔液、腹膜腔液、关节腔液等）。

分泌液为人体的内、外分泌腺所分泌的液体。常见的分泌液样品有前列腺液、精液、阴道分泌物等。

这些生物样品的留取都需要由医务人员采集。

体液样品、前列腺液、阴道分泌物、精液样本按各医院要求采集。

检验报告

检验报告上常出现哪些浓度单位?

为简化表达,检验报告上通常都用外文缩写符号表示检测结果的计量单位,以下列出常用浓度单位的外文和中文表达(表1-1),以方便读者对检验报告的阅读。左侧列出的是外文表达,右侧标出的是中文表达。特定单位将在特定的检测项目中给以说明。

表1-1　常用浓度单位的外文和中文表达

外文表达	中文表达	外文表达	中文表达
g/L	克/升	mmol/L	毫摩尔/升
mg/dl	毫克/分升	μmol/L	微摩尔/升
μg/L	微克/升	nmol/L	纳摩尔/升
μg/ml	微克/毫升	pmol/L	皮摩尔/升
ng/ml	纳克/毫升	IU/L	国际单位/升
pg/ml	皮克/毫升	U/L	单位/升
mol/L	摩尔/升		

检验报告上常出现哪些质量单位?

以下列出常用质量单位的外文和中文表达(表1-2),左侧列出的是外文表达,右侧标出的是中文表达。

表1-2　常用质量单位的外文和中文表达

外文表达	中文表达	外文表达	中文表达
kg	千克	μg	微克
g	克	ng	纳克
mg	毫克	pg	皮克

检验报告上常出现哪些容量单位?

以下列出常用容量单位的外文和中文表达(表1-3),左侧列出的是外文表达,右侧标出的是中文表达。

表1-3　常用容量单位的外文和中文表达

外文表达	中文表达	外文表达	中文表达
L	升	μl	微升
ml	毫升	fl	飞升

检验报告通常包含哪些信息?

检验报告中必须包含的信息通常包括:

① 送检科室。

② 受检者的姓名、性别、年龄、病案号和病床号。

③ 标本类型、检测项目、检测结果、生物参考区间及检测方法。

④ 检测报告时间及检测员签字等。

⑤ 对于某些特殊项目（如皮质醇、促肾上腺皮质激素的检测等）还需要注明采集标本的时间，女性性腺激素检测需要注明患者的末次月经时间。

检验中常使用的术语

什么是生物参考区间？

由于存在受检者的个体差异和检测误差，任何一个定量检测项目的标准都不可能以一个固定值来表示。在医学上，通常是对群体中一定数量的正常个体进行实验检测，再用统计学方法计算出受测个体的检测结果均值和正常波动范围，并将此结果作为该项检测指标的生物参考区间。正常人群检测该指标的测定值应有 95％以上的人在此范围内。本书中各个检验项目的生物参考区间均分别引自国家标准、行业标准、全国临床检验技术操作规程或参考文献等。具体各医疗机构的生物参考区间以各医疗机构自身设置为准。

什么是医学决定水平？

某项检测指标对医师的诊断或治疗起决定作用的测定值，称为医学决定水平。同一检测指标可以有多个不同的医学决定水平。例如，正常人的肌钙蛋白 I 检测结果应小于 0.04ng/ml；在诊断心肌损伤时该值应大于 0.04ng/ml；诊断心肌梗死时该值应大于 0.5ng/ml。大于 0.04ng/ml 和大于 0.5ng/ml 这两个水平，即分别为医师诊断心肌损伤和心肌梗死时的医学决定水平。

什么是定性检测？

定性检测只是用来鉴定样本中是否含有某种特定的物质，并不确定其含量的多少。检测结果通常以"阴性"或"阳性"形式报告。

什么是定量检测？

定量检测是要精确地测定样品中某特定物质含量的多少。检测结果通常以单位质量或单位体积样品中被测物质的量来表示。

什么是半定量检测？

对某些分析准确度要求不高，但要求简便快速而有一定数量级的结果的试样，以及在定性分析中，除需要给出试样中存在哪些特定物质外，还需要指出其大致含量，就采用半定量分析法。分析结果可以某特定物质是大量、中量、少量、微量或者＋、＋＋、＋＋＋、＋＋＋＋来报告。不用具体的量值。

第2章

血液
一般检测

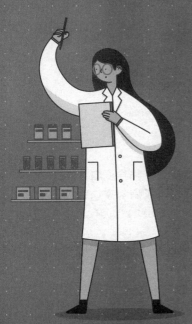

人身体任何部位发生病理变化时，都可以引起血液质与量的改变，故血液一般检测有助于很多疾病的诊断。

血液一般检测包括血常规检查（内容为红细胞、白细胞及血小板计数、血红蛋白）、白细胞分类计数、红细胞沉降率（血沉）、网织红细胞计数等多项检测。

血液一般检测采用末梢血（约150μl）或抗凝静脉血。

红细胞计数

什么是红细胞计数?

红细胞 (RBC) 是血液中数量最多的有形成分。红细胞计数是计数一定范围内的红细胞数目,并计算出每升血液中的红细胞数。红细胞计数为定量测定,其检测结果以$\times 10^{12}/L$ ($\times 10^{12}/$升) 表示。

红细胞计数检测的生物参考区间是多少?

① 成年男性 RBC:$(4.3 \sim 5.8) \times 10^{12}/L$。
② 成年女性 RBC:$(3.8 \sim 5.1) \times 10^{12}/L$。

红细胞计数检测异常有什么临床意义?

正常人体的红细胞虽然不断地发生新生和破坏,却保持相对恒定的数目。除某些人在正常情况下也出现红细胞总数增高(例如新生儿、高山居住者可发生生理性增高)之外,红细胞数目上的变化大多与疾病有关。

① 红细胞总数增多:见于真性红细胞增多症、代偿性红细胞增多症,例如患有先天性心脏病、慢性肺疾病、脱水等疾病的患者,红细胞总数就会增多。

② 红细胞总数减少:见于各种贫血、白血病患者,还见于因分娩、手术、创伤而大量失血者。

血红蛋白

什么是血红蛋白检测?

血红蛋白 (Hb) 通常被称为血色素,是红细胞的主要成分。血红蛋白检测是测定血液中血红蛋白量。血红蛋白测定为定量测定,其检测结果以 g/L (克/升) 表示。

血红蛋白检测的生物参考区间是多少?

① 成年男性 Hb:$130 \sim 175g/L$。
② 成年女性 Hb:$115 \sim 150g/L$。

血红蛋白检测异常有什么临床意义?

血红蛋白量异常的临床意义与红细胞计数异常相似。而血红蛋白下降程度与红细胞减少程度之间的关系,对于贫血性质的确定有一定临床意义。我国血液病学家认为:在中国海平面地区,成年男性 Hb<120g/L,成年女性(非妊娠)Hb<110g/L,孕妇Hb<100g/L,就是贫血。

① 血红蛋白下降的程度与红细胞减少的程度相同:见于大出血、再生障碍性贫血、类风湿关节炎以及急、慢性肾炎所致的贫血。

② 血红蛋白下降的程度比红细胞减少的程度严重:见于缺铁性贫血(即所谓小细

胞低色素性贫血），溃疡病、胃肠肿瘤、钩虫病、妇女月经过多和痔出血等慢性反复性出血疾病都可引起缺铁性贫血。

③ 红细胞减少的程度比血红蛋白下降的程度严重：见于大细胞高色素性贫血，如缺乏维生素 B_{12} 或叶酸的营养不良性贫血及慢性肝病所致的贫血。

此外，血红蛋白量异常还见于变性血红蛋白症。

白细胞计数

✿ 什么是白细胞计数？

人体血液中的白细胞（WBC），包括粒细胞、淋巴细胞、单核细胞。白细胞计数是计数一定范围内的白细胞数目，并计算出每升血液中的白细胞数。白细胞计数为定量测定，其检测结果以 $\times 10^9$/L（$\times 10^9$/升）表示。

✿ 白细胞计数检测的生物参考区间是多少？

成人 WBC：$(3.5 \sim 9.5) \times 10^9$/L。

✿ 白细胞计数检测异常有什么临床意义？

人在剧烈运动、体力劳动后、疼痛、冷热水浴、暴热和严寒环境中白细胞总数会有不同程度升高；妊娠 5 个月以上的女性白细胞总数可高达 $(15.0 \sim 20.0) \times 10^9$/L，分娩时还可进一步增高。这些改变都属于正常生理性变化。此外，白细胞总数的增加或减少大多与疾病有关。

(1) 白细胞总数增多

① 发生急性细菌感染，尤其是金黄色葡萄球菌、肺炎链球菌等感染时，白细胞会明显增多。

② 发生严重的组织损伤或血细胞大量破坏时，如术后 12～36 小时、急性心肌梗死 1～2 天内，白细胞会明显增多。

③ 急性大出血时，如脾破裂、宫外孕后，白细胞常高达 $(20.0 \sim 30.0) \times 10^9$/L。

④ 急性中毒时，如催眠药、敌敌畏等化学药物中毒，发生糖尿病酮症酸中毒及尿毒症等代谢性中毒，白细胞会增多。

⑤ 粒细胞性白血病和各种晚期恶性肿瘤可引起白细胞总数持续增高。

(2) 白细胞总数减少

① 发生病毒感染时白细胞总数会减少，如患流行性感冒（流感）时。

② 发生某些细菌感染时，例如患伤寒、副伤寒、沙门菌类的革兰氏阴性杆菌感染，如果无并发症出现，白细胞总数均会减少。

③ 患某些血液病时，如再生障碍性贫血、骨髓增生异常综合征，白细胞总数往往会减少。

④ 发生慢性物理、化学性损伤时，如接受 X 线等电离辐射、长期应用氯霉素等，白细胞总数可减少。

⑤ 患自身免疫性疾病，如系统性红斑狼疮等，白细胞总数会减少。

⑥ 存在脾功能亢进及各种原因所致的脾大时白细胞总数会减少。

白细胞分类计数

什么是白细胞分类计数?

正常血液中白细胞以细胞质内有无颗粒而分为有粒(粒细胞)和无粒两大类。根据颗粒的嗜色性不同,粒细胞包括中性粒细胞、嗜酸性粒细胞和嗜碱性粒细胞;无粒细胞包括单核细胞和淋巴细胞。在检验中,又将嗜酸性粒细胞、嗜碱性粒细胞及单核细胞之和称为中值细胞或中间细胞。

白细胞分类计数即是将血液制成涂片,经染色后对各类白细胞进行分别计数。白细胞分类计数为定量测定,其检测结果以 $\times 10^9$/L($\times 10^9$/升)或%(百分比)表示。

白细胞分类计数检测的生物参考区间是多少?

血细胞分析仪计数的白细胞计数、白细胞分类绝对值(♯)、白细胞分类百分数(%)生物参考区间见表 2-1、表 2-2。

表 2-1　白细胞计数三分群参考区间

项　　目	参考区间	单位
白细胞计数(WBC)	3.5～9.5	$\times 10^9$/L
淋巴细胞绝对值(♯)	1.1～3.2	$\times 10^9$/L
中值细胞绝对值(♯)	0.12～0.8	$\times 10^9$/L
中性粒细胞绝对值(♯)	1.8～6.3	$\times 10^9$/L
淋巴细胞百分数(%)	20～50	%
中值细胞百分数(%)	3～10	%
中性粒细胞百分数(%)	40～75	%

表 2-2　白细胞计数五分类参考区间

项　　目	参考区间	单位
白细胞计数(WBC)	3.5～9.5	$\times 10^9$/L
中性粒细胞绝对值(Neut♯)	1.8～6.3	$\times 10^9$/L
淋巴细胞绝对值(Lymph♯)	1.1～3.2	$\times 10^9$/L
嗜酸性粒细胞绝对值(Eos♯)	0.02～0.52	$\times 10^9$/L
嗜碱性粒细胞绝对值(Baso♯)	0～0.06	$\times 10^9$/L
单核细胞绝对值(Mono♯)	0.1～0.6	$\times 10^9$/L
中性粒细胞百分数(Neut%)	40～75	%

项　目	参考区间	单位
淋巴细胞百分数（Lymph%）	20～50	%
嗜酸性粒细胞百分数（Eos%）	0.4～8.0	%
嗜碱性粒细胞百分数（Baso%）	0～1	%
单核细胞百分数（Mono%）	3～10	%

✿ 白细胞分类计数检测异常有什么临床意义？

新生儿和婴儿在一定时期内中性粒细胞和淋巴细胞比例会较高，这种情况属正常生理变化。

不同类型的白细胞比例的改变往往与一些疾病有关系。

（1）中性粒细胞检测异常

① 增多：见于急性细菌感染或局部化脓性炎症、中毒、急性出血（尤以严重内脏出血更明显）、急性溶血和手术后、恶性肿瘤、慢性粒细胞白血病、心肌梗死和血管栓塞等疾病。

② 减少：常见于某些病毒性感染（流感、麻疹、流行性腮腺炎等）、某些革兰氏阴性杆菌感染（粟粒性肺结核等）及药物（磺胺类、肿瘤化疗药等）中毒与放射线损伤、再生障碍性贫血、过敏性休克、高度恶病质、脾功能亢进和自身免疫性疾病等。中性粒细胞比例减少还提示患者抵抗力差。

（2）嗜酸性粒细胞检测异常

① 增多：见于变态反应性疾病、某些皮肤、寄生虫病、某些传染病、血液病、多发性骨髓瘤、恶性淋巴瘤、风湿性疾病、脑垂体前叶功能减退症、肾上腺皮质功能减退症、肺嗜酸性粒细胞增多症、慢性粒细胞白血病及霍奇金病等。

② 减少：患伤寒、副伤寒、大叶性肺炎、猩红热等急性传染病，存在肾上腺皮质功能亢进症、再生障碍性贫血，发生急性心肌梗死、严重烧伤、大手术后，长期应用肾上腺素或促肾上腺皮质激素等情况下都可发生嗜酸性粒细胞减少。

（3）嗜碱性粒细胞检测异常

嗜碱性粒细胞相对增多见于慢性粒细胞白血病、淋巴网状细胞瘤、骨髓纤维化症、慢性溶血、脾切除后、嗜酸性粒细胞白血病（罕见）、癌转移和铅中毒、铋中毒等。

（4）淋巴细胞检测异常

① 增多：淋巴细胞相对增多见于中性粒细胞减少所致的淋巴细胞相对增多症。淋巴细胞绝对增多可见于急、慢性淋巴细胞白血病，某些传染病（如百日咳、传染性单核细胞增多症、传染性淋巴细胞增多症、结核病、水痘、麻疹、流行性腮腺炎、传染性肝炎等）。许多传染病的恢复期和肾移植术后发生排异反应时也可出现淋巴细胞绝对增多。

② 减少：主要见于传染病的急性期、细胞免疫缺陷病，应用肾上腺皮质激素、烷化剂等治疗和长期接触放射线也会出现淋巴细胞减少。此外，多种疾病引起中性粒细胞增多时，淋巴细胞相对减少。

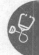

（5）单核细胞检测异常

单核细胞增多见于某些细菌感染，如结核、伤寒、亚急性细菌性心内膜炎等；某些寄生虫病，如疟疾、黑热病等；单核细胞白血病、粒细胞缺乏症恢复期以及许多急性传染病的恢复期也可出现单核细胞增多。

嗜酸性粒细胞直接计数

✿ 什么是嗜酸性粒细胞直接计数？

嗜酸性粒细胞数目可以通过白细胞计数和分类计数间接获得，也可以通过嗜酸性粒细胞直接计数获得。嗜酸性粒细胞直接计数是计数一定范围内嗜酸性粒细胞的数目，并计算出每升血液中的嗜酸性粒细胞数。嗜酸性粒细胞直接计数为定量测定，检测结果以$\times 10^9$/L（$\times 10^9$/升）表示。

重复接受嗜酸性粒细胞直接计数检测时，每次接受采血的时间需一致，以避免日间生理变化对检测结果的影响。

嗜酸性粒细胞直接计数异常与白细胞分类计数中嗜酸性粒细胞检测异常临床意义完全相同。

✿ 嗜酸性粒细胞直接计数检测的生物参考区间是多少？

显微镜计数法：嗜酸性粒细胞为$(0.05 \sim 0.3) \times 10^9$/L。

血细胞比容

✿ 什么是血细胞比容？

血细胞比容（HCT）又称为红细胞压积（PCV），是指每升血液中血细胞所占的容积。血细胞比容的多少与红细胞数目及其大小有关。血细胞比容检测为定量测定，检测结果以 L/L（升/升）表示。

✿ 血细胞比容检测的生物参考区间是多少？

血细胞分析仪测定：$\geqslant$18岁静脉血0.40～0.50L/L，末梢血0.35～0.40L/L。

✿ 血细胞比容检测异常有什么临床意义？

血细胞比容不仅与红细胞数量的多少有关，而且与红细胞的体积大小及血浆容量的改变有关。血细胞比容是诊断贫血的主要实验室检查指标之一，也是影响全血黏度的重要因素和纠正脱水及酸碱平衡失调时治疗的参考指标。

（1）血细胞比容增高

常导致全血黏度增加，呈现血液高黏滞综合征。临床研究表明，高血细胞比容与血栓形成密切相关，在诊断血管疾病的血栓前状态中也有显著意义。血细胞比容增高临床常见于：①各种原因所致的血液浓缩，使红细胞数量相对增多，如严重呕吐、腹泻、大量出汗、大面积烧伤等；②真性红细胞增多症；③继发性红细胞增多（如高原病、慢性肺源性心脏病等）的患者红细胞数量绝对增多，血细胞比容可显著增高。

（2）血细胞比容减低

见于：①正常孕妇；②各种类型贫血，如急慢性出血、缺铁性贫血和再生障碍性贫血，但血细胞比容减少的程度与 RBC、Hb 的减少程度并非完全一致；③继发性纤维蛋白溶解症；④应用干扰素、青霉素、吲哚美辛（消炎痛）、维生素 A 等药物。

红细胞三项平均值

❖ 什么是红细胞三项平均值？

根据血红蛋白量、红细胞数和血细胞比容的数据，按公式可以算出红细胞三项平均值，包括平均红细胞容积（即每个红细胞的大小，MCV）、平均红细胞血红蛋白量（每个红细胞内血红蛋白含量，MCH）和平均红细胞血红蛋白浓度（MCHC）。红细胞三项平均值为定量测定，MCV、MCH、MCHC 的检测结果分别以 fl（飞升）、pg（皮克）、g/L（克/升）表示。

❖ 红细胞三项平均值的生物参考区间是多少？

红细胞三项平均值的生物参考区间见表 2-3。

表 2-3　红细胞三项平均值的生物参考区间

项目	单位	年龄	静脉血	末梢血
平均红细胞容积（MCV）	fl	≥18 岁	82～100	
平均红细胞血红蛋白量（MCH）	pg	≥18 岁	27～34	
平均红细胞血红蛋白浓度（MCHC）	g/L	≥18 岁	316～354	

❖ 红细胞三项平均值检测有什么临床意义？

红细胞三项平均值检测有助于分析贫血患者的红细胞形态特征，适用于贫血的形态学分类与鉴别诊断，是贫血诊断和疗效观察的一项必要的实验手段。

红细胞体积分布宽度

❖ 什么是红细胞体积分布宽度？

红细胞大小不等，其所占宽度就会不同，红细胞体积分布宽度（RDW）是反映红细胞体积变异的客观指标。红细胞体积分布宽度为定量测定，检测结果以％（百分比）表示。

❖ 红细胞体积分布宽度生物参考区间是多少？

血细胞分析仪法：RDW 为 11.6％～15.0％。

❖ 红细胞体积分布宽度检测有什么临床意义？

贫血患者除了 MCV 发生改变以外，RDW 也会发生改变。综合 RDW 和 MCV 的变化情况，有利于对贫血的诊断。各种类型贫血的 RDW 和 MCV 可有如下变化。

① 缺铁性贫血：RDW 增大，MCV 正常或下降。RDW 增大，而 MCV 正常是早期缺铁性贫血的特征。

② 轻型珠蛋白生成障碍性贫血：可见 MCV 下降，但 RDW 正常。

③ 溶血性贫血和巨幼细胞贫血：MCV 和 RDW 均增大。

④ 再生障碍性贫血：MCV 和 RDW 均无变化。

网织红细胞计数

❀ 什么是网织红细胞计数？

网织红细胞（Ret）是一种未完全成熟的红细胞。网织红细胞计数是计数一定范围内的网织红细胞数目和红细胞总数，并计算出网织红细胞在红细胞总数中所占比例。网织红细胞计数为定量测定，检测结果以％（百分比）表示。

❀ 网织红细胞计数的生物参考区间是多少？

煌焦油蓝活体染色法：成人 Ret 为 0.5％～1.5％；新生儿 Ret 为 3％～6％。

❀ 网织红细胞计数检测异常有什么临床意义？

血液中网织红细胞的数值可直接反映骨髓生成红细胞的功能状况，因此，对诊断各种贫血是有意义的，也可作为疾病疗效及病情观察的客观指标。

① Ret 增高：表明骨髓造血功能旺盛，多见于各种增生性贫血，如溶血性贫血、急性失血性贫血；患缺铁性贫血或巨幼细胞贫血时 Ret 仅轻度升高。

② Ret 减低：表明骨髓造血功能低下，见于再生障碍性贫血、急性白血病及某些化学药物引起的骨髓造血功能减退时。

红细胞沉降率

❀ 什么是红细胞沉降率？

红细胞沉降率（ESR），又称为血沉，是指红细胞在一定条件下沉降的速率。

❀ 红细胞沉降率检测的生物参考区间是多少？

成年男性 ESR：0～15mm/h；成年女性 ESR：0～20mm/h。

❀ 红细胞沉降率检测异常有什么临床意义？

（1）ESR 减慢

临床意义不大，见于红细胞增多症、球形细胞增多症、纤维蛋白原缺乏等。

（2）ESR 增快

① 生理性增快：12 岁以下的儿童或 60 岁以上的高龄者、妇女月经期、妊娠 3 个月以上 ESR 可增快，其增快的原因与生理性贫血及纤维蛋白原含量增加有关。

② 病理性增快：可见于炎症性疾病、组织损伤和坏死、恶性肿瘤、高球蛋白血症、贫血等。

血小板计数

什么是血小板计数？

血小板计数（PLT 或 BPC）是计数一定范围内的血小板数目，并计算出每升血液中的血小板数。血小板计数为定量测定，检测结果以$\times 10^9$/L（$\times 10^9$/升）表示。

由于血小板计数在一天内不同时间的变化较大，故在多次复查时，采集标本的时间应力求统一，以避免检测结果受日间生理变化的影响。

血小板计数检测的生物参考区间是多少？

≥18 岁：$(125\sim 350)\times 10^9$/L。

血小板计数检测异常有什么临床意义？

血小板既能促进止血又能加速凝血。血小板计数检测有助于出血性疾病的诊断与鉴别诊断。

（1）血小板计数增加

见于原发性血小板增多症、慢性粒细胞白血病、真性红细胞增多症、急性大出血或急性溶血等。

（2）血小板计数减少

① 造血功能障碍引起血小板生成减少，见于急性白血病、再生障碍性贫血、骨髓纤维化症等。

② 血小板破坏、消耗过多引起血小板减少，见于原发性血小板减少性紫癜、脾功能亢进、系统性红斑狼疮、弥散性血管内凝血（DIC）、输血后血小板减少症、进行体外大循环手术、中毒（如苯、砷等）、放射线损伤、使用抗肿瘤药等。

血小板体积分布宽度

什么是血小板体积分布宽度？

血小板体积分布宽度（PDW）是反映血小板体积变异的客观指标。血小板体积分布宽度为定量测定，检测结果以％（百分比）表示。

血小板体积分布宽度的生物参考区间是多少？

血细胞分析仪法：PDW 为 9.8％～17.0％。

血小板体积分布宽度检测异常有什么临床意义？

① PDW 增高：表明血小板大小悬殊，可见于急性髓系白血病、巨幼细胞贫血、慢性粒细胞白血病、脾切除、巨大血小板综合征、血栓性疾病、原发性血小板增多症、再

生障碍性贫血。

② PDW 降低：见于反应性血小板增多症。

🩺 血小板平均体积

❤️ 什么是血小板平均体积?

血小板平均体积或容积（MPV）即每个血小板平均体（容）积，血小板平均体积为定量测定，检测结果以 fl（飞升）表示。

❤️ 血小板平均体积检测的生物参考区间是多少?

血细胞分析仪法：MPV 为 6～13fl。

❤️ 血小板平均体积检测异常有什么临床意义?

（1）MPV 增高

① MPV 增加是造血功能恢复的首要表现，常见于骨髓抑制解除后恢复期。

② 也是血小板破坏增加而骨髓代偿功能良好的表现。

③ 亦见于慢性粒细胞白血病、镰刀细胞性贫血等，还可见于脾切除后、血栓性疾病及血栓前状态。

（2）MPV 减少

① 见于骨髓造血功能不良，此种情况下血小板生成减少。

② MPV 随 PLT 同时持续下降时，提示骨髓造血功能衰竭。

③ 亦见于再生障碍性贫血、脾功能亢进、肾功能衰竭、病毒感染等疾病和化疗过程中。

🩺 ABO 血型鉴定

❤️ 什么是 ABO 血型鉴定?

血液中的红细胞表面存在着不同的特殊抗原，这些抗原的差异导致了人的不同的血型。红细胞抗原主要有 A 抗原、B 抗原。血液中的红细胞表面只有 A 抗原时，其血型为 A 型；只有 B 抗原时，其血型为 B 型；A 抗原和 B 抗原都有时，其血型为 AB 型；A 抗原和 B 抗原都没有时，其血型为 O 型。按此分类的血型即称为 ABO 血型。

在人的血清里又有两种特殊的抗体，即抗 A 抗体和抗 B 抗体。特定抗原和其相应的抗体相遇会发生凝集反应，而正常人的血液不会由于自身的抗原和抗体结合而产生凝集反应，因此 A 型血的血清中只有抗 B 抗体；B 型血只有抗 A 抗体；O 型血有抗 A 和抗 B 两种抗体；AB 型血抗 A 和抗 B 两种抗体都没有。如此，即可通过抗 A 抗体和抗 B 抗体在血液标本中发生凝集的情况来鉴定血型，这就是 ABO 血型鉴定。

接受 ABO 血型鉴定时，受检者无须空腹，手指采血 20μl 或采不加任何抗凝剂或促凝剂的静脉血即可。

❀ 什么时候需要接受 ABO 血型鉴定?

① 输血：若 ABO 血型不合，会引起溶血性输血反应，甚至危及生命。因此输血前必须一丝不苟鉴定血型。

② 器官移植：ABO 血型系统的血型抗原物质不仅仅存在于红细胞表面，还广泛分布于机体内的很多组织上，因而在组织器官移植时，也要进行 ABO 血型鉴定。

③ 其他：法医还将 ABO 血型鉴定用于鉴定亲子关系。

碳氧血红蛋白定性试验

❀ 什么是碳氧血红蛋白定性试验?

定性地测定血中碳氧血红蛋白含量的试验为碳氧血红蛋白（COHb）定性试验。

❀ 碳氧血红蛋白定性试验的生物参考区间是多少?

COHb 为阴性。

❀ 什么情况下需要进行碳氧血红蛋白定性试验?

在患者昏迷，无法了解病史，却又怀疑急性一氧化碳（CO）中毒时，需要借助碳氧血红蛋白定性试验来进行诊断。碳氧血红蛋白定性试验呈阳性时，即可确定患者为一氧化碳中毒。不过患者如事先采取了通气措施，血中一氧化碳浓度会降低，碳氧血红蛋白含量也会随之下降，试验可呈阴性，但一氧化碳中毒的临床体征仍可存在。

血液流变学检查

❀ 什么是血液流变学检查?

血液流变学是研究血液流动与变形性及其临床应用的，是生物流变学的一个分支。血液流变学应用血液黏度分析仪对全血或血浆标本进行检查，可以测定出不同切变率条件下的全血黏度，并据此计算出红细胞刚性指数和红细胞聚集指数等相关血液流变学参数。通过检查全血、血浆及血液有形成分（红细胞、白细胞、血小板）的流动性、变形性和聚集性的变化规律，判断血管内血液循环状况，为血流特性检测及治疗效果评估提供客观依据。

❀ 血液流变学检查的生物参考区间是多少?

全血黏度：男性，230s 时为 (4.53±0.46)mPa·s；11.5s 时为 (9.31±1.48)mPa·s。女性，230s 时为 (4.22±0.41)mPa·s；11.5s 时为 (8.37±1.22)mPa·s。血浆黏度：男性，(1.76±0.04)mPa·s；女性，(1.78±0.06)mPa·s。

❀ 血液流变学检查异常有什么临床意义?

① 全血黏度增高：见于心脑血管疾病、高血压及肺源性心脏病、恶性肿瘤、血液病、异常血红蛋白病。

② 全血黏度降低：各种原因的贫血。

③ 血浆黏度增高：见于心脑血管疾病、高血压、恶性肿瘤、血液病等；当脱水出现血液浓缩时，血浆黏度可有大幅度升高；异常免疫球蛋白血症、高球蛋白血症、多发性骨髓瘤、巨球蛋白血症可导致血浆黏度显著升高。

④ 血浆黏度降低：无明显临床意义。

第3章

尿液检测

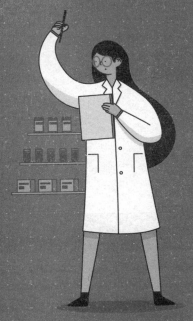

尿液检测对疾病的诊断、鉴别诊断及预后判断非常重要。尿液检测的项目包括尿液干化学分析、尿沉渣镜检、尿乳糜定性试验、尿妊娠试验等。

尿液干化学分析检测的项目有尿液隐血、尿液胆红素、尿胆原、尿液酮体、尿蛋白、尿液亚硝酸盐、尿液葡萄糖、尿液酸碱度（pH值）、尿比重、尿液白细胞、尿液维生素C等。尿沉渣镜检是通过显微镜观察尿中的沉淀物，检查项目有尿沉渣中的红细胞、白细胞、上皮细胞、管型、结晶等。

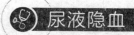 **尿液隐血**

❁ 什么是尿液隐血检测？

尿液隐血（BLD）检测，也称尿液潜血检测，用来检查尿液中是否存在血红蛋白和肌红蛋白，即确定是否存在血尿。BLD检测为定性测量。

❁ 尿液隐血检测的生物参考区间是多少？

干化学试带法：BLD为阴性。

❁ 尿液隐血检测异常有什么临床意义？

尿液中混有血液为血尿，尿液隐血检测的目的在于确定是否存在血尿。尿液中混有的血液量大于0.1%时，凭肉眼就可观察到；而混有的血液量小于0.1%时，只能通过尿液隐（潜）血检测来发现。

临床上有两类情况下尿液隐血检测（BLD）可呈阳性。

（1）尿液中血红蛋白过多

当存在可能造成大量红细胞被破坏的因素时，就会有过多的血红蛋白产生，并经过肾由尿排出。

① 患所有可以引起血尿的疾病，如肾炎、肾结石、泌尿系统肿瘤、中毒、血栓性血小板减少性紫癜、阵发性血红蛋白尿及接受经尿道的前列腺切除术等。

② 接受心瓣膜修复术。

③ 服用某些药物，如阿司匹林等。

④ 发生某些感染，如疟疾等。

⑤ 发生严重烧伤等。

（2）尿液中肌红蛋白过多

存在肌肉疾病或功能异常时，可产生阵发性肌红蛋白尿。

① 创伤，如挤压综合征、电击伤、烧伤等。

②"行军性"肌红蛋白尿。

③ 原发性肌肉疾病，如肌萎缩、皮肌炎及多发性肌炎等。

④ 局部缺血性肌红蛋白尿，如心肌梗死、动脉阻塞。

⑤ 中毒性肌红蛋白尿，如由酒精、化学药物、鱼中毒所致等。

⑥ 代谢性疾病，如肌糖原贮积症、糖尿病酮症酸中毒。

❁ 什么情况下尿液隐血检测会出现假阳性或假阴性？

① 存在尿路感染时，细菌产生的过氧化物酶可致检测结果呈假阳性。

② 尿中含有大量维生素时，可致检测结果呈假阴性。

尿液胆红素

❁ 什么是尿液胆红素检测？

胆红素（BIL）是血红蛋白的降解产物，尿液胆红素检测是测定尿中胆红素的量。

尿 BIL 检测为定性测量。

❧ 尿液胆红素检测的生物参考区间是多少?

干化学试带法、氧化法:尿 BIL 为阴性。

❧ 尿液胆红素检测异常有什么临床意义?

正常尿液中不应含有胆红素,尿中出现胆红素是评价肝细胞损伤和鉴别黄疸的重要指标,对于相关疾病的预后判断上也有重要意义。

可发生尿液胆红素阳性的相关疾病如下。

① 肝细胞性黄疸,如病毒性肝炎、肝硬化、酒精性肝炎、药物性肝损害等。

② 溶血性黄疸,如错误输血、药物中毒、严重感染等。

③ 阻塞性黄疸,如化脓性胆管炎、胆囊结石、胆道肿瘤、胰腺肿瘤、原发性肝癌等。

尿胆原

❧ 什么是尿胆原检测?

尿胆原 (URO) 是结合胆红素在肠道经细菌的还原作用后生成的物质。尿胆原是无色的,在体外被氧化变为褐色的尿胆素,使尿液呈黄色或更深的颜色。尿胆原检测用来测定尿中是否存在 URO。尿胆原检测为定性测量。

❧ 尿胆原检测的生物参考区间是多少?

干化学试带法:URO 为阴性或弱阳性。

❧ 尿胆原检测异常有什么临床意义?

少量 URO 进入血液循环,又经肾脏排入尿中,故正常人的尿液中有时也会含少量尿胆原。

黄疸型肝炎、溶血性黄疸、肝淤血、中毒性肝炎、顽固性便秘、肠梗阻、发热等疾病的患者都可出现尿胆原 (URO) 检测结果阳性。

另外,不同类型的黄疸,其 URO 检测结果也有所不同,如肝细胞性黄疸 URO 为阳性,溶血性黄疸 URO 呈强阳性,而阻塞性黄疸 URO 为阴性,故 URO 检测有助于不同类型黄疸的鉴别。

应注意,大量口服抗生素可致尿胆原呈假阴性。

尿液酮体

❧ 什么是尿液酮体检测?

酮体 (KET) 是乙酰乙酸、β-羟丁酸和丙酮的总称,为体内脂肪代谢的中间产物。酮体在尿中出现通称为酮尿。尿液酮体检测用来确定尿中是否存在酮体。尿液酮体检测为定性测量。

尿液酮体检测的生物参考区间是多少?

干化学试带法:尿 KET 为阴性。

尿液酮体检测异常有什么临床意义?

各种原因导致体内脂肪代谢加速时,肝对脂肪酸氧化不全,酮体形成即增加,引起血酮过多,出现酮血症,同时尿液中也会出现酮体。尿 KET 检测呈阳性见于以下情况。

① 严重的糖尿病酮症酸中毒。
② 严重的妊娠反应、妊娠呕吐。
③ 急性胃肠炎伴严重脱水、中毒性休克、甲状腺功能亢进症等疾病。
④ 婴幼儿急性发热、呕吐、腹泻。
⑤ 长期禁食、过度饥饿等。

尿蛋白

什么是尿蛋白检测?

尿蛋白(PRO)检测是确定尿中是否存在蛋白质的检测项目。PRO检测为定性测量。

尿蛋白检测的生物参考区间是多少?

干化学试带法:PRO 为阴性。

尿蛋白检测异常有什么临床意义?

正常人 24 小时的尿液中蛋白含量极微,尿蛋白(PRO)检测结果应为阴性。剧烈运动后、发热、低温刺激、精神紧张等应激状态下以及妊娠期,会产生生理性的轻度蛋白尿。此外,若尿中持续含有蛋白质,应视为患有疾病。患以下疾病会发生尿蛋白检测异常。

① 肾小球性蛋白尿:见于急性肾小球肾炎、肾盂肾炎、肾病综合征、肾肿瘤等。
② 肾小管性蛋白尿:见于肾盂肾炎、间质性肾炎、肾小管性酸中毒,肾小管重金属盐(汞、铅、镉)及药物(庆大霉素、多黏菌素 B 等)损害等。
③ 混合性蛋白尿(肾小球、肾小管同时受累):见于慢性肾炎、慢性肾盂肾炎、肾病综合征、糖尿病肾病、狼疮肾炎等。
④ 溢出性蛋白尿(肾脏正常,而血中有多量异常蛋白质):见于多发性骨髓瘤、原发性巨球蛋白血症出现的本周蛋白尿、骨骼肌严重损伤及大面积心肌梗死时的肌红蛋白尿。

尿液亚硝酸盐

什么是尿液亚硝酸盐检测?

尿液亚硝酸盐(NIT)检测是检测尿液中是否存在亚硝酸盐。尿液 NIT 检测为定性测量。

❁ 尿液亚硝酸盐检测的生物参考区间是多少?

干化学试带法检测：尿液 NIT 为阴性。

❁ 尿液亚硝酸盐检测异常有什么临床意义?

正常人尿液中不含亚硝酸盐，发生下述病变时尿液亚硝酸盐检测呈阳性。

① 由大肠埃希菌、副大肠埃希菌、变形杆菌、产气杆菌及铜绿假单胞菌等细菌感染引起泌尿系统感染时尿液 NIT 检测呈阳性。因为这些细菌可将尿液中来自食物或蛋白质正常代谢产生的硝酸盐还原为亚硝酸盐。但尿液 NIT 检测呈阴性并不能排除泌尿系统感染，因为不动杆菌、球菌、真菌或支原体等感染时，硝酸盐并不能被还原为亚硝酸盐；尿在膀胱中存留较短，或尿中缺乏硝酸盐，尿液 NIT 检测也会呈阴性。

② 亚硝酸盐食物中毒者，其尿及呕吐物的 NIT 检测都呈强阳性。

🩺 尿液葡萄糖

❁ 什么是尿液葡萄糖检测?

尿液中的糖类，主要是葡萄糖 (GLU)，尿液葡萄糖检测即检测尿液中是否存在葡萄糖，尿液 GLU 检测为定性测量。

❁ 尿液葡萄糖检测的生物参考区间是多少?

干化学试带法：尿液 GLU 为阴性。

❁ 尿液葡萄糖检测异常有什么临床意义?

正常情况下尿液中葡萄糖含量极微，尿液 GLU 检测呈阴性。

健康人短时间内进食糖类过多、女性妊娠末期或哺乳期、剧烈运动后尿液 GLU 检测有可能呈阳性，此为正常生理状态。

此外，以下疾病状态都有可能发生尿液 GLU 检测阳性。

① 头部外伤、脑出血、癫痫发作、各种中毒、皮质激素用量过多等。

② 原发性糖尿病、甲状腺功能亢进症及一些内分泌疾病，如嗜铬细胞瘤等。

③ 遗传性家族性糖尿、慢性肾炎患者可出现尿液 GLU 检测阳性，但其空腹血糖及糖耐量试验均正常。

④ 脑肿瘤、感染、肝脏疾病及服用某些药物，也可引起尿糖阳性。

🩺 尿液酸碱度

❁ 什么是尿液酸碱度检测?

尿液酸碱度即尿液 pH 值。尿液酸碱度检测为定量测定，检测结果以尿液的 pH 值表示。

❁ 尿液酸碱度检测的生物参考区间是多少?

试带法 (pH 指示剂检测)：尿液 pH 值为 5.5~6.5。

❀ 尿液酸碱度检测异常有什么临床意义?

正常尿液呈中性和弱酸性,特定的饮食有可能使尿液 pH 值发生改变。下述情况下的尿液 pH 值异常具有临床意义。

① 尿液 pH 值降低,见于代谢性酸中毒、糖尿病酮症酸中毒、痛风等。

② 尿液 pH 值增高,见于代谢性碱中毒、膀胱炎等,肾小管性酸中毒时,肾脏无力排酸,尿液 pH 值也可增高。

③ 用药可以影响尿液 pH 值,服用酸性药物后,尿液 pH 值可降低;服用碱性药物后,尿液 pH 值可增高。所以,尿液酸碱度可作为控制用药的一个指标。

尿比重

❀ 什么是尿比重检测?

尿比重 (SG) 检测是测定 4℃条件下,尿液与同体积纯水的质量之比。SG 检测为定量测定。

❀ 尿比重检测的生物参考区间是多少?

干化学试带法、比重计测定法和折射计法:成人晨尿 SG 为 1.015~1.025;成人随机尿 SG 为 1.003~1.035。

❀ 尿比重检测异常有什么临床意义?

SG 之高低与尿量多少有关,一般情况下,尿量越多,SG 就越低。正常人在极度缺水的情况下,由于远端肾单位的调节功能,尿液被高度浓缩,尿比重可增高,补水后会恢复正常。

此外,以下疾病状态下尿比重会异常。

① 尿比重 (SG) 增高,见于急性肾炎、糖尿病、蛋白尿、高热、休克或脱水等。

② 尿比重 (SG) 减低,见于慢性肾炎、结缔组织病、尿崩症、恶性高血压。

尿液白细胞

❀ 什么是尿液白细胞检测?

尿液白细胞 (LEU) 检测是检测尿液中白细胞是否过多,尿液 LEU 检测为定性测量,检测到的白细胞超过一定数量即为阳性。

应注意,女性外阴污染物和白带如混入尿液,尿液白细胞检测可为阳性,故留取尿液白细胞检测的样品应为中段尿。

❀ 尿液白细胞检测的生物参考区间是多少?

干化学试带法:尿液 LEU 为阴性。

❀ 尿液白细胞检测异常有什么临床意义?

正常成人尿液中可以有少数白细胞,超过一定数量则视为异常。尿液中 LEU 增多主要见于泌尿系统感染（如急性肾盂肾炎和慢性肾盂肾炎、膀胱炎等）、前列腺炎。

尿液维生素C

❖ 什么是尿液维生素C检测？

尿液维生素C（尿液VitC）检测是确定尿液中维生素C含量是否过高。尿液维生素C检测为定性测量，以干化学试带法检测，尿液中维生素C含量等于或超过100mg/L即为阳性。

服用维生素C制剂，可使尿液维生素C浓度过高，故接受尿液维生素C检测前1日，应特别注意停用维生素C制剂。

❖ 尿液维生素C检测的生物参考区间是多少？

干化学试带法：尿液VitC为阴性。

❖ 尿液维生素C检测异常有什么临床意义？

尿液维生素C长期增高，可能与肾结石形成有关。

患者服用维生素C制剂，可使尿液维生素C浓度过高，影响尿糖、尿液隐血、尿液胆红素、尿液亚硝酸盐、白细胞酯酶的检测，甚至造成检测结果呈假阴性。

尿沉渣红细胞

❖ 什么是尿沉渣红细胞检测？

尿沉渣红细胞（ERY）检测是用显微镜计数尿样中红细胞的数量。尿沉渣红细胞检测为定量检测，检测结果以每个显微镜高倍视野下的红细胞个数（红细胞数/高倍视野，红细胞数/HPF）表示，也可以每微升样品中的红细胞个数（红细胞数/微升，红细胞数/μl）表示。

❖ 尿沉渣红细胞检测的生物参考区间是多少？

（1）镜检法

① 正常人混匀1滴尿ERY：0或偶见/HPF。

② 离心尿ERY：0～3/HPF。

③ 离心尿定量计数：0～12/μl。

（2）混匀尿全自动尿有形成分分析仪法

① 男性ERY：0～12/μl。

② 女性ERY：0～24/μl。

❖ 尿沉渣红细胞检测异常有什么临床意义？

正常人尿液中可能会有极微量的红细胞，如果尿中红细胞过多，即为血尿。肉眼可观察到的血尿为肉眼血尿，尿沉渣红细胞检测观察出的血尿为镜下血尿。

正常人特别是青少年在剧烈运动、急行军、冷水浴、久站或重体力劳动后可出现暂时性镜下血尿。此外，患下述疾病时可能会出现血尿。

① 泌尿系统疾病：见于急、慢性肾小球肾炎，尿道炎、膀胱炎及泌尿系统的肿瘤、结核、结石、创伤、先天性畸形，肾移植排异等。

② 非泌尿系统疾病：各种原因引起的出血性疾病，如血友病等；泌尿系统附近器官的疾病，如前列腺炎、精囊炎、盆腔炎等患者接受尿沉渣红细胞检测时也可偶见红细胞。

尿沉渣白细胞

❖ 什么是尿沉渣白细胞检测?

尿沉渣白细胞（WBC）检测是用显微镜计数尿样中的白细胞数量。尿沉渣白细胞检测为定量检测，检测结果以每个显微镜高倍视野下的白细胞个数（白细胞数/高倍视野，白细胞数/HPF）表示，也可以每微升样品中的白细胞个数（白细胞数/微升，白细胞数/μl）表示。

❖ 尿沉渣白细胞检测的生物参考区间是多少?

（1）镜检法

① 正常人混匀 1 滴尿 WBC：0～3/HPF。

② 离心尿 WBC：0～5/HPF。

③ 离心尿定量计数：0～20/μl。

（2）混匀尿全自动尿有形成分分析仪法

① 男性 WBC：0～12/μl。

② 女性 WBC：0～26/μl。

❖ 尿沉渣白细胞检测异常有什么临床意义?

尿沉渣白细胞异常见于：急性和慢性肾盂肾炎、膀胱炎、尿道炎、前列腺炎、肾结核、阴道炎、宫颈炎、附件炎、急性间质性肾炎、药物所致变态反应等疾病。肾移植后发生排异反应，也可出现尿沉渣白细胞异常。

尿沉渣上皮细胞

❖ 什么是尿沉渣上皮细胞检测?

正常人的尿中可出现少量扁平鳞状上皮细胞、移行上皮细胞、肾小管上皮细胞，这是由于肾小管、肾盂、输尿管、膀胱、尿道等处的上皮细胞脱落混入尿液中所致。尿沉渣上皮细胞检测是用显微镜计数尿样中的上皮细胞数量。尿沉渣上皮细胞检测为定量检测，检测结果以每个显微镜高倍视野下的上皮细胞个数（上皮细胞数/高倍视野，上皮细胞数/HPF）表示。

❖ 尿沉渣上皮细胞检测的生物参考区间是多少？

① 扁平鳞状上皮细胞：女性，3～5/HPF，有时可呈小堆出现；男性，偶见。

② 移行上皮细胞：偶见。

③ 肾小管上皮细胞：无。

❖ 尿沉渣上皮细胞检测异常有什么临床意义？

① 尿沉渣中扁平鳞状上皮细胞增多：可见于尿道炎。

② 尿沉渣中多量移行上皮细胞：见于肾盂肾炎及膀胱炎，亦可见于肾盂、输尿管结石。

③ 肾小管上皮细胞出现：说明有肾实质损害，如急性肾小球肾炎、急进性肾炎、肾小管坏死性病变等，慢性肾盂肾炎、恶性肾硬化症以及肾移植术后急性排异反应时亦常见到。

🩺 尿沉渣管型

❖ 什么是尿沉渣管型检测？

尿沉渣管型（casts）：在一定条件下，肾脏滤出的蛋白质以及细胞或碎片在肾小管（远曲小管）、集合管中凝固后，可形成圆柱形蛋白聚体而随尿液排出，称为管型。尿中出现多量管型表示肾实质有病理性变化。常见管型的种类包括：透明管型、细胞管型（白细胞、红细胞、上皮细胞等）、颗粒管型、蜡样管型、脂肪管型和细菌管型等。尿沉渣管型检测是用显微镜计数尿样中的管型数量。尿沉渣管型检测为定量检测，检测结果以每个显微镜低倍视野下的管型个数（管型个数/低倍视野，管型个数/LPF）表示。

❖ 尿沉渣管型检测的生物参考区间是多少？

① 透明管型：0 或偶见/LPF。

② 其余各种管型：0/LPF。

❖ 尿沉渣管型检测异常有什么临床意义？

尿内出现管型是肾实质病变的证据。各种肾实质病变的尿沉渣管型检测结果有如下特点。

① 急性肾小球肾炎：较多见透明管型及颗粒管型，还可见红细胞管型。

② 慢性肾小球肾炎：较多见细、粗颗粒管型，也可见透明管型，偶见脂肪管型、蜡样管型和宽大管型。

③ 肾病综合征：常见脂肪管型，易见细、粗颗粒管型，也可见透明管型。

④ 急性肾盂肾炎：少见白细胞管型，偶见颗粒管型。

⑤ 慢性肾盂肾炎：较多见白细胞管型、粗颗粒管型。

🩺 尿沉渣结晶

❖ 什么是尿沉渣结晶检测？

尿沉渣结晶是指尿中的磷酸盐、草酸钙和尿酸盐等结晶。尿沉渣结晶是用显微镜观察尿沉渣中是否存在结晶。尿沉渣结晶是定性检测。

❀ 尿沉渣结晶检测的生物参考区间是多少？

正常尿液中可见少量磷酸盐、草酸钙和尿酸盐等结晶。

❀ 尿沉渣结晶检测异常有什么临床意义？

正常人的尿沉渣内也会有少量结晶，不属于病变。但尿中长期大量存在结晶（无论哪种类型的结晶），即有形成尿路结石的可能，应避免这种情况的发生。另外，服用磺胺类药物后，会在尿内出现大量磺胺结晶，应即刻多饮水并停药。若某种结晶长期大量存在，应由医生结合患者情况考虑有无病理意义。

🩺 尿乳糜定性试验

❀ 什么是尿乳糜定性试验？

尿液混有脂肪即为脂肪尿。乳糜微粒与蛋白质混合使尿液呈乳化状态浑浊即为乳糜尿。尿乳糜定性试验是指使用苏丹Ⅲ醋酸乙醇染色液或猩红染色液对尿液进行染色后，镜下观察查见红色脂肪小滴即为尿乳糜定性试验阳性。

❀ 尿乳糜定性试验的生物参考区间是多少？

正常人为阴性。

❀ 尿乳糜定性试验有什么临床意义？

丝虫或其他原因阻塞淋巴管，使尿路淋巴管破裂而形成乳糜尿。丝虫病患者的乳糜尿的沉渣中常见红细胞，并可找到微丝蚴。

🩺 尿妊娠试验

❀ 什么是尿妊娠试验？

尿妊娠试验又名尿人绒毛膜促性腺激素（urine hCG）试验，利用孕妇尿中存在人类绒毛膜促性腺激素进行检测，提供妊娠依据，以及帮助诊断某些疾病，如葡萄胎、绒毛膜癌、睾丸畸胎瘤等。

❀ 尿妊娠试验的生物参考区间是多少？

正常人为阴性。

❀ 尿妊娠试验有什么临床意义？

① 早期妊娠诊断：受孕 2～6 天即呈现阳性。
② 妊娠与相关疾病和肿瘤的诊断及鉴别诊断。
③ 过期流产或不完全流产：本试验呈阳性，提示子宫内仍有活胎盘组织。
④ 人工流产后：本试验仍呈阳性，提示宫内尚有残存胚胎组织。
⑤ 宫外孕：hCG 水平低于正常妊娠，仅有 60％阳性。

第4章

粪便检测

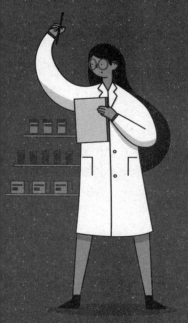

粪便常规加潜血检测、粪便寄生虫检查等可作为诊断肠道疾病的重要依据，是常用检查方法之一。

粪便常规加潜血检测

什么是粪便常规加潜血检测?

粪便常规加潜血检测是观察粪便的颜色、性状以及用显微镜观察粪便中是否存在红细胞、白细胞、致病菌、寄生虫、虫卵。

粪便潜血检测方法包括化学法和免疫学法。接受化学法粪便潜血检测者应在检测前3日禁食用影响检测结果的食物和药物（如动物血、肉类、维生素 C 等），需多次检查，排除假阳性或假阴性。

粪便常规加潜血检测的生物参考区间是多少?

① 外观：黄色、棕黄色软便或黄色糊便。

② 显微镜检查：无或偶见白细胞；无红细胞。

③ 寄生虫和虫卵：无。

④ 潜血：阴性。

粪便常规加潜血检测异常有什么临床意义?

粪便常规加潜血检测可以用来间接地判断胃肠、胰腺、肝胆系统的功能状况；了解消化道有无炎症、出血、寄生虫感染、恶性肿瘤等；了解肠道菌群分布是否正常合理；检查粪便中有无致病菌，以协助诊断肠道疾病。

（1）外观异常

① 鲜血便：见于下消化道出血、肛裂、痔、直肠息肉、结肠癌等。

② 柏油色便：见于上消化道出血，服用铁剂、活性炭之后。

③ 黏液便：常见于各种肠炎、细菌性痢疾。

④ 胨状便：见于肠易激综合征患者腹部绞痛之后、慢性细菌性痢疾。

⑤ 稀糊状便或稀汁样便：见于急性胃肠炎。

⑥ 白陶土样便：见于阻塞性黄疸、钡餐造影后。

⑦ 米泔样便：多见于霍乱和副霍乱。

⑧ 球形硬便：见于习惯性便秘。

⑨ 乳凝块便：常见于婴儿消化不良。

（2）显微镜检查异常

① 白细胞：主要是中性粒细胞，肠道炎症时增多，并且与炎症轻重及部位相关。

② 红细胞：见于下消化道出血、肛裂、痔、直肠息肉、肿瘤及其他出血性疾病。

③ 脂肪滴：>6/HPF 为增多，多见于腹泻、梗阻性黄疸。

④ 夏科-雷登结晶：多见于阿米巴痢疾及变应性肠炎。

⑤ 寄生虫或虫卵：见于寄生虫感染。

⑥ 肠道原虫：见于溶组织内阿米巴病、蓝氏贾第鞭毛虫病。

（3）潜血检测阳性

见于消化道出血。但应注意，免疫学法对上消化道出血不敏感，有 40%～50% 的上消化道出血不能用此方法检出，其结果阳性主要见于下消化道出血；观察上消化道出血可采用化学法检测。

粪便寄生虫检查

❖ 什么是粪便寄生虫检查?

消化道寄生虫的某些发育阶段可随粪便排出体外，如原虫滋养体、包囊、卵囊或孢子囊，蠕虫卵、幼虫、成虫或节片。常见的有原虫、吸虫、线虫等。

某些非肠道寄生虫的某一发育阶段可通过一定的途径进入肠道，随粪便排出，常见的有并殖吸虫卵和裂体吸虫卵。

某些节肢动物的成虫或幼虫如蝇蛆也可见于粪便标本。

❖ 粪便寄生虫检查的生物参考区间是多少?

正常人为阴性。

❖ 粪便寄生虫检查有什么临床意义?

粪便寄生虫检查是消化道寄生虫感染病原学诊断的常用方法。粪便中发现成虫或虫卵为寄生虫检查阳性。需要检查人群：饮食无问题但身材瘦削者，经常性腹痛者，肛周瘙痒等症状者。

第5章

体液及分泌液检测

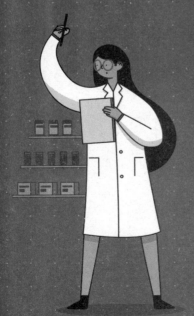

　　体液是身体内的液体，其检测结果可以作为一些疾病诊断与治疗的依据，例如脑脊液的检查对神经系统疾病的诊疗有重要意义。体液样品中的脑脊液需由医务人员在医院专科无菌室中采集，局部麻醉下由腰椎穿刺获得；浆膜腔积液是医务人员在医院专科无菌室中，局部麻醉下经由浆膜腔穿刺获得。

　　分泌液为人体的内、外分泌腺所分泌的液体，其检测结果可以作为一些疾病诊断与治疗的依据，例如，阴道分泌物的检查可以作为阴道炎的诊断依据。分泌液样品的采集需由医务人员完成。

体液检测

什么是脑脊液检测?

脑脊液全称为脑脊髓液（CSF），为充满于脑和脊髓的腔隙（如脑室系统、脊髓的中央管、蛛网膜下腔）中的无色透明液体。

脑脊液检查即是对由腰椎穿刺获得的脑脊液样品的颜色、透明度、白细胞数及分类、红细胞数进行检测。

脑脊液检测的生物参考区间是多少?

① 颜色：无色。

② 透明度：透明、清亮、无凝块。

③ 细胞计数：成人 $(0\sim8)\times10^6/L$，儿童 $(0\sim15)\times10^6/L$，新生儿 $(0\sim30)\times10^6/L$。

④ 细胞分类计数：淋巴细胞与单核细胞的比值约为 7∶3，偶见内皮细胞。

脑脊液检测异常有什么临床意义?

(1) 颜色异常

① 红色：标本为血性，见于中枢神经系统出血，如蛛网膜下腔出血或脑出血；腰穿损伤引起的出血为滴血，其后可转为无色。

② 黄色：见于陈旧性蛛网膜下腔出血及脑出血或椎管粘连梗阻、脑脊髓肿瘤、严重的结核性脑膜炎、重症黄疸、脑血栓。

③ 微绿色：见于铜绿假单胞菌、肺炎链球菌、甲型链球菌感染所致脑膜炎。

④ 黑褐色：见于中枢神经系统黑色素瘤等。

⑤ 乳白色：见于化脓性脑膜炎。

(2) 透明度异常

① 浑浊：白细胞数量增多或含有大量细菌，见于化脓性脑膜炎、脑脓肿破裂、结核性脑膜炎（毛玻璃样外观）；乙型脑炎、病毒性脑膜炎、脊髓灰质炎也可见微浑外观。

② 凝块或薄膜：化脓性脑膜炎的脑脊液 1～2 小时内可形成凝块或沉淀；结核性脑膜炎的脑脊液则可在放置 12～24 小时后出现薄膜；取样后不久呈现胶冻样，可考虑是蛛网膜下腔阻塞。

(3) 细胞计数异常

① 细胞总数增多：常见于化脓性脑膜炎、流行性脑膜炎、结核性脑膜炎早期、肺炎球菌性脑膜炎。

② 红细胞增高：见于脑出血、蛛网膜下腔出血、颅脑外伤和术后等。

(4) 细胞分类计数异常

① 中性粒细胞增高：见于细菌性脑膜炎、化脓性脑膜炎、硬脑膜外脓肿，病毒性、结核性、真菌性脑膜炎早期，以及脑出血、反复腰穿、转移性肿瘤等非感染性病变。

② 淋巴细胞增高：见于结核性脑膜炎、真菌性脑膜炎、中枢神经系统病毒性感染、

梅毒螺旋体感染、寄生虫感染及脑肿瘤、多发性硬化、急性播散性脑脊髓炎、多发性神经炎等非感染性病变。

③ 嗜酸性粒细胞增多：脑寄生虫病。

❧ 什么是脑脊液生化检测？

脑脊液生化检测主要包括脑脊液糖测定、氯化物测定和蛋白测定。供临床诊断和治疗神经系统感染、外伤、肿瘤、阻塞和出血等疾病。

❧ 脑脊液生化检测的生物参考区间是多少？

① 脑脊液糖（葡萄糖氧化酶法）：$2.50 \sim 4.50$mmol/L。

② 脑脊液氯化物（间接离子选择电极法）：$120 \sim 132$mmol/L。

③ 脑脊液蛋白（连苯三酚红钼终点法）：$0.15 \sim 0.45$g/L。

❧ 脑脊液生化检测异常有什么临床意义？

（1）脑脊液糖测定异常

① 降低：可见于化脓性脑膜炎、结核性脑膜炎、脑部寄生虫病、脑部恶性肿瘤、真菌性阿米巴性脑膜炎等。

② 增高：可见于病毒感染、急性脊髓灰质炎、脑水肿、糖尿病、丘脑下部损伤等。

（2）脑脊液氯化物测定异常

① 降低：主要出现病理性减低，化脓性脑膜炎、结核性脑膜炎和隐球菌脑膜炎的急性期，常与糖减低同时出现。结核性脑膜炎，氯化物明显减低，脑脊液中氯化物低到一定水平会导致生命中枢抑制，出现呼吸暂停等严重后果。

② 增高：主要见于尿毒症和慢性肾炎。

（3）脑脊液蛋白测定异常

① 降低：见于脑脊液漏出、气脑造影、颅内压增高、甲状腺功能亢进症等。

② 增高：最常见于化脓性脑膜炎，其次为结核性脑膜炎、病毒性脑炎、蛛网膜下腔出血、蛛网膜下腔梗阻、脑部肿瘤、脊髓肿瘤、脑软化、退行性病变等。

❧ 做脑脊液生化检测时应注意什么？

脑脊液是在医院专科无菌室中，由临床医生在患者局部麻醉下进行腰椎穿刺获得。

脑脊液的正确采集和送检对保证检测结果的准确性非常重要。将脑脊液分别收集于3个无菌试管中，每管$1 \sim 2$ml，第1管做化学或免疫学检查，第2管做病原微生物学检查，第3管做理学和显微镜检查。

标本必须立即送检，放置过久影响结果，如细胞破坏、变性或细胞包裹于纤维蛋白凝块中，使细胞计数降低，分类不准确等；存放的脑脊液葡萄糖会分解，使检测结果降低。用于形态学观察的脑脊液标本，如不能及时送检，应放冰箱4℃保存，但不超过48小时。

❧ 什么是浆膜腔积液检测？

人体的浆膜腔有胸膜腔、心包腔、腹膜腔、关节腔、阴囊鞘膜腔等。正常情况下，腔内仅有极少量浆膜腔液体，起着滑润作用；病理情况下，发病的浆膜腔内可有大量积液，如胸水、腹水、心包积液等，称为浆膜腔积液。浆膜腔积液检测即对由浆膜腔穿刺获得的浆膜积液的颜色、透明度、黏蛋白、比重、pH、蛋白、白细胞数和分类进行检测。

❀ 浆膜腔积液检测异常有什么临床意义？

浆膜腔积液有漏出液和渗出液之分，前者为非炎症性改变，而后者为炎症性改变。

漏出液多见于心力衰竭、肾炎、静脉梗阻等疾病，患者因局部静脉受阻、血浆蛋白过低等发生浆膜腔积液。

渗出液出现白细胞多见于感染性疾病；中性粒细胞增多常见于急性炎症；淋巴细胞增多常见于慢性炎症；嗜酸性粒细胞增多常见于过敏及寄生虫感染。渗出液中出现肿瘤细胞可诊断为恶性肿瘤。渗出液中出现大量红细胞常见于出血、肿瘤、结核；少量红细胞可能为穿刺损伤。

可以根据浆膜腔积液检测结果区分渗出液和漏出液（表 5-1）。

表 5-1　漏出液和渗出液的鉴别

项　　目	漏　出　液	渗　出　液
颜色	淡黄色	颜色较深
透明度	透明,偶见微浑	多为浑浊
黏蛋白定性试验	阴性	阳性
比重	<1.018	>1.018
pH 值	>7.4	<6.8
蛋白定量	<25g/L	>30g/L
白细胞计数	<300×10⁶/L	>1000×10⁶/L
癌细胞	未找到	可找到癌细胞或异常染色体
细菌	未找到	可找到病原菌
白细胞分类	分类计数以淋巴细胞、间皮细胞为主	急性感染时以中性粒细胞为主,慢性感染时以淋巴细胞为主

❀ 什么是胸腹水生化检测？

胸腹水生化检测包含乳酸脱氢酶（LDH）、腺苷脱氨酶（ADA）和总蛋白（TP）三个项目。LDH、ADA 和 TP 都是胸腹水性质诊断的辅助指标，LDH、TP 用于鉴别漏出液和渗出液，LDH 和 ADA 用于鉴别诊断癌性胸腹水和结核性胸腹水，在结核时 LDH 和 ADA 增高明显。

❀ 胸腹水生化检测的生物参考区间是多少？

目前无统一的生物参考区间。

❀ 胸腹水生化检测异常有什么临床意义？

胸腹水中 LDH 测定，应与血清 LDH 同时进行，便于比较。ADA 在结核性胸腹膜炎的诊断上具有很重要的参考价值，常显著升高达 40U/L 以上，甚至超过 100U/L。肝炎、肝硬化、肝癌时常小于 20U/L。在炎症性疾病中，胸腹水 TP 含量多为 40g/L 以上，恶性肿瘤为 20～40g/L，肝静脉血栓形成综合征为 40～60g/L；淤血性心功能不全、肾病综合征患者的胸腹水中 TP 浓度最低，为 1～10g/L，肝硬化腹水多为 5～20g/L。

✤ 做胸腹水生化检测时应注意什么？

胸腹水由临床医师行无菌穿刺术获得。标本采集后第 1 管做微生物检查，第 2 管用肝素抗凝做化学检查，第 3 管用 EDTA-2K 抗凝用于一般性状及细胞学检查。

🩺 分泌物检测

✤ 什么是阴道分泌物检测？

女性生殖系统分泌的少量白色黏性液体为阴道分泌物，也称白带。阴道分泌物检查是指对白带涂片进行显微镜检查，检查内容包括阴道分泌物的清洁度以及是否存在滴虫、真菌、淋病奈瑟球菌等。清洁度检测结果以级别表示；滴虫、真菌、淋病奈瑟球菌以显微镜观察"有"或"无"表示。

✤ 阴道分泌物检测的生物参考区间是多少？

（1）悬滴法检测

① 清洁度：Ⅰ～Ⅱ度。

② 滴虫：阴性。

③ 真菌：阴性。

（2）亚甲蓝单染检查

淋病奈瑟球菌：阴性。

✤ 阴道分泌物检测异常有什么临床意义？

（1）清洁度异常

清洁度Ⅲ～Ⅳ度表示阴道不清洁，亦提示存在感染引起的阴道炎（如老年性阴道炎），输卵管或子宫炎症、宫腔内异物或赘生物、宫颈炎症或赘生物、阴道本身的创伤等原因，均可影响阴道分泌物的清洁度。清洁度与卵巢功能有关，排卵前期阴道趋于清洁，雌激素减低阴道不清洁。

（2）寄生虫检查

滴虫阳性见于滴虫性阴道炎。

（3）真菌检查和细菌检查

米渣样分泌物中发现真菌菌丝、芽孢时可确定真菌阳性。常见于真菌性阴道炎。

阴道分泌物白浊，合并有阴道炎的其他典型症状者，考虑为淋病奈瑟球菌感染引起的阴道炎或宫颈炎，于阴道分泌物内可发现呈肾形的淋病奈瑟球菌，必要时做进一步培养鉴定。

✤ 什么是前列腺液检测？

前列腺为副性腺之一，其分泌的乳白色半透明液体为前列腺液，前列腺液也是精液的重要组成部分，约占精液的 30%。前列腺液中含有前列腺合成的前列腺素。

前列腺液检测即是在显微镜下（悬滴法）观察前列腺液中的卵磷脂小体、白细胞、红细胞、滴虫。检测结果以每个高倍视野下检测对象的有或无以及个数表示。前列腺液样品需由专科医生通过按摩前列腺来采集。

❀ 前列腺液检测的生物参考区间是多少？

① 卵磷脂小体：满视野/HPF。

② 白细胞：少于 10/HPF。

③ 红细胞：偶见/HPF。

④ 滴虫：阴性/HPF。

❀ 前列腺液检测异常有什么临床意义？

① 卵磷脂小体数量减少或消失：一般为前列腺炎。

② 白细胞增多：常见于前列腺炎。

③ 红细胞大量出现：可由前列腺化脓性炎症、精囊炎、前列腺癌等引起，前列腺按摩过重也可致红细胞出现。

④ 滴虫阳性：可见于前列腺炎。

❀ 什么是精液常规检测？

精液由精子和精浆组成。精浆包括精囊液（占精液的 50%～80%）、前列腺液（占精液的 15%～30%）、尿道球腺液及尿道旁腺液等，是精子存活的介质和能源。

精液常规检测内容包括精液量、精液颜色、液化时间、酸碱度、精子数、精子存活率和活动力、红细胞、白细胞及其他细胞等。

❀ 精液常规检测的生物参考区间是多少？

悬滴法检测的生物参考区间如下。

① 精液量：1.5～6.8ml。

② 精液颜色：灰白色或浅黄色。

③ 液化时间：刚射出的精液呈胶冻半固体状，通常在室温或 37℃ 温箱内几分钟内，精液开始液化（变得稀薄），精液样本在 15 分钟内完全液化，很少超过 60 分钟，若液化时间超过 60 分钟则为异常。

④ 酸碱度：弱碱性（pH 为 7.2～8.0）。

⑤ 精子数：一次排精子总数 $(1～5)\times10^8$。

⑥ 精子存活率：>70%。

⑦ 精子活动力：采集后 60 分钟内，前向运动（PR）≥32%，或者前向运动（PR）＋非前向运动（NP）≥40%。

⑧ 红、白细胞：无或 <5/高倍视野（指显微镜下）。

❀ 精液常规检测异常有什么临床意义？

精液常规检测的目的有三：一是辅助男性不育症和生殖系统疾病的诊断；二是用于

输精管结扎术后效果观察；三是用于法医学鉴定。精液常规检测也用于婚前检查。其检测结果异常的临床意义如下。

① 精液量：减少可见于精囊或前列腺特异性感染等病变，如结核、淋病等；增加可见于垂体促性腺激素分泌过多。

② 精液颜色：黄色、棕红色或脓样可见于精囊炎、前列腺炎；红色表明生殖道有出血，见于生殖系统的炎症、结核或肿瘤，如精囊腺炎、前列腺结核。

③ 液化时间：减少可见于生殖系统炎症或射精管堵塞等；增加可见于前列腺炎。

④ 酸碱度：正常人为弱碱性（pH 为 7.2～8.0），pH 值小于 7 或大于 8 均可影响精子的活动力。

⑤ 精子数：精子数减少见于精索静脉曲张、铅中毒、大剂量放射线辐射、睾丸炎、结核、淋病、垂体疾病、严重感染、原发性精子减少症等。

⑥ 精子形态：正常精液中可有少量异常精子，存在大量畸形精子可见于精索静脉曲张，睾丸或附睾的细菌、病毒感染。

⑦ 精子存活率和活动力：下降可见于精索静脉曲张、生殖系非特异性感染以及使用某些抗代谢药、抗疟药、雌激素、氧氮芥的情况等。

⑧ 红细胞和白细胞：精液中若出现大量白细胞可见于精囊炎、前列腺炎及结核；出现大量红细胞可见于精囊结核或前列腺癌。

❀ 受检者自取精液样品应注意什么？

① 采集标本前禁止同房 3～7 天。

② 采集精液前要排净尿液。

③ 将一次射出的全部精液直接排入洁净、干燥的容器内。不可用避孕套法获取精液标本，此法取材 2～3 小时后，大多数精子可死亡。

④ 标本采集后 1 小时内送到医院检验。

⑤ 冬季可将标本瓶装入贴身内衣口袋保暖，以保证样本在体温条件下运送。

第6章

肝脏疾病相关检测

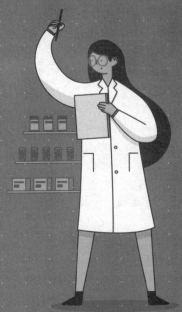

病毒性肝炎是常见的肝脏疾病。常见的病毒性肝炎有甲型肝炎、乙型肝炎、丙型肝炎、丁型肝炎和戊型肝炎等。引起各种类型肝炎的病毒都属于抗原，抗原能刺激人体产生抗体或致敏淋巴细胞，并能与这些产物在体内或体外发生特异性反应。例如引起乙型肝炎的病毒是一种抗原，可以刺激人体产生抗乙型肝炎病毒的抗体。

本章介绍肝脏病诊断中常用的各种血清酶及肝脏功能相关检测，同时介绍反映各种类型肝炎病毒感染的相关抗原和抗体的检测。

肝脏疾病的相关检测需抽取空腹静脉血。

🩺 血清丙氨酸氨基转移酶

❖ 什么是血清丙氨酸氨基转移酶检测？

血清丙氨酸氨基转移酶检测是检测血清中丙氨酸氨基转移酶（ALT）的含量。血清 ALT 检测为定量测定，检测结果以每升血清中 ALT 的单位数（U/L）表示。

❖ 血清 ALT 检测的生物参考区间是多少？

酶连续监测法：男性为 9～50U/L，女性为 7～40U/L。

❖ 血清 ALT 检测异常有什么临床意义？

ALT 广泛存在于肝、心、肾、肺、脑、睾丸、肌肉等器官和组织中，其中以肝细胞内的 ALT 活性最高，当肝脏发生炎症、坏死、中毒时，ALT 即从被损伤的肝细胞内漏出，释放入血液，故检测 ALT 是发现肝细胞受损最敏感的指标之一。

① 血清 ALT 显著增高见于各型肝炎急性传染期、中毒性肝细胞坏死等。

② 血清 ALT 中度增高见于肝癌、肝硬化、慢性肝炎、急性心肌梗死等。

③ 血清 ALT 轻度增高见于阻塞性黄疸及胆道炎症等。

④ 大叶性肺炎、心肌炎、心力衰竭时的肝脏淤血，以及多发性肌炎、肌营养不良等其他器官组织损伤，也会有不同程度的血清 ALT 升高。

🩺 血清天冬氨酸氨基转移酶

❖ 什么是血清天冬氨酸氨基转移酶检测？

血清天冬氨酸氨基转移酶检测是检测血清中天冬氨酸氨基转移酶（AST）的含量。血清 AST 检测为定量测定，检测结果以每升血清中 AST 的单位数（U/L）表示。

❖ 血清 AST 检测的生物参考区间是多少？

酶连续监测法：男性为 15～40U/L；女性为 13～35U/L。

❖ 血清 AST 检测异常有什么临床意义？

AST 存在于心肌、骨骼肌、肝脏等组织中，以心肌细胞含量最高，肝脏次之。肝细胞受损伤时，此酶漏出入血，所以检测血清 AST 是诊断肝细胞实质损害的主要指标之一，其检测值的高低多与病情轻重成正比。

① 血清 AST 显著增高见于急性病毒性肝炎、酒精性或药物性肝损害、心脏等大手术后及急性心肌梗死，常于发作后 6～12 小时升高，24～48 小时达最高峰，3～5 天降至正常。单纯心绞痛者 AST 正常。

② 血清 AST 中度增高见于肝癌、肝硬化、慢性肝炎、心肌炎等。

③ 血清 AST 轻度增高见于胸膜炎、肾炎、肺炎、疟疾、钩端螺旋体病、流行性出血热、肌营养不良、急性胰腺炎等。

✿ AST/ALT 比值测定有什么临床意义？

测定 AST/ALT 比值，对进一步评估肝细胞损伤的严重程度有一定意义。

① AST/ALT 小于 1.0，常见于急性病毒性肝炎、酒精或药物中毒性肝炎、慢性迁延性肝炎。

② AST/ALT 大于 1.0，多见于肝硬化、肝癌、重症肝炎、肝坏死时。

③ 原发性肝癌患者的 AST/ALT 常大于 3。

血清碱性磷酸酶

✿ 什么是血清碱性磷酸酶检测？

碱性磷酸酶（ALP 或 AKP）是广泛分布于人体肝脏、骨骼、肠、肾和胎盘等组织经肝脏向胆外排出的一种酶。目前已发现有 ALP1、ALP2、ALP3、ALP4、ALP5 与 ALP6 六种同工酶。其中第 1、2、6 种均来自肝脏，第 3 种来自骨细胞，第 4 种产生于胎盘及癌细胞，而第 5 种则来自小肠绒毛上皮与成纤维细胞。碱性磷酸酶活力测定常作为肝胆疾病和骨骼疾病的临床辅助诊断的指标。

✿ 血清碱性磷酸酶检测的生物参考区间是多少？

酶连续监测法：

① 女性：0～19 岁为 5～350 U/L，20～49 岁为 35～100U/L，50～79 岁为 50～135U/L。

② 男性：45～125U/L。

✿ 血清碱性磷酸酶检测异常有什么临床意义？

① 生理性增高：儿童在生理性的骨骼发育期，碱性磷酸酶活力可比正常人高 1～2 倍。处于生长期的青少年，以及孕妇和进食脂肪含量高的食物后均可以升高。

② 病理性增高：肝胆疾病，如阻塞性黄疸、急性或慢性黄疸型肝炎、肝癌等；骨骼疾病，由于骨的损伤或疾病，使骨细胞内高浓度的碱性磷酸酶释放入血液中，引起血清碱性磷酸酶活力增高，如纤维性骨炎、成骨不全症、佝偻病、骨软化病、骨转移癌、骨折愈合期等。

✿ 做血清碱性磷酸酶检测时应注意什么？

需空腹，采不抗凝静脉血，分离血清进行测定，避免溶血。

血清 γ-谷氨酰转移酶

✿ 什么是血清 γ-谷氨酰转移酶检测？

血清 γ-谷氨酰转移酶（GGT）检测是检测血清中 γ-谷氨酰转移酶或 γ-谷氨酰转肽酶（γ-GT）的含量。血清 γ-GT 检测为定量测定，检测结果以每升血清中 γ-GT 的单位数（U/L）表示。

❧ 血清 γ-GT 检测的生物参考区间是多少?

酶连续监测法：男性为 10~60U/L，女性为 7~45U/L。

❧ 血清 γ-GT 检测异常有什么临床意义?

γ-GT 广泛分布于肾、胰、肝、脾、肠、脑、心等脏器，并主要来源于肝胆系统，故血清 γ-GT 检测有助于肝胆系统疾病的临床诊断。

① 患原发性或转移性肝癌时，γ-GT 可大于正常值的几倍到几十倍，肝癌切除后可降至正常范围，若有复发或转移又可重新上升，故有助于肝癌的诊断和疗效观察。

② 患阻塞性黄疸时，依病情严重程度 γ-GT 可升高或极度升高，升高的幅度平均超过 400IU/L。

③ 患无黄疸胆道疾病时，γ-GT 可升高 3~5 倍。

④ 患急性病毒性肝炎时，γ-GT 轻度升高，若恢复期 γ-GT 仍高，提示肝炎未痊愈。患慢性活动性肝炎，γ-GT 高于正常值 1~2 倍；如长期升高，可能有恶化倾向；在治疗过程中若 γ-GT 下降，提示向非活动性移行。肝炎后肝硬化处于非活动期时 γ-GT 正常；如伴有炎症和进行性纤维化则 γ-GT 上升；胆汁性肝硬化往往早期即有 γ-GT 升高；晚期肝硬化 γ-GT 反而降至很低，故可用于对肝硬化病情进行监测。

⑤ 患酒精性肝病时 γ-GT 常升高。酒精性中毒患者如不伴有肝病，戒酒后 γ-GT 迅速下降；如有肝病存在，即使戒酒 γ-GT 仍持续升高。故血清γ-GT 检测对评价肝脏有无持续性酒精性肝损害有一定实用价值。

⑥ 血清 γ-GT 升高还可见于脂肪肝、血吸虫病、急性肝血流障碍、药源性肝病、传染性单核细胞增多症与溃疡性结肠炎并发的肝损伤、胰头癌、壶腹癌、糖尿病、胰腺炎、急性心肌梗死、肾脏病变或损伤、血卟啉病、使用酶诱导剂（如苯巴比妥、扑米酮等）的患者。

血清总胆红素

❧ 什么是血清总胆红素检测?

血清胆红素包括结合胆红素（DB）和非结合胆红素（IB），二者之和即为总胆红素（TB）。总胆红素检测为定量测定，检测结果以每升血清中胆红素的微摩尔数（μmol/L）表示。

❧ 血清总胆红素检测的生物参考区间是多少?

重氮法/钒酸盐法：成人男为 0~26μmol/L，成人女为 0~21μmol/L。不同年龄组有其各自的生物参考区间。

❧ 血清总胆红素检测异常有什么临床意义?

当肝细胞损伤、胆管阻塞、红细胞破坏增加或寿命缩短时，胆红素代谢发生异常，增高的胆红素可沉着于皮肤、巩膜与黏膜使其发生黄染，临床上称其为黄疸。

TB 检测可作为判断黄疸程度依据，同时结合 DB、IB 结果判断黄疸类型，这对于新生儿，特别早产儿尤显必要，因为他们极易发生黄疸。

（1）判断黄疸的程度

① 隐性黄疸：TB 为 $17.1 \sim 34.2 \mu mol/L$。

② 轻度黄疸：TB 为 $34.2 \sim 171 \mu mol/L$。

③ 中度黄疸：TB 为 $171 \sim 342 \mu mol/L$。

④ 重度黄疸：TB 大于 $342 \mu mol/L$。

（2）判断黄疸的类型

① TB 增高同时伴 IB 明显升高，见于溶血性黄疸（如血型不合的输血、溶血性贫血、恶性疟疾等），TB 一般小于 $85.5 \mu mol/L$。

② TB 增高同时伴 DB 明显升高，见于阻塞性黄疸（如胆道结石、胆道梗阻、肝癌、胰头癌等），TB 通常大于 $342 \mu mol/L$。

③ TB、DB、IB 三者均增高，见于肝细胞性黄疸（如急性黄疸型肝炎、重症肝炎、慢性活动性肝炎、肝硬化等），TB 一般在 $17.1 \sim 171 \mu mol/L$。

血清结合胆红素

❖ 什么是血清结合胆红素检测？

非结合胆红素与葡萄糖醛酸结合形成单葡萄糖醛酸胆红素和双葡萄糖醛酸胆红素，即结合胆红素（DB）。结合胆红素检测为定量测定，检测结果以每升血清中结合胆红素的微摩尔数（$\mu mol/L$）表示。

❖ 血清结合胆红素检测的生物参考区间是多少？

重氮法：成人为 $0 \sim 8 \mu mol/L$。不同年龄组以及不同的检测系统有其各自的生物参考区间。

❖ 血清结合胆红素检测异常有什么临床意义？

可根据结合胆红素与总胆红素比值判断黄疸的类型：

① DB/TB 小于 20%，提示为溶血性黄疸。

② DB/TB 在 20%～50% 之间，提示为肝细胞性黄疸。

③ DB/TB 大于 50%，提示为阻塞性黄疸。

血清非结合胆红素

❖ 什么是血清非结合胆红素检测？

非结合胆红素（IB），即未与葡萄糖醛酸结合的胆红素，又称为游离胆红素。非结合胆红素一般为计算项目，等于总胆红素与结合胆红素之差，结果以每升血清中非结合胆红素的微摩尔数（$\mu mol/L$）表示。

❀ 血清非结合胆红素检测的生物参考区间是多少?

成人:5.6~20.8μmol/L。不同年龄组有其各自的生物参考区间。

❀ 血清非结合胆红素检测异常有什么临床意义?

TB增高同时伴IB明显升高,提示为溶血性黄疸;TB增高同时IB不高或升高不明显,见于阻塞性黄疸;TB、IB均明显增高,见于肝细胞性黄疸。

血清总蛋白、白蛋白、球蛋白

❀ 什么是 TP、Alb、Glb 及 A/G 检测?

血清白蛋白、部分γ-球蛋白和β-球蛋白均由肝细胞合成。白蛋白(Alb,A)与球蛋白(Glb,G)之和为总蛋白(TP)。本项检测是测定血清TP、Alb、Glb的含量和Alb与Glb的比值(A/G)。本项检测为定量测定,检测结果以每升血清中TP、Alb、Glb的克数(g/L)表示。

❀ TP、Alb、Glb 及 A/G 检测的生物参考区间是多少?

① 总蛋白(TP):双缩脲终点法,65.0~85.0g/L。
② 白蛋白(Alb):溴甲酚绿终点法,40.0~55.0g/L。
③ 球蛋白(Glb):20~40g/L。
④ A/G比值:1.2~2.4(A/G小于1为倒置)。

❀ TP、Alb、Glb 及 A/G 检测异常有什么临床意义?

各种检测结果异常的临床意义如下。

(1)总蛋白增高
① 各种原因脱水所致血液浓缩,如呕吐、腹泻、休克、高热。
② 某些球蛋白增多疾病,如多发性骨髓瘤、巨球蛋白血症等。

(2)总蛋白降低
① 各种原因引起的血清蛋白质丢失和摄入不足。
② 蛋白质合成障碍。

(3)白蛋白降低
① 白蛋白合成减少,如肝硬化、急性和亚急性重症肝炎、肝坏死、肝癌。
② 蛋白质丢失过多,如肾病综合征、大面积烧伤、大出血以及胸腹腔积液等。
③ 蛋白质摄入不足,如长期饥饿或慢性腹泻、吸收不良综合征等,妊娠晚期或哺乳期摄入量相对不足。
④ 消耗性疾病,如恶性肿瘤、结核、甲状腺功能亢进症、长期慢性发热等。

(4)球蛋白增高
① 自身免疫性疾病,如系统性红斑狼疮(SLE)、风湿热。
② 慢性感染性疾病,如亚急性感染性心内膜炎、活动性肺结核、血吸虫病、疟疾、肝炎等。
③ 恶性疾病,如多发性骨髓瘤、原发性巨球蛋白血症。

(5) A/G 比值变化

炎症性肝细胞破坏或抗原性改变可使 γ-球蛋白增高，此时总蛋白量变化不大，但白蛋白与球蛋白的比值（A/G）会变小，甚至发生倒置，即比值小于 1。A/G 比值小于 1 提示有慢性肝实质性损害、肾病综合征等；A/G 比值持续倒置表示预后较差。

血清总胆汁酸

❖ 什么是血清总胆汁酸检测？

总胆汁酸（TBA）在肝内由胆固醇分解转化而生成，循环血液中存在微量胆汁酸。TBA 检测是测定血清中的总胆汁酸含量。检测结果以每升血清中总胆汁酸的微摩尔数（$\mu mol/L$）表示。

❖ 血清总胆汁酸检测的生物参考区间是多少？

循环酶法：TBA 为 0～10$\mu mol/L$。

❖ 血清总胆汁酸检测异常有什么临床意义？

肝细胞受损而不能有效地摄取胆汁酸，或者胆道的胆汁酸排泄不畅时，均有可能导致血中胆汁酸异常增高，故 TBA 检测对持续监测慢性肝病有较高价值，尤其适合慢性肝炎预后评估及早期肝硬化的诊断。TBA 变化的临床意义如下。

① TBA 增高：见于各类型肝炎、肝硬化、肝癌、肝内胆道阻塞性黄疸、酒精性肝病以及中毒性肝胆疾病等，TBA 持续增高提示预后较差。甲状腺功能亢进症或肠道胆汁酸重吸收障碍时也可发生 TBA 值升高，同时可伴血中胆固醇降低。

② TBA 降低：可见于甲状腺功能减退症时，同时可伴血中胆固醇增高。

此外，高脂蛋白血症时也可出现胆汁酸代谢紊乱，引起 TBA 值的变化。观察进餐后 TBA 是否增高，是一种较理想的判断肠道（尤其是回肠）吸收功能的指标。

血清腺苷脱氨酶

❖ 什么是血清腺苷脱氨酶检测？

腺苷脱氨酶（ADA）在体内广泛分布，盲肠、小肠黏膜和脾中含量最高，肝脏次之。ADA 检测是测定腺苷脱氨酶在血清中的浓度。血清 ADA 检测为定量测定，检测结果以每升血清中的 ADA 单位数（U/L）表示。

溶血会使腺苷脱氨酶（ADA）结果明显增高，因此，溶血标本不能用于该项检测。

❖ 血清腺苷脱氨酶检测的生物参考区间是多少？

酶法：ADA 为 4～18U/L。

❖ 血清腺苷脱氨酶检测异常有什么临床意义？

(1) 血清 ADA 增高

血清 ADA 增高有如下临床意义。

① 反映存在肝损伤。慢性活动性肝炎、肝硬化时 ADA 升高明显，阳性率可达

90％左右，而此种情况下 ALT 阳性率较低。急性黄疸型肝炎在黄疸出现前，ADA 最早增高（先于 ALT 等指标的增高）。患原发性肝癌 ADA 亦可升高。

② 对黄疸性质的鉴别诊断有一定价值，因患溶血性黄疸、肝细胞性黄疸时 ADA 可升高；但阻塞性黄疸时 ADA 升高不明显。

③ 对引起胸水的原因的鉴别有一定价值，因结核性胸膜炎出现的胸水中 ADA 活性明显增高，胸水 ADA/血清 ADA＞1；而癌性胸水 ADA 不增高。

④ 对结核性脑膜炎与化脓性脑膜炎及病毒性脑膜炎的鉴别诊断有一定价值，因患结核性脑膜炎时 ADA 活性显著增高。

⑤ 急性淋巴细胞性白血病、网状细胞瘤、淋巴瘤等恶性肿瘤 ADA 可增高。颅内肿瘤及中枢神经系统白血病 ADA 稍增高。

（2）血清 ADA 降低

血清 ADA 降低见于严重的联合免疫缺陷病（ADA 缺乏症）。

血清 5′-核苷酸酶

什么是血清 5′-核苷酸酶检测？

5′-核苷酸酶（5′-NT）是一种特殊的磷酸酯水解酶。在体内广泛分布于多种器官、组织细胞中，以肝、胆、胰为多。血清 5′-NT 检测是测定血清中的 5′-NT 浓度，该检测为定量测定，检测结果以每升血清中 5′-NT 的单位数（U/L）表示。

5′-核苷酸酶检测的生物参考区间是多少？

速率法：5′-NT 为 0～11U/L。

5′-核苷酸酶检测异常有什么临床意义？

5′-NT 检测主要用于肝胆系统疾病的诊断和监测。

① 患急性和慢性肝炎、肝硬化、药物性肝损害、胆管炎等肝胆疾病时，5′-NT 活性异常增高，可较正常值增高 2～6 倍，且与病情严重程度呈正相关。

② 患原发性和转移性肝癌、胆管癌、胰腺癌时 5′-NT 活性异常增高。血清 5′-NT 检测对肝脏肿瘤的诊断灵敏度极高，在病变早期，当肝功能、肝扫描等相关检查尚阴性时，5′-NT 活性已明显增高。

③ 同时检测 ALP 和 5′-NT，可鉴别 ALP 增高是源于肝胆疾病还是骨骼疾病。患肝胆疾病时两者均可增高；患骨骼疾病时仅 ALP 增高，而 5′-NT 不增高。

④ 血清 5′-NT 检测对肝细胞性黄疸和胆汁淤积性黄疸的鉴别诊断有一定价值。发生肝细胞性黄疸时 5′-NT 仅轻度增高；发生胆汁淤积性黄疸时 5′-NT 增高显著，一般高于正常值的 2～3 倍。

血清拟胆碱酯酶

什么是血清拟胆碱酯酶检测？

拟胆碱酯酶（PChE）主要在肝细胞产生。血清 PChE 检测是测定血清中 PChE 的含量，该检测为定量测定，检测结果以每升血清中 PChE 的单位数（U/L）表示。

❖ 血清拟胆碱酯酶检测的生物参考区间是多少？

比色法：40～80U/L。

❖ 血清拟胆碱酯酶检测异常有什么临床意义？

① 患肝脏疾病时血清 PChE 活力降低，且降低程度与病情呈正相关，故血清 PChE 测定主要用于估计肝脏的贮备能力和肝脏疾病的预后。存在严重肝损伤，如肝癌、肝硬化失代偿期、急性和慢性活动性肝炎，血清 PChE 明显降低。

② 有机磷中毒时，血清 PChE 明显降低。

③ 患肥胖症、脂肪肝、肾脏病变等可见血清 PChE 增高。

血清前白蛋白

❖ 什么是血清前白蛋白检测？

前白蛋白（PA）是肝脏合成的糖蛋白。血清 PA 检测是测定血清中 PA 的含量，该检测为定量测定，检测结果以每升血清中 PA 的毫克数（mg/L）表示。

❖ 血清前白蛋白检测的生物参考区间是多少？

两点终点法：成年男性为 200～430mg/L；成年女性为 180～350mg/L。不同年龄组有其各自的生物参考区间。

❖ 血清前白蛋白检测异常有什么临床意义？

① 患营养不良、晚期恶性肿瘤、慢性感染、肝脏疾病时血清 PA 降低。用血清 PA 检测结果判断全身营养状况和肝脏功能比用血清 Alb 测定结果灵敏度要高。

② 应用皮质激素及口服避孕药后可见血清 PA 增高。

血清单胺氧化酶

❖ 什么是血清单胺氧化酶检测？

单胺氧化酶（MAO）参与体内胺类的代谢，广泛存在于人体各种脏器中，尤以肝、肾、胰、心等处为多。血清中此酶主要来自肝脏。血清 MAO 检测是测定血清中 MAO 的含量，此检测为定量测定，检测结果以每升血清中的 MAO 单位数（U/L）表示。

❖ 血清单胺氧化酶检测的生物参考区间是多少？

血清 MAO：23～49U/L。

❖ 血清单胺氧化酶检测异常有什么临床意义？

① MAO 对诊断肝硬化和肝纤维化有一定的价值。肝硬化时，血清 MAO 活性明显增高，阳性率可高达 80% 以上。

② 急性重型肝炎或急性肝炎伴有肝坏死时，血清 MAO 增高。

③ 肢端肥大症、结缔组织病、严重脂肪肝、慢性右心衰竭伴肝淤血等，血清 MAO 均会增高。

④ MAO 增高还可见于原发性肝癌、阻塞性黄疸、甲状腺功能亢进症、糖尿病、心功能不全及各种胶原性疾病等。

血清α-L-岩藻糖苷酶

什么是血清α-L-岩藻糖苷酶检测？

α-L-岩藻糖苷酶（AFU）广泛存在于人体各组织细胞和体液中，如胎盘、胎儿组织、脑、肺、肝、胰、肾以及血清、尿液、唾液和泪液中均含有 AFU。血清 AFU 检测是测定血清中 AFU 的含量，该检测为定量测定，检测结果以每升血清中 AFU 的单位数（U/L）表示。

血清α-L-岩藻糖苷酶检测的生物参考区间是多少？

速率法：血清 AFU 为 0～40U/L。

血清α-L-岩藻糖苷酶检测异常有什么临床意义？

① 原发性肝癌时血清 AFU 增高，故血清 AFU 对于肝癌诊断有价值，适用于对高危人群的筛查，还可用于肿瘤治疗的疗效观察。少数肝硬化和急性肝炎（特别是重症肝炎）患者血清 AFU 增高，但增高幅度较低，与原发性肝癌有重叠现象，需加以鉴别。

② 患胆管细胞癌、恶性血管内皮细胞瘤时血清 AFU 增高。

③ 肝炎患者血清 AFU 活性和血清 ALT 水平相关（$\gamma=0.850$），且经过抗肝炎治疗后血清 AFU 活性迅速下降；肝硬化患者血清 AFU 与血清 ALT 二者活性呈分离趋向（$\gamma=0.497$）；原发性肝癌患者血清 AFU 与血清 ALT 二者活性则呈负相关（$\gamma=-0.33$），可资鉴别。若有患者血清 AFU 活性持续增高不降，提示已有癌变病灶存在或表示病情危重。故血清 AFU 活性测定，有助于肝硬化恶变预测。

④ 血清 AFU 检测还可用于儿科患者的遗传性血清 AFU 缺乏症与其他遗传性黏多糖贮积病的鉴别诊断。

血氨

什么是血氨检测？

随着机体蛋白质的合成和分解，各种氨基酸在转氨基、脱氨基、再氨基化等过程中，分解产生氨。血氨主要来源于肠道，正常情况下含量极微，对人体有毒害作用，能够影响神经细胞的新陈代谢。肝脏将氨合成尿素，再经肾脏排出，是保证血氨水平维持动态平衡的关键因素。血氨检测是测定肝素抗凝血标本血浆中氨的含量，为定量测定，检测结果以每升血浆中的血氨微摩尔数（μmol/L）表示。

❖ 血氨检测的生物参考区间是多少？

酶法：18～72μmol/L。

❖ 血氨检测异常有什么临床意义？

① 继发性血氨增高：主要见于严重肝病，如重症病毒性肝炎、肝硬化、肝衰竭、肝癌时，肝脏合成尿素的功能减低，导致血氨增高。此外，消化道大出血、尿毒症、多发性骨髓瘤、接受大剂量化疗、应用肝毒性药物等患者血氨也可增高。

② 原发性血氨增高：主要见于先天性尿素循环代谢障碍，如 N-乙酰谷氨酰胺合成酶缺乏症、氨甲酰磷酸合成酶Ⅰ缺乏症、鸟氨酸氨甲酰基转移酶缺乏症、瓜氨酸血症、精氨酰琥珀酸尿症、精氨酸血症等。

血清α₁抗胰蛋白酶

❖ 什么是血清 α₁ 抗胰蛋白酶检测？

α₁ 抗胰蛋白酶（AAT）是血液循环系统中最丰富的丝氨酸蛋白酶抑制剂，主要作用是维持肺或肝脏组织中蛋白酶/抗蛋白酶的平衡，也是一种急性时相反应蛋白，具有抗炎和免疫调节功能。AAT 主要由肝细胞合成和分泌，巨噬细胞、单核细胞、中性粒细胞以及肠和支气管上皮细胞也可少量合成。α₁ 抗胰蛋白酶检测是测定血清中 AAT 的含量，为定量测定，检测结果以每升血清中的 AAT 克数（g/L）表示。

❖ 血清 α₁ 抗胰蛋白酶检测的生物参考区间是多少？

免疫比浊法：0.9～2.0g/L。

❖ 血清 α₁ 抗胰蛋白酶检测异常有什么临床意义？

(1) 升高

①见于感染性疾病（细菌性、病毒性），在急性时相反应期，大量 AAT 产生以抑制中性粒细胞及其弹性酶降解结缔组织纤维弹性蛋白所造成的损伤。

②见于原发性肝癌（PHC）：PHC 患者血清 AAT 水平比其他良性肝病患者高。肿瘤组织自身可以产生并释放 AAT，机体对抗肿瘤细胞的免疫反应过程释放的炎症因子也可诱导肝细胞产生 AAT。

③AAT 升高也可见于其他恶性肿瘤、外科手术、斑疹伤寒等疾病。

(2) 降低

主要见于遗传性 α₁ 抗胰蛋白酶缺乏症（AATD）。AATD 是一种常染色体遗传疾病，由于 AAT 缺乏，最终表现为慢性阻塞性肺疾病（COPD）、肺气肿、哮喘、慢性支气管炎、肝硬化等疾病。

甲型肝炎病毒抗体

❖ 什么是甲型肝炎病毒抗体检测？

甲型肝炎病毒（HAV）是引起急性甲型病毒性肝炎的病原体，HAV-IgM 和 HAV-IgG

为甲型肝炎病毒的特异性抗体。甲型肝炎病毒抗体检测是确定血清中是否可以检出HAV-IgM和HAV-IgG。HAV-IgM和HAV-IgG检测为定性检测。

❖ 甲型肝炎病毒抗体检测的生物参考区间是什么？

ELISA法：血清HAV-IgM为阴性；血清HAV-IgG为阴性。

❖ 甲型肝炎病毒抗体检测异常有什么临床意义？

在我国，甲型肝炎在各类急性病毒性肝炎中占的比例最高，患者于发病后1～4周血清中即可检测出甲型肝炎病毒的特异性抗体。

① HAV-IgM型抗体阳性，可诊断为急性甲型肝炎。该抗体在血中阳性持续时间仅3～6个月。

② HAV-IgG型抗体阳性，表示既往受过HAV感染。HAV-IgG型抗体出现较HAV-IgM型抗体稍晚，几乎可终身存在。

🩺 乙型肝炎病毒表面抗原

❖ 什么是乙型肝炎病毒表面抗原检测？

乙型肝炎病毒表面抗原（HBsAg）即俗称的"澳抗"，为乙型肝炎病毒表面的一种糖蛋白。HBsAg检测是确定血清中是否可以检出HBsAg。血清HBsAg检测为定性检测。

HBsAg也可从许多乙型肝炎患者的体液和分泌物中测出，如唾液、精液、乳汁、阴道分泌物等。

❖ 乙型肝炎病毒表面抗原检测的生物参考区间是多少？

ELISA法或化学发光法：血清HBsAg为阴性。

❖ 乙型肝炎病毒表面抗原检测异常有什么临床意义？

HBsAg是乙型肝炎病毒（HBV）感染后最早，即1～2个月血清里即出现的一个特异性血清学标记物，可维持数周、数月至数年，甚至终身。血清HBsAg阳性，表示受检者处于乙型肝炎病毒的感染状态。以下情况血清HBsAg可为阳性。

① 乙型肝炎潜伏期和急性期（大多于发病后4～5个月内转阴）。

② 慢性或迁延性乙型肝炎活动期。

③ 与HBV感染有关的肝硬化或原发性肝癌。

④ 慢性乙型肝炎病毒携带者，即肝功能已恢复正常而HBsAg尚未转阴；或者是HBsAg阳性持续6个月以上，但患者既无乙型肝炎症状也无ALT异常。

🩺 乙型肝炎病毒表面抗体

❖ 什么是乙型肝炎病毒表面抗体检测？

乙型肝炎病毒表面抗体（抗-HBs，HBsAb）是机体针对HBsAg产生的中和抗体。

乙型肝炎病毒表面抗体检测是确定血清中是否可以检出抗-HBs，该检测为定性检测。

💠 乙型肝炎病毒表面抗体检测的生物参考区间是多少？

ELISA 法或化学发光法：血清抗-HBs 为阴性。

💠 乙型肝炎病毒表面抗体检测异常有什么临床意义？

血清抗-HBs 阳性一般出现在 HBsAg 从血清中消失后，大多意味着乙型肝炎病毒感染处于恢复期；或既往曾感染过乙型肝炎病毒，现已恢复。接种乙肝疫苗后也会出现血清抗-HBs 阳性。上述情况都说明机体已产生了抗乙型肝炎病毒的免疫力。

🩺 乙型肝炎病毒 e 抗原

💠 什么是乙型肝炎病毒 e 抗原检测？

乙型肝炎病毒 e 抗原（HBeAg）位于乙型肝炎病毒颗粒的核心部分。血清 HBeAg 检测是确定血清中是否可以检出 HBeAg。该检测为定性检测。

💠 乙型肝炎病毒 e 抗原检测的生物参考区间是多少？

ELISA 法或化学发光法：血清 HBeAg 为阴性。

💠 乙型肝炎病毒 e 抗原检测异常有什么临床意义？

乙型肝炎病毒 e 抗原（HBeAg）是 HBV 复制的指标之一。感染早期，HBeAg 阳性表示患者肝细胞有进行性损害，其所患乙型肝炎具有高度传染性；HBeAg 持续阳性，乙型肝炎病毒感染易转为慢性乙型肝炎，患者预后不良。HBeAg 和 HBsAg 均阳性的孕妇，可以将乙型肝炎病毒直接传播给新生儿，其感染的阳性率为 70%～90%。

🩺 乙型肝炎病毒 e 抗体

💠 什么是乙型肝炎病毒 e 抗体检测？

乙型肝炎病毒 e 抗体（抗-HBe，HBeAb）是与 HBeAg 对应的抗体。乙型肝炎病毒 e 抗体检测是确定血清中是否可以检出抗-HBe。该检测为定性检测。

💠 乙型肝炎病毒 e 抗体检测的生物参考区间是多少？

ELISA 法或化学发光法：血清抗-HBe 为阴性。

💠 乙型肝炎病毒 e 抗体检测异常有什么临床意义？

乙型肝炎病毒 e 抗体不是中和抗体，即不能抑制 HBV 的增殖。

① 血清抗-HBe 阳性多见于急性感染的恢复期，HBeAg 转阴的患者，意味着 HBV 部分被清除或抑制，病毒复制减少，传染性降低，机体对 HBeAg 有了一定的免疫清除力。

② 在 HBsAg 和抗-HBs 阴性时，如抗-HBe 和抗-HBc 阳性，也能确认为乙型肝炎病毒近期感染。

③ 部分慢性乙型肝炎、肝硬化、肝癌患者可检出抗-HBe。

乙型肝炎病毒核心抗体

❀ 什么是乙型肝炎病毒核心抗体检测？

乙型肝炎病毒核心抗体（抗-HBc，HBcAb）是乙型肝炎核心抗原刺激机体产生的相应抗体，包括 IgG 型、IgM 型、IgA 型和 IgE 型。乙型肝炎病毒核心抗体检测是确定血清中是否可以检出 IgM 型和 IgG 型乙型肝炎病毒核心抗体。该检测为定性检测。

❀ 乙型肝炎病毒核心抗体检测的生物参考区间是多少？

ELISA 法或化学发光法：血清抗-HBc 为阴性。

❀ 乙型肝炎病毒核心抗体检测异常有什么临床意义？

乙型肝炎病毒核心抗体不是中和抗体，而是反映肝细胞受到 HBV 侵害的一项指标。抗-HBc 常紧随 HBsAg 和 HBeAg 之后出现于血清中。抗 HBc-IgM 和抗 HBc-IgG 阳性分别有如下临床意义。

① 抗 HBc-IgM 是乙型肝炎病毒急性感染早期的标志性抗体，用于诊断比 HBsAg 敏感得多。抗 HBc-IgM 阳性除可诊断乙型肝炎病毒急性感染外，还提示患者血液有较强传染性。抗 HBc-IgM 阳性也见于慢性活动性乙型肝炎。

② 抗 HBc-IgG 阳性，高效价表示正在感染 HBV，低效价则提示既往感染过 HBV。

乙型肝炎病毒前 S 蛋白与前 S 蛋白抗体

❀ 什么是乙型肝炎病毒前 S 蛋白与前 S 蛋白抗体检测？

乙型肝炎病毒前 S 蛋白（Pre-S）是 HBV 的外壳蛋白成分，可诱导机体产生前 S 蛋白抗体（抗 Pre-S，Pre-S Ab）。乙型肝炎病毒 Pre-S 和抗 Pre-S 检测是检测血清中是否存在乙型肝炎病毒 Pre-S 和 Pre-S Ab。该检测为定性检测。

❀ 乙型肝炎病毒前 S 蛋白与前 S 蛋白抗体检测的生物参考区间是多少？

ELISA 法：血清 Pre-S 为阴性；血清抗 Pre-S 为阴性。

❀ 乙型肝炎病毒前 S 蛋白与前 S 蛋白抗体检测异常有什么临床意义？

① 乙型肝炎病毒 Pre-S 最早出现于急性乙型肝炎患者的血清中，为急性乙型肝炎病毒感染的早期特异性诊断指标。

② 患者血清抗 Pre-S 阳性，表明病情好转，趋向痊愈。

乙型肝炎病毒 DNA 定性与定量检测

什么是乙型肝炎病毒 DNA 定性与定量检测?

乙型肝炎病毒 DNA(HBV DNA)相当于完整的乙型肝炎病毒颗粒。HBV DNA 定性检测是检测血清中是否存在 HBV DNA。HBV DNA 定量检测是对 HBV DNA 阳性患者血清中的 HBV DNA 含量进行检测,结果以 IU/ml(国际单位/毫升)或 copies/ml(拷贝数/毫升)表示。

乙型肝炎病毒 DNA 定性与定量检测的生物参考区间是多少?

PCR 法检测的生物参考区间如下。
① HBV DNA 定性检测:阴性。
② HBV DNA 定量检测:低于 1.0×10^2 IU/ml 或 copies/ml。

乙型肝炎病毒 DNA 定性与定量检测异常有什么临床意义?

血清 HBV DNA 测定是评价 HBV 感染和复制最直接、最灵敏、最特异的指标,也是观察乙型肝炎病毒患者有无传染性最可靠的方法。只要体内检测到 HBV DNA,即可确定受检者存在乙型肝炎病毒感染。如果 HBsAg 携带者的 HBV DNA 检测为阴性,表示 HBV 无复制;HBV DNA 检测为阳性,则表明有 HBV 复制,且有传染性。

一般 HBsAg 阳性时,HBV DNA 常阳性;但在 HBsAg 极低时可出现 HBsAg 阴性而 HBV DNA 阳性的情况;或是患者正处于 HBV 感染早期,机体乙肝五项标志物尚未出现,但由于 PCR 的灵敏度高,即使 HBV DNA 含量低也可检测到。某些情况下,例如患者进行抗病毒治疗时,HBV DNA 迅速下降至检测限以下,但 HBsAg 仍表现为阳性。

HBV DNA 检测可以作为 HBsAg 疫苗阻断垂直传播的疗效以及抗病毒等治疗效果的观察依据。

HBV DNA 定量检测还便于乙型肝炎治疗前指导抗病毒药物选择,避免盲目用药;有助于治疗后疗效的判断;孕前定量检测 HBV DNA,有助于选择有利的怀孕时机。

做乙型肝炎病毒 DNA 定性与定量检测应注意什么?

建议空腹采不抗凝血,避免溶血和乳糜血,样本需冷冻保存,在室温下存放不能超过 6 小时。

丙型肝炎病毒抗体

什么是丙型肝炎病毒抗体检测?

丙型肝炎病毒抗体(抗-HCV,HCVAb)为丙型肝炎病毒(HCV)感染后,机体内产生的相应抗体。血清抗-HCV 检测是确定血清中是否可以检出丙型肝炎病毒抗体。该检测为定性检测。

✿ 丙型肝炎病毒抗体检测的生物参考区间是多少？

ELISA 法：血清抗-HCV 为阴性。

✿ 丙型肝炎病毒抗体检测异常有什么临床意义？

抗-HCV 检测是诊断 HCV 感染的重要依据，其中的抗-HCV IgM 和抗-HCV IgG 检测最常用。抗-HCV IgM 阳性常见于急性 HCV 感染和慢性 HCV 感染病变活动期；抗-HCV IgG 阳性多见于慢性丙型肝炎或其恢复期。

丙型肝炎病毒 RNA 检测

✿ 什么是丙型肝炎病毒 RNA 检测？

丙型肝炎病毒 RNA（HCV RNA）是 HCV 的核酸标记物，是目前检测 HCV。感染的"金标准"。丙型肝炎病毒 RNA 检测是用 PCR 法将 HCV RNA 扩增许多倍后加以检测，确定血清中是否可以检出 HCV RNA 以及 HCV 的病毒含量的高低，是评价 HCV 感染、病毒复制及传染性的最直接、灵敏和特异的指标。

✿ 丙型肝炎病毒 RNA 检测的生物参考区间是多少？

PCR 法定性：HCV RNA 为阴性；PCR 法定量：低于 50IU/ml。

✿ 丙型肝炎病毒 RNA 检测异常有什么临床意义？

丙型肝炎病毒 RNA 检测阳性提示 HCV 复制活跃，传染性强，有利于丙型肝炎的早期诊断；对抗-HCV 阴性或低效价的急、慢性丙型肝炎的诊断更有意义；可用于丙型肝炎抗体假阳性或假阴性患者的确诊；将 HCV RNA 与抗-HCV 指标结合，可对丙型肝炎预后及干扰素等疗效进行评价。

✿ 做丙型肝炎病毒 RNA 检测应注意什么？

采不抗凝血，避免溶血和乳糜血，室温放置和分离血清不能超过 1 小时。

丁型肝炎病毒血清标记物

✿ 什么是丁型肝炎病毒血清标记物检测？

丁型肝炎病毒（HDV）只有在与 HBV 共存的条件下才能感染人体。这种 HDV 和 HBV 联合感染引起的肝炎称为双相性肝炎，易成重症肝炎或肝硬化。HDVAg 是目前发现的唯一的 HDV 特异性抗原；HDV 感染机体后，产生抗-HDV，抗-HDV 为一种非保护性抗体，包括 HDV-IgM 和 HDV-IgG 两种类型。HDVAg、HDV-IgM、HDV-IgG、HDV RNA 皆为 HDV 血清标记物，HDV 血清标记物检测为定性检测，即检测血清中是否存在以上血清标记物。

丁型肝炎病毒血清标记物检测的生物参考区间是多少?

ELISA 法检测的生物参考区间如下。

① HDVAg：阴性。

② 抗-HDV（HDV-IgM、HDV-IgG）：阴性。

③ HDV RNA：阴性。

丁型肝炎病毒血清标记物检测异常有什么临床意义?

血清中 HDVAg、HDV-IgM、HDV-IgG 和 HDV RNA 的检测皆可用来诊断丁型肝炎。

① HDVAg 阳性是诊断急性 HDV 感染的最好、最直接的证据，因其是目前发现的唯一 HDV 特异性抗原，发病 2 周内可呈阳性；慢性 HDV 感染患者血清 HDVAg 可反复出现阳性。

② 抗 HDV-IgM 阳性可用于急性丁型肝炎的早期诊断。

③ 抗 HDV-IgG 阳性可见于急性和慢性 HDV 感染，急性 HDV 感染时抗体效价较低；慢性 HDV 感染时抗体可呈持续高效价。

戊型肝炎病毒抗体

什么是戊型肝炎病毒抗体检测?

戊型肝炎病毒（HEV）是引起戊型肝炎的病原体。HEV 感染后，机体可产生 HEV-IgM 和 HEV-IgG 抗体。戊型肝炎病毒抗体检测即检测血清中是否存在 HEV-IgM 和 HEV-IgG，该检测为定性检测。

戊型肝炎病毒抗体检测的生物参考区间是多少?

ELISA 法：HEV-IgM 为阴性；HEV-IgG 为阴性。

戊型肝炎病毒抗体检测异常有什么临床意义?

HEV 感染后，HEV-IgM 阳性可持续约 5 个月，而 HEV-IgG 阳性可持续约 1 年，两者任何一个为阳性，均可作为近期 HEV 感染的诊断指标。

肝纤维化指标

什么是肝纤维化指标检测?

肝纤维化指标有四项，即血清透明质酸（HA）、血清层粘连蛋白（LN）、血清Ⅳ型前胶原（Ⅳ-C）、血清Ⅲ型前胶原 N 端前肽（PCⅢ）。肝纤维化指标检测为对血清中上述指标的定量检测，检测结果以每毫升血清中含有的 HA、LN、Ⅳ-C、PCⅢ 的纳克数（ng/ml）表示。

肝纤维化指标检测的生物参考区间是多少?

① HA：<100ng/ml。

② LN：＜135ng/ml。

③ Ⅳ-C：46.5～90.5ng/ml。

④ PCⅢ：＜120ng/ml。

❀ 肝纤维化指标检测异常有什么临床意义？

肝纤维化指标检测可帮助诊断机体是否存在肝纤维化。

(1) 血清透明质酸（HA）

① 可反映肝损害的严重程度，有助于评估肝病发展趋势，是目前反映肝病变程度及纤维化程度最灵敏、可靠的指标。轻度增高见于急性肝炎或慢性迁延性肝炎；患慢性活动性肝炎，HA＞165ng/ml；肝硬化，HA＞250ng/ml，本指标优于其他肝硬化诊断指标。

② 增高还可见于结缔组织病、尿毒症和器官移植的排异反应。

(2) 血清层粘连蛋白（LN）

① 其增高水平与纤维化程度和门静脉高压呈正相关，纤维化后期 LN 升高尤为显著。患中度慢性肝炎，LN＞140ng/ml；肝硬化，LN＞160ng/ml。

② 增高还与肿瘤浸润、转移有关，以乳腺癌、肺癌、结肠癌、胃癌 LN 水平升高显著。

③ 增高与糖尿病、肾小球硬化等基底膜相关疾病有关，先兆子痫孕妇 LN 升高提示有肾小球及胎盘螺旋动脉损伤。

(3) 血清Ⅳ型前胶原（Ⅳ-C）

① 增高见于慢性肝炎、肝硬化、肝癌患者。该指标增高水平与肝纤维化病变程度密切相关，随着慢性迁延性肝炎→慢性活动性肝炎→肝硬化→肝癌病程演变而逐步升高，反映了肝纤维化的程度，是发生肝纤维化最早增高的指标，适合于肝纤维化早期诊断，同时也是药物疗效和预后观察重要依据。

② 在重症肝炎和酒精性肝炎也显著增高。

③ 甲状腺功能亢进症、中晚期糖尿病、硬皮病等与基底膜相关的疾病该指标也可以出现异常增高。

(4) 血清Ⅲ型前胶原 N 端前肽（PCⅢ）

该指标增高水平与肝纤维化病变程度密切相关，可反映肝纤维合成状况和炎症活动性，早期 PCⅢ 显著升高，而陈旧性肝硬化和部分晚期肝硬化、肝萎缩患者该指标不一定增高。

上述四项指标中，用某单一指标反映肝纤维化的生成和降解皆有局限性，且结缔组织容易受到全身代谢的影响，故将几项指标联合检测，方能达到满意的灵敏度和特异性。

❀ 做肝纤维化指标检测应注意什么？

空腹采不抗凝血，避免溶血和乳糜血。

第7章

肾脏疾病
相关检测

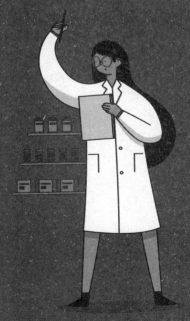

肾脏是机体最重要器官之一，具有排泄水分、代谢产物和废物，以维持体内水、电解质和酸碱平衡的功能。此外，肾脏还分泌一些重要的生理活性物质，如肾素、红细胞生成素等，对血压、内分泌和造血等重要功能均有调节作用。

肾脏疾病相关检测即肾功能检查的目的是了解肾脏是否有较广泛性的损害。

由于肾脏有多方面的功能，又有很强的贮备能力，且受个体差异的影响，即使最敏感的检查方法也不能检查出早期和轻微的肾脏损害。因此，不能单纯依据某一项检测结果就做出肾功能的判断，而需要结合其他症状表现全面综合分析，得出正确结论。

24 小时尿蛋白定量

❖ 什么是 24 小时尿蛋白定量检测？

24 小时尿蛋白定量检测即检测 24 小时尿样中蛋白质（PRO）的含量。24 小时尿 PRO 检测为定量测定，检测结果以 24 小时尿样中蛋白质的毫克数（mg/24h 尿）表示。

24 小时尿蛋白检测需留取 24 小时尿样。

❖ 24 小时尿蛋白定量检测的生物参考区间是多少？

双缩脲法：浓度为 0～0.2g/L；总量为 0～150mg/24h 尿。

❖ 24 小时尿蛋白定量检测异常有什么临床意义？

① 肾病综合征患者以大量蛋白尿为其特征之一，尿蛋白常大于 3.5g/24h 尿，最多时可达 20g/24h 尿以上。

② 急性肾小球肾炎以持续性蛋白尿为特征，定量可达到 3g/24h 尿（尿蛋白定性为 +～++++）。随病情好转尿蛋白会减少，尿蛋白持续不消失，应怀疑有转为慢性肾病的可能。

③ 慢性肾炎（普通型）可有持续性蛋白尿，尿蛋白 1～2g/24h 尿，感染和劳累后还可增加。

④ 肾盂肾炎、肾毒性物质引起的肾间质病变，尿蛋白定量一般小于 1g/24h 尿。

24 小时尿钾、钠、氯

❖ 什么是 24 小时尿钾、钠、氯？

尿钾、钠、氯检测是检测 24 小时尿液中的钾、钠、氯离子总量。通过准确收集 24 小时尿液，记录尿液总容量（正常人 24 小时尿量在 1000～1500ml），混匀后取 20ml 送检，检测出尿钾、钠、氯的浓度，然后根据总尿量计算 24 小时尿钾、钠、氯总量。

钾的排出主要通过肾脏。钠可由肾脏自由滤出，其中绝大部分又被重吸收。体内氯离子常与钠离子相伴吸收与代谢，变化也常一致。尿液钾、钠、氯排出量多少可以协助诊断肾脏疾病。

❖ 24 小时尿钾、钠、氯检测的生物参考区间是多少？

间接离子选择电极（ISE）法：

① 尿钾：25～100 mmol/24h。

② 尿钠：130～260 mmol/24h。

③ 尿氯：170～250 mmol/24h。

❖ 24 小时尿钾、钠、氯检测异常有什么临床意义？

（1）尿钾

① 增高：可见于内分泌疾病，如原发性醛固酮增多症、肾上腺皮质功能亢进症、

医学检验结果导读（修订版）

肾小球旁细胞增生（肾素瘤）；急性肾衰竭多尿期、肾小管功能不全（如肾小管酸中毒、慢性肾炎、肾盂肾炎等）、糖尿病酮症酸中毒、代谢性碱中毒、Liddle 综合征等；使用排钾利尿药、食入含高钾食物、长期使用 ACTH、服用肾上腺皮质激素等。

② 降低：可见于肾上腺皮质功能减退症、选择性醛固酮缺乏症、肾上腺危象、双侧肾上腺切除；慢性肾功能不全、肾衰竭、慢性间质性肾炎、酸中毒；使用保钾利尿药等。

（2）尿钠

① 增高：可见于肾上腺皮质功能减退症、醛固酮减少症；慢性肾盂肾炎、肾小管损伤（如间质性肾炎、多囊肾）、糖尿病、急性肾小管坏死（少尿期）、尿崩症、酮症酸中毒；服用排钠利尿药、输注大量盐液等；中枢神经系统疾病、脑出血、炎症、肿瘤、支气管肺癌等。

② 降低：可见于大量盐的损失，摄入量不足；肾上腺皮质功能亢进症、原发性醛固酮增多症、库欣综合征；肾前性少尿、充血性心力衰竭；长期低盐饮食、腹泻、严重呕吐、大面积烧伤等。

（3）尿氯

一般情况下尿液中钠和氯保持相对平衡，但两者并不是永远平衡的。连续服用氯化钠或氯化钾后，尿氯比尿钠高；相反，连续服用大量碱性钠盐时，尿中钠比氯高。另外，尿液呈碱性很可能是尿钠含量高于氯。

❖ 做 24 小时尿钾、钠、氯检测时应注意什么？

要正确留取 24 小时尿液标本。

① 准备一个能容纳 2000ml 以上清洁而干燥的容器。

② 在留取尿液标本前，需向检验科领取尿液防腐剂（夏天防腐尤为重要），放置于预备容器中。

③ 留尿当日早晨 8 点的第一次尿液要弃去，然后开始收集 24 小时内所有尿液（包括次日晨 8 点的最后一次尿液），并准确记录尿液的总容量。

④ 混匀尿液后，取出 20ml 盛装于洁净干燥的容器中及时送检。

🩺 尿 IgG

❖ 什么是尿 IgG 检测？

免疫球蛋白（IgG、IgA、IgM）为血清中的大分子蛋白，其中 IgG 在血清中含量最多。尿 IgG 检测是检测尿中的 IgG 含量。此检测为定量测定，检测结果以每升尿液中 IgG 的毫克数（mg/L）表示。

免疫球蛋白检测需留取清晨第一次尿，或根据医生要求留取 8 小时、24 小时尿液标本。

❖ 尿 IgG 检测的生物参考区间是多少?

散射比浊法：尿 IgG <9.6mg/L。

❖ 尿 IgG 检测异常有什么临床意义?

正常情况下，肾小球基底膜的选择性功能使 IgG 不能透过，因此尿中 IgG 含量较低；而肾小球基底膜病变严重，丧失选择功能时，尿中即大量出现 IgG 等大分子蛋白。因此，尿 IgG 检测是评估肾功能恶化及其预后的重要指标。尿 IgG 升高见于终末期尿毒症、肾移植后急性排异反应、急性肾功能衰竭等。

🩺 血清及尿 α_1-微球蛋白

❖ 什么是血清及尿 α_1-微球蛋白检测?

α_1-微球蛋白（α_1-MG）是低分子量蛋白，血清 α_1-MG 检测是测定血清中的 α_1-MG 含量；尿 α_1-MG 检测为测定尿中的 α_1-MG 含量。该检测为定量测定，检测结果以每升血清或尿中 α_1-MG 的毫克数（mg/L）表示。

血清 α_1-MG 检测需采集空腹静脉血样；尿 α_1-MG 检测需留取清晨第一次尿，或根据医生要求留取 8 小时、24 小时尿液标本。

❖ 血清及尿 α_1-微球蛋白检测的生物参考区间是多少?

散射比浊法：
① 血清 α_1-MG：10～30mg/L。
② 晨尿 α_1-MG：<12mg/L。

❖ 血清及尿 α_1-微球蛋白检测异常有什么临床意义?

① 血清 α_1-MG 增高，主要见于肾小球肾炎、糖尿病性肾病、狼疮肾炎、间质性肾炎、急慢性肾功能衰竭等所致肾小球滤过率下降。
② 血清 α_1-MG 降低，见于肝炎、肝硬化等。
③ 尿 α_1-MG 是反映肾近曲小管受损的早期灵敏指标，尿 α_1-MG 升高见于肾小管病变。

🩺 尿微量白蛋白

❖ 什么是尿微量白蛋白检测?

尿常规检验报告尿蛋白定性为阳性的，即为蛋白尿。当尿白蛋白已经升高，但含量较低时，尿常规检验尚不能检出时，用灵敏度高的检查方法可以检测出升高的尿白蛋白，此时的尿为微量白蛋白（mAlb）尿。尿微量白蛋白检测是测定尿中的白蛋白含量，为定量检测，检测结果以每升尿液中的白蛋白毫克数（mg/L）表示。

尿微量白蛋白检测需留取清晨第一次尿，或根据医生要求留取 8 小时、24 小时尿液标本。

❖ 尿微量白蛋白检测的生物参考区间是多少？

散射比浊法：尿 mAlb＜30mg/L。

❖ 尿微量白蛋白检测异常有什么临床意义？

尿 mAlb 增高说明有早期肾小球损伤，其检测值的高低多与病情轻重成正比。尿 mAlb 的检测常用于糖尿病肾病、高血压肾病的早期诊断，还可用于药物对肾脏毒性的监测。

尿视黄醇结合蛋白

❖ 什么是尿视黄醇结合蛋白检测？

视黄醇结合蛋白（RBP）是存在于血液中的一种低分子蛋白。尿 RBP 检测是测定尿中 RBP 的含量。此检测为定量测定，检测结果以每升尿中 RBP 的微克数（μg/L）表示。

尿视黄醇结合蛋白检测需留取随机尿。

❖ 尿视黄醇结合蛋白检测的生物参考区间是多少？

免疫比浊法：尿 RBP＜700μg/L。

❖ 尿视黄醇结合蛋白检测异常有什么临床意义？

近端肾小管受损时，尿 RBP 排泄量明显增高，尿视黄醇结合蛋白检测异常能敏感地反映肾小管损害程度，是肾小管早期损害的敏感指标，也可作为高血压、糖尿病合并早期肾损伤诊断的指标。尿视黄醇结合蛋白含量增高见于肾脏疾病、糖尿病、药物及中毒引起的肾近曲小管的损害。

尿转铁蛋白

❖ 什么是尿转铁蛋白检测？

转铁蛋白（TRF 或 TF，又称 β₁-微球蛋白）是血液中的一种糖蛋白，属中分子量蛋白质，主要由肝脏合成。尿 TRF 检测是测定尿中 TRF 的含量，为定量测定，检测结果以每升尿中 TRF 的毫克数（mg/L）表示。

尿转铁蛋白检测需留取随机尿。

❖ 尿转铁蛋白检测的生物参考区间是多少？

免疫比浊法：尿 TRF＜2.0mg/L。

❖ 尿转铁蛋白检测异常有什么临床意义？

微量转铁蛋白尿（尿 TRF）比微量白蛋白尿（尿 mAlb）出现更早，是早期肾小球损伤的检测指标。见于肾脏疾病、尿毒症、高血压病、糖尿病及烧伤等并发肾脏损害。

尿 N-乙酰-β-D-氨基葡萄糖苷酶

什么是尿 N-乙酰-β-D-氨基葡萄糖苷酶检测?

N-乙酰-β-D-氨基葡萄糖苷酶（NAG）是人类泌尿系统所特有的大分子溶酶体酶。NAG 检测是测定尿中 NAG 的含量，为定量测定，检测结果以每升尿中 NAG 的单位数（U/L）表示。

尿 N-乙酰-β-D-氨基葡萄糖苷酶检测需留取随机尿。

尿 NAG 检测的生物参考区间是多少?

MNP-G1cNAc 底物法：尿 NAG<12U/L。

尿 NAG 检测异常有什么临床意义?

NAG 不能通过肾小球，当肾脏病变时，该酶释放于尿中，故尿 NAG 可以灵敏地反映活动性肾小管损伤。

(1) 尿 NAG 升高

① 早期高血压肾病、糖尿病肾病等可发生肾小管损伤，此时尿 NAG 升高可早于 mAlb。

② 肾移植术后排异反应。

③ 使用肾毒性药物，如庆大霉素等。

④ 慢性肾盂肾炎时 NAG 增高，而膀胱炎时 NAG 正常，故 NAG 常用于上尿路感染的定位诊断。

(2) 尿 NAG 减低

可见于慢性肾功能不全。

血清尿素氮

什么是血清尿素氮检测?

尿素氮（BUN）是人体蛋白质代谢的主要终末产物。血清 BUN 检测是测定血清中 BUN 的含量，为定量测定，检测结果以每升血清中 BUN 毫摩尔数（mmol/L）表示。

做血清 BUN 检测需采集空腹静脉血样。

血清尿素氮检测的生物参考区间是多少?

尿素酶-谷氨酸脱氢酶法：

18～59 岁：男性为 3.1～8.0mmol/L；女性为 2.6～7.5mmol/L。60～79 岁：男性为 3.6～9.5mmol/L；女性为 3.1～8.8mmol/L。

随着年龄增加，尿素水平有升高趋势，不同年龄组有其各自的生物参考区间。

血清尿素氮检测异常有什么临床意义?

因此 BUN 测定有助于观察肾小球滤过功能。

（1）血清 BUN 增高

① 肾性增高：血中尿素氮主要经肾小球滤过随尿排出。当发生肾实质受损致肾小球滤过率降低时，血中 BUN 浓度增加。BUN 增高可见于急性肾炎、慢性肾炎、中毒性肾炎、严重肾盂肾炎、肾结核、肾血管硬化症、先天性多囊肾和肾肿瘤等引起的肾功能障碍。BUN 检测对尿毒症的诊断有特殊价值，其增高程度与病情严重性成正比，有助于病情的估计。

② 肾前性增高：见于脱水、失血、休克、严重心力衰竭、肝肾综合征、肾上腺皮质功能减退症、重度烧伤、严重感染、糖尿病酮症酸中毒、上消化道出血等。

③ 肾后性增高：见于前列腺肥大、肿瘤压迫所致的尿道梗阻或双侧输尿管结石等。

（2）血清 BUN 降低

血中 BUN 由肝脏合成，肝功能严重不全时，BUN 含量可减少。血清 BUN 降低偶见于急性肝萎缩、中毒性肝炎、类脂质肾病等。

尿液尿素定量检测

什么是尿液尿素定量检测？

尿液尿素定量检测是测定 24 小时尿液中尿素总量。通过准确收集 24 小时尿液，记录尿液总容量（正常人 24 小时尿量在 1000~1500ml），混匀后取 20ml 送检，检测出尿液尿素的浓度，然后根据总尿量计算 24 小时尿液尿素总量。主要用于肾功能评价、计算清除率及营养学评价。

尿液尿素定量检测的生物参考区间是多少？

脲酶偶联速率法：357~535mmol/24h。

尿液尿素定量检测异常有什么临床意义？

尿液尿素定量检测主要用于肾功能评价、计算清除率及营养学评价。

① 增高：主要见于甲状腺功能亢进症、高热、使用甲状腺素及肾上腺皮质激素、手术后严重感染等。

② 降低：主要见于消耗性疾病恢复期、严重肝实质性病变、肾功能衰竭及蛋白质营养不良等。

做尿液尿素定量检测时应注意什么？

要正确留取 24 小时尿液标本。

① 准备一个能容纳 2000ml 以上清洁而干燥的容器。

② 在留取尿液标本前，需向检验科领取尿液防腐剂（夏天防腐尤为重要），放置于预备容器中。

③ 留尿当日早晨 8 点的第一次尿液要弃去，然后开始收集 24 小时内所有尿液（包括次日晨 8 点的最后一次尿液），并准确记录尿液的总容量。

④ 混匀尿液后，取出 20ml 盛装于洁净干燥的容器中及时送检。

血清肌酐

什么是血清肌酐检测?

血清肌酐 (Cr) 主要是骨骼肌的肌酸代谢最终产物,是体内的一种废物,由肾小球滤过而随尿排出,肾小管基本不重吸收。正常成年人尿中排出的肌酐量比较恒定。血清 Cr 检测是测定血清中 Cr 的含量,检测结果以每升血清中 Cr 的微摩尔数 (μmol/L) 表示。

做血清肌酐检测需采集空腹静脉血样。

血清肌酐检测的生物参考区间是多少?

酶法:

男性:18～59 岁,57～97μmol/L;60～79 岁,57～111μmol/L。

女性:18～59 岁,41～73μmol/L;60～79 岁,41～81μmol/L。

随着年龄增加,肌酐水平有升高趋势,不同年龄组有其各自的生物参考区间。

血清肌酐检测异常有什么临床意义?

血清肌酐测定是肾小球滤过功能受损的指标之一。对肾脏疾病的诊断及预后评估不受高蛋白饮食的影响。

(1) 血清 Cr 增高

① 急性和慢性肾小球肾炎、肾硬化、多囊肾、肾移植后排异反应等血清 Cr 含量增高。对于慢性肾炎者,血清 Cr 含量越高,预后越差。

② 脱水、失血、休克、心力衰竭、剧烈体力活动、肢端肥大症和巨人症血清 Cr 含量也可增高。

(2) 血清 Cr 减少

肌萎缩、严重肝病、白血病和肾功能不全。

内生肌酐清除率

什么是内生肌酐清除率检测?

肌酐是肌肉在人体内代谢的产物,主要由肾小球滤过排出体外,不被肾小管重吸收,排泌量很少。单位时间内,把若干毫升血浆中的内生肌酐全部清除出去即为内生肌酐清除率 (Ccr),内生肌酐清除率检测为定量测定,检测结果以每分钟可以清除的血浆中的内生肌酐的毫升数 (ml/min) 表示。

内生肌酐清除率检测的生物参考区间是多少?

① 男性 Ccr:(105±20)ml/min。

② 女性 Ccr:(95±20)ml/min。

❖ 内生肌酐清除率检测异常有什么临床意义?

内生肌酐清除率检测是判定肾小球滤过功能有无损害的敏感指标,是目前临床上常用的肾小球功能检查项目。内生肌酐清除率试验还可以指导临床用药,观察肾移植成功与否。内生肌酐清除率降低见于急性肾小球肾炎、各种肾小球损伤引起的肾功能损害。

❖ 做内生肌酐清除率检测应注意什么?

① 检测前连续低蛋白饮食 3 天(蛋白质＜40 克/天),避免剧烈运动。

② 于第 4 天早晨 8 点将尿排净,收集 24 小时(或 4 小时)尿液。

③ 留尿的同一天抽不抗凝静脉血。

🩺 血清尿酸

❖ 什么是血清尿酸检测?

尿酸(UA)是体内核酸中嘌呤代谢的终末产物。由肾小球滤过,其中 98％ 被肾小管重吸收和排泄。血清 UA 检测是测定血清中的尿酸含量,为定量测定,检测结果以每升血清中的 UA 微摩尔数($\mu mol/L$)表示。

做血清 UA 检测需采集空腹静脉血样。

❖ 血清尿酸检测的生物参考区间是多少?

尿酸酶-过氧化物酶法:成人男性为 $208 \sim 428 \mu mol/L$;成人女性为 $155 \sim 357 \mu mol/L$。不同年龄组有其各自的生物参考区间。

❖ 血清尿酸检测异常有什么临床意义?

血清 UA 是评价肾小球滤过功能的一项指标。另外,机体嘌呤代谢紊乱产生尿酸过多也可导致高尿酸血症。

① 血清 UA 含量升高:见于急性和慢性肾炎、肾结核、肾盂肾炎、肾积水等肾脏损害;氯仿、四氯化碳及铅中毒等;痛风;红细胞增多症、白血病及其他恶性肿瘤。

② 血清 UA 含量降低:见于恶性贫血、范可尼综合征等。

🩺 尿液尿酸定量检测

❖ 什么是尿液尿酸定量检测?

尿酸是人类嘌呤代谢的终产物,主要由细胞代谢分解的核酸和其他嘌呤类化合物,以及食物中的嘌呤经酶的作用分解而来,人体每日产生的尿酸 9％～54％ 从肠道排泄,其余部分从肾脏排泄。

尿液尿酸定量检测是测定 24 小时尿液中尿酸总量。通过准确收集 24 小时尿液,记录尿液总容量（正常人 24 小时尿量在 1000～1500ml），混匀后取 20ml 送检，检测出尿液尿酸的浓度，然后根据总尿量计算 24 小时尿液尿酸总量。主要用于代谢性疾病和肾脏疾病的诊断和治疗。

尿液尿酸定量检测的生物参考区间是多少？

尿酸酶-过氧化物酶法：1.5～4.4mmol/24h。

尿液尿酸定量检测异常有什么临床意义？

① 增高：主要见于痛风、组织大量破坏、核蛋白分解过度（如肺炎、子痫等，此时患者血清尿酸、尿液尿酸均增加）、肾小管重吸收障碍（如范可尼综合征、肝豆状核变性、使用 ACTH 与肾上腺皮质激素等，此时患者血清尿酸减少而尿液尿酸增多）、核蛋白代谢增强（如粒细胞性白血病、骨髓细胞增生不良、溶血性贫血、恶性贫血、淋巴瘤及甲状腺功能减退症等）。

② 降低：主要见于高糖饮食、高脂肪饮食、肾功能不全、痛风发作前期等疾病。

做尿液尿酸定量检测时应注意什么？

要正确留取 24 小时尿液标本。

① 准备一个能容纳 2000ml 以上清洁而干燥的容器。

② 在留取尿液标本前，需向检验科领取尿液防腐剂（夏天防腐尤为重要），放置于预备容器中。

③ 留尿当日早晨 8 点的第一次尿液要弃去，然后开始收集 24 小时内所有尿液（包括次日晨 8 点的最后一次尿液），并准确记录尿液的总容量。

④ 混匀尿液后，取出 20ml 盛装于洁净干燥的容器中及时送检。

尿液钙磷定量检测

什么是尿液钙磷定量检测？

尿钙定量检测是测定 24 小时尿液中钙的含量。钙是体内最多的元素之一，主要分布在骨骼。尿钙的变化可反映血钙的变化，但尿钙值变化很大，钙、蛋白质的摄入和磷的排出可影响钙的排出，尿磷高时通常尿钙降低。

尿磷定量检测是测定 24 小时尿液中磷的含量。成人体内磷 80％～85％与钙一起构成骨盐参与形成骨骼和牙齿。其余约 20％以有机磷酸化合物形式分布于各种软组织中。磷酸参与构成蛋白质、核酸、核苷酸和磷脂等各种生物活性物质，在体内有广泛的作用。磷由肠和肾排出，经肾排出量占总排泄量的 60％左右。

临床上常同时检测尿钙和尿磷协助诊断和治疗代谢性疾病。

尿液钙磷定量检测的生物参考区间是多少？

① 尿钙：甲烷基二甲苯酚蓝（MXB）法，2.05～7.50mmol/24h。

② 尿磷：钼酸铵紫外法，14.00～41.98 mmol/24h。

❀ 尿液钙磷定量检测异常有什么临床意义?

（1）尿钙

① 增高：主要见于甲状旁腺功能亢进症、特发性高尿钙症、结节病、骨质疏松症、肢端肥大症、肾小管损伤、维生素 D 摄入过多等。

② 降低：主要见于原发性和继发性甲状旁腺功能减退症、慢性肾功能衰竭、佝偻病、软骨病、低钙膳食、维生素 D 缺乏症等。

（2）尿磷

① 增高：主要见于甲状旁腺功能亢进症、代谢性酸中毒、痛风、肾小管疾病、抗维生素 D 佝偻病、甲状腺功能亢进症等。

② 降低：主要见于甲状旁腺功能减退症、佝偻病、肾功能不全、维生素 D 缺乏时摄取高钙膳食、妊娠期或哺乳期妇女等。

❀ 做尿液钙磷定量检测时应注意什么?

要正确留取 24 小时尿液标本。

① 准备一个能容纳 2000ml 以上清洁而干燥的容器。

② 在留取尿液标本前，需向检验科领取尿液防腐剂（夏天防腐尤为重要），放置于预备容器中。

③ 留尿当日早晨 8 点的第一次尿液要弃去，然后开始收集 24 小时内所有尿液（包括次日晨 8 点的最后一次尿液），并准确记录尿液的总容量。

④ 混匀尿液后，取出 20ml 盛装于洁净干燥的容器中及时送检。

血清二氧化碳总量

❀ 什么是血清二氧化碳总量检测?

血清二氧化碳总量（TCO_2）是指血清中各种形式存在的 CO_2 的总含量。TCO_2 检测是测定血清中二氧化碳的总量，检测结果以每升血清中的二氧化碳毫摩尔数（mmol/L）表示。

❀ 血清二氧化碳总量检测的生物参考区间是多少?

磷酸烯醇丙酮酸羧化酶（PEPC）法：$20\sim30$mmol/L。

❀ 血清二氧化碳总量检测异常有什么临床意义?

TCO_2 是衡量代谢性酸碱失衡的参数。呼吸性酸中毒，如患肺气肿、肺纤维化、呼吸肌麻痹、支气管扩张、气胸、呼吸道阻塞时，TCO_2 增高；呼吸性碱中毒，如呼吸中枢兴奋及呼吸加快时，TCO_2 降低。代谢性碱中毒，如患幽门梗阻、长期注射葡萄糖生理盐水、呕吐、肾上腺皮质功能亢进症、缺钾及服碱性药物过多时，TCO_2 增高；代谢性酸中毒，如患尿毒症、休克、糖尿病酮症酸中毒、严重腹泻及脱水时，TCO_2 降低。

半胱氨酸蛋白酶抑制蛋白

什么是血清半胱氨酸蛋白酶抑制蛋白检测？

半胱氨酸蛋白酶抑制蛋白（Cystatin C），又称 γ-微球蛋白，存在于所有的体液中。血清半胱氨酸蛋白酶抑制蛋白检测是测定血清中半胱氨酸蛋白酶抑制蛋白的含量，检测结果以每升血清中的半胱氨酸蛋白酶抑制蛋白毫克数（mg/L）表示。

血清半胱氨酸蛋白酶抑制蛋白检测需采集空腹静脉血样。

血清半胱氨酸蛋白酶抑制蛋白检测的生物参考区间是多少？

免疫比浊法：$0.59\sim1.03$mg/L。

血清半胱氨酸蛋白酶抑制蛋白检测异常有什么临床意义？

半胱氨酸蛋白酶抑制蛋白可以准确反映肾小球滤过功能，特别是在肾功能仅轻度减退时，其敏感性高于血清肌酐。肾功能衰竭时，半胱氨酸蛋白酶抑制蛋白在血浆中的浓度可升高10倍；近端肾小管功能失常时，尿中半胱氨酸蛋白酶抑制蛋白的浓度升高可达100多倍。

半胱氨酸蛋白酶抑制蛋白检测还可用于对各种肾脏疾病病情的监测及疗效观察、肿瘤患者化疗药物副作用的监测以及肾移植后的排异监测等。

昼夜尿浓缩-稀释试验

什么是昼夜尿浓缩-稀释试验？

昼夜尿浓缩-稀释试验是在严格规定白天（昼）定时、定量给水，夜间（夜）禁水的条件下，对尿液比重和昼、夜间尿量的变化进行测定。

昼夜尿浓缩-稀释试验的生物参考区间是多少？

（1）尿量

① 7份（昼6份，夜1份）尿标本体积总和为 $1000\sim2000$ml。

② 昼尿量/夜尿量$\geqslant2:1$。

（2）尿比重

① 昼尿比重 $1.002\sim1.020$。

② 最高与最低比重差应>0.009。

③ 夜尿比重>1.020。

昼夜尿浓缩-稀释试验异常有什么临床意义？

昼夜尿浓缩-稀释试验是用来评价肾脏远端肾小管浓缩稀释功能的一项指标。

昼夜尿浓缩-稀释试验结果为总尿量>2500ml，夜尿量>750ml，最大尿比重<1.018，最高与最低尿比重之差<0.009时，肾脏浓缩稀释功能减低；如果几份尿比

重均固定在 1.010 时，提示肾脏浓缩稀释功能已完全丧失。

上述异常结果情况见于肾脏的慢性间质性病变，如慢性肾盂肾炎、多囊肾、痛风性肾病、镇痛药引起的肾损害（吲哚美辛肾炎）等；慢性肾小球肾炎、狼疮肾炎、高血压肾病等晚期。

❖ 做昼夜尿浓缩-稀释试验时应注意什么？

① 饮食规定：试验前一日晚 8：00 后禁食，次日为试验日。一日进三餐，每餐液体入量约 500ml，其他时间不再饮水。

② 尿液标本留取方法：试验日晨 8：00 排尿，弃去。然后于 10：00、12：00、14：00、16：00、18：00、20：00 各留尿一次，分别保存；次日晨 8：00 再留尿一次单独保存，昼夜总共 7 份尿标本。准确记录每次尿量，并测定尿比重。

③ 须注意每次排尿时应尽可能排净。

🩺 尿渗量

❖ 什么是尿渗量检测？

尿渗量（Uosm）是指尿液中所含溶质的质粒数。尿渗量的大小取决于溶质的颗粒数，而与颗粒的种类、大小、所带电荷数无关。由此可见，测量尿渗量比测量尿比重受其他因素的干扰少，更能真实反映溶液中溶质的含量。尿渗量检测为定量测定，检测结果以 $mOsm/(kg \cdot H_2O)$（毫渗量/千克水）表示。因计算 Uosm 时需要血浆渗量（Posm）参数，故两者必须同时测量。受检者试验前不能禁水或过多饮水。

❖ 尿渗量检测的生物参考区间是多少？

冰点下降法：

① Uosm：$600 \sim 1000 mOsm/(kg \cdot H_2O)$。

② 24 小时变化范围：$50 \sim 1200 mOsm/(kg \cdot H_2O)$。

③ 高度浓缩尿可达：$1335 mOsm/(kg \cdot H_2O)$。

④ Posm：$275 \sim 305 mOsm/(kg \cdot H_2O)$。

⑤ Uosm/Posm：$(3 \sim 4.5)$：1。

❖ 尿渗量检测异常有什么临床意义？

① 尿渗量升高：见于剧烈的呕吐、腹泻导致的脱水、急性肾小球肾炎、急性肾功能衰竭恢复期等。

② 尿渗量降低：见于肾脏的慢性间质性病变，如慢性肾盂肾炎、多囊肾、痛风性肾病、镇痛药引起的肾损害（吲哚美辛肾炎）等；慢性肾小球肾炎、狼疮肾炎、高血压肾病晚期等；垂体性尿崩症及急性肾功能衰竭多尿期。

🩺 渗透溶质清除率和自由水清除率

❖ 什么是渗透溶质清除率和自由水清除率检测？

渗透溶质清除率（Cosm）表示远端肾小管每分钟能把多少毫升血浆中的有渗透压

活性的物质清除。Cosm 检测为定量测定，检测结果以 ml/min（毫升/分）表示。

　　自由水清除率（CH_2O）表示单位时间内从血浆中清除到尿中的纯水量，亦即反映肾脏清除机体不需要的水分的能力。CH_2O 检测为定量测定，检测结果以 ml/h（毫升/时）表示。

❧ Cosm 和 CH_2O 检测的生物参考区间是多少？

　　① 空腹 Cosm：2~3ml/min。

　　② 禁水 8 小时后晨尿 CH_2O：−25~−120ml/h。

❧ Cosm 和 CH_2O 检测异常有什么临床意义？

　　渗透溶质清除率和自由水清除率均可用来评价远端肾小管的浓缩-稀释功能。但自由水清除率能更精确地反映肾髓质损害的程度。

❧ 做 Cosm 和 CH_2O 检测时应注意什么？

　　① 做 Cosm 时应于空腹时留尿。

　　② 做 CH_2O 时应按要求在留尿前 8 小时禁水。

第8章

血脂
相关检测

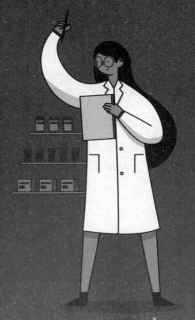

　　血脂是血浆中的中性脂肪〔三酰甘油(甘油三酯)和胆固醇〕及类脂(磷脂、糖脂、固醇、类固醇)的总称，广泛存在于人体中，是生命细胞的基础代谢必需物质。定期检查血脂非常重要，目前医学上提倡：20岁以上的人应该每2年检查一次血脂；40岁以上的人至少应每一年检查一次血脂；有心脏病家族史、体型肥胖、长期吃糖过多、嗜烟、酗酒、习惯静坐、生活无规律、情绪易激动、精神常处于紧张状态者，尤其是那些已经患有心脑血管疾病（如冠心病、高血压病、糖尿病、脑梗死）及高脂血症的患者，或皮肤有黄色瘤者更应该定期检查血脂。

　　常用的血脂检测项目包括总胆固醇、甘油三酯、低密度脂蛋白胆固醇和高密度脂蛋白胆固醇等。

　　做血脂检测应采集空腹静脉血，采血前2～3天还要尽量少食含脂类食物。

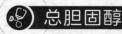 **总胆固醇**

✿ 什么是血清总胆固醇检测？

总胆固醇（TC 或 TC-HOL）包括游离胆固醇，也称胆固醇（Ch）和胆固醇酯（ChE），是脂肪在血液中存在的一种形式。血清总胆固醇检测是测定血清中的总胆固醇含量，检测结果以每升血清中的总胆固醇毫摩尔数（mmol/L）表示。

✿ 血清总胆固醇检测的生物参考区间是多少？

总胆固醇合适水平：＜5.2mmol/L；边缘升高：5.2～6.2mmol/L；升高：≥6.2mmol/L。

✿ 血清总胆固醇检测异常有什么临床意义？

（1）总胆固醇增高

① 胆固醇大于 6.2mmol/L 为高胆固醇血症，是导致冠心病、心肌梗死、动脉粥样硬化的危险因素之一。

② 高胆固醇饮食及患糖尿病、肾病综合征、甲状腺功能减退症并发黏液性水肿时总胆固醇可增高。

③ 肝脏是参加胆固醇合成、脂化、分解、排泄的主要器官，故血清总胆固醇也反映肝脏在类脂质代谢中的功能情况。患肝外阻塞性黄疸，如胆道结石，肝、胆、胰腺肿瘤等时总胆固醇可增高。

（2）总胆固醇降低

① 患严重肝脏疾病，如重症肝炎、暴发性肝衰竭、肝硬化等。

② 患严重营养不良，严重贫血。

③ 甲状腺功能亢进症和肝内阻塞性黄疸。

④ 急性感染，如急性胰腺炎等。

甘油三酯（三酰甘油）

✿ 什么是血清甘油三酯检测？

甘油三酯（TG）是血脂成分之一，广泛分布于体内各组织器官。血清甘油三酯检测是测定血清中的甘油三酯含量，检测结果以每升血清中 TG 的毫摩尔数（mmol/L）表示。

✿ 血清甘油三酯检测的生物参考区间是多少？

甘油三酯合适水平：＜1.7mmol/L；边缘升高：1.7～2.3mmol/L；升高：≥2.3mmol/L。

✿ 血清甘油三酯检测异常有什么临床意义？

血清甘油三酯检测主要用于诊断高脂血症。

① 血清 TG 增高：见于动脉粥样硬化、肥胖症、高脂蛋白血症（Ⅰ型、Ⅳ型、Ⅴ

型)、严重糖尿病、痛风、甲状旁腺功能减退症、胰腺炎、迁延性肝炎、阻塞性黄疸、脂肪肝。此外，长期禁食或高脂肪饮食、大量饮酒、妊娠、口服避孕药，以及更年期妇女采用雌激素替代疗法等也可致 TG 增高。

② 血清 TG 降低：见于肝实质病变、暴发性肝炎、甲状腺功能亢进症、甲状旁腺功能亢进症、肾上腺皮质功能减退症、恶病质、原发性 β-脂蛋白缺乏症等。

高密度脂蛋白胆固醇

❁ 什么是高密度脂蛋白胆固醇检测？

高密度脂蛋白（HDL）是一种抗动脉粥样硬化的脂蛋白，主要由肝脏合成，可将胆固醇从组织、细胞中移除，转运到肝脏进行代谢，并以胆汁形式排出体外。血清高密度脂蛋白胆固醇（HDL-C）检测是测定血清中的 HDL-C 含量，检测结果以每升血清中 HDL-C 的毫摩尔数（mmol/L）表示。

❁ 高密度脂蛋白胆固醇检测的生物参考区间是多少？

HDL-C：$\geqslant 1.0$ mmol/L。

❁ 高密度脂蛋白胆固醇检测异常有什么临床意义？

高密度脂蛋白在限制动脉壁胆固醇的积贮速度和促进胆固醇的清除上起着一定的积极作用。高密度脂蛋白胆固醇（HDL-C）降低是冠心病的先兆，能促进动脉粥样硬化的发展，其血清浓度与心血管疾病的发病率和病变程度呈负相关。

HDL-C 降低见于动脉粥样硬化、脑血管病、冠心病、高脂蛋白血症Ⅰ型和Ⅴ型；重症肝炎、肝硬化；糖尿病、肾病综合征、慢性肾功能不全、尿毒症等。此外，吸烟、肥胖者、严重营养不良以及应激反应后也会发生 HDL-C 降低。

低密度脂蛋白胆固醇

❁ 什么是低密度脂蛋白胆固醇检测？

低密度脂蛋白（LDL）在维持胆固醇代谢平衡中与高密度脂蛋白的作用相反。低密度脂蛋白是把胆固醇从肝脏运送到全身组织，目前被认为是动脉粥样硬化的主要致病因子。血清低密度脂蛋白胆固醇（LDL-C）检测是测定血清中的 LDL-C 含量，检测结果以每升血清中 LDL-C 的毫摩尔数（mmol/L）表示。

❁ 低密度脂蛋白胆固醇检测的生物参考区间是多少？

LDL-C 理想水平：< 2.6 mmol/L；合适水平：< 3.4 mmol/L；边缘升高：$3.4 \sim 4.1$ mmol/L；升高：$\geqslant 4.1$ mmol/L。

❁ 低密度脂蛋白胆固醇检测异常有什么临床意义？

LDL-C 水平会随年龄老化而上升。LDL-C 的增高更能准确反映动脉粥样硬化的危险度，LDL-C 在血中水平越高，患冠心病的危险越大。

① 血清 LDL-C 增高：可见于动脉粥样硬化、冠心病、脑血管疾病等；肝脏疾病；糖尿病、神经性厌食及妊娠等。

② 血清 LDL-C 降低：可见于营养不良、肠吸收不良、慢性贫血、骨髓瘤、严重肝脏疾病等。

载脂蛋白 A-Ⅰ和载脂蛋白 B

❖ 什么是血清载脂蛋白 A-Ⅰ和载脂蛋白 B 检测?

脂蛋白中的蛋白质称为载脂蛋白（Apo），目前发现的载脂蛋白有多种，其中血清载脂蛋白 A-Ⅰ（ApoA-Ⅰ）和血清载脂蛋白 B（ApoB）最有临床价值。血清 ApoA-Ⅰ和血清 ApoB 检测是测定血清中 ApoA-Ⅰ和 ApoB 的含量，检测结果以每升血清中 ApoA-Ⅰ和 ApoB 的克数（g/L）表示。

❖ 血清 ApoA-Ⅰ和血清 ApoB 检测的生物参考区间是多少?

免疫透射比浊法：
① 血清 ApoA-Ⅰ：1.20～1.76g/L。
② 血清 ApoB：0.63～1.14g/L。
③ ApoA-Ⅰ/ApoB：1.0～2.5。

❖ 血清 ApoA-Ⅰ和血清 ApoB 检测异常有什么临床意义?

(1) 血清 ApoA-Ⅰ

血清 ApoA-Ⅰ是高密度脂蛋白的载体成分，故与 HDL-C 有相似的临床意义。其水平降低与冠心病发生呈显著负相关，冠心病患者的血清 ApoA-Ⅰ明显低于健康者，肾病综合征、脑血管病、冠心病、肝实质损害、糖尿病、急慢性肝炎、活动性肝炎、肝硬化、肝外胆道阻塞、长期肾血透析患者及营养不良者 ApoA-Ⅰ会降低；酒精性肝炎、高α-脂蛋白血症可见 ApoA-Ⅰ增高。

(2) 血清 ApoB

血清载脂蛋白 B（ApoB）主要分布在低密度脂蛋白（LDL）和极低密度脂蛋白（VLDL）中，与 LDL-C 有相似的临床意义，而测定 ApoB 比测定 LDL-C 更有意义。血清 LDL-C 增高被认为是动脉粥样硬化的主要危险因素。ApoB 增高见于冠心病、未控制糖尿病、营养不良、活动性肝炎、肝实质损害、Ⅱ型高脂蛋白血症、胆汁淤积、肾病综合征、甲状腺功能减退症等；ApoB 降低见于急性肝炎、肝硬化、甲状腺功能亢进症、长期血液透析患者。

(3) ApoA-Ⅰ/ApoB 比值

该比值降低到 1 以下，可视为冠心病等心血管疾病的危险指标。比单独测定 ApoA-Ⅰ或 ApoB 更有意义。

载脂蛋白 A-Ⅱ

什么是载脂蛋白 A-Ⅱ 检测?

载脂蛋白 A-Ⅱ (ApoA-Ⅱ) 是高密度脂蛋白 (HDL) 中含量占第二位的载体成分。血清载脂蛋白 A-Ⅱ 检测是测定血清中载脂蛋白 A-Ⅱ 的含量,检测结果以每升血清中载脂蛋白 A-Ⅱ 的克数 (g/L) 表示。

血清载脂蛋白 A-Ⅱ 检测的生物参考区间是多少?

速率散射比浊法:血清 ApoA-Ⅱ 为 0.25~0.36g/L。

血清载脂蛋白 A-Ⅱ 检测异常有什么临床意义?

ApoA-Ⅱ 与 ApoA-Ⅰ 相同,都是反映高密度脂蛋白胆固醇 (HDL-C) 水平的指标,ApoA-Ⅱ降低见于Ⅰ型高脂蛋白血症、冠状动脉疾病、急慢性肝炎、肝硬化、阻塞性黄疸。

载脂蛋白 E

什么是载脂蛋白 E 检测?

载脂蛋白 E (ApoE) 主要存在于乳糜微粒 (CM)、极低密度脂蛋白 (VLDL)、低密度脂蛋白 (LDL) 和部分高密度脂蛋白 (HDL) 中。血清 ApoE 检测是检测血清中 ApoE 的含量,检测结果以每升血清中 ApoE 的克数 (g/L) 表示。

血清载脂蛋白 E 检测的生物参考区间是多少?

速率散射比浊法:血清 ApoE 为 0.03~0.06g/L。

血清载脂蛋白 E 检测异常有什么临床意义?

血清 ApoE 的浓度与血浆甘油三酯含量呈正相关,可反映极低密度脂蛋白胆固醇 (VLDL-C) 的水平,在一定程度上影响动脉粥样硬化病变的进程。血清 ApoE 增高见于高脂蛋白血症 (Ⅰ型、Ⅲ型、Ⅳ型、Ⅴ型)、阻塞性黄疸、急性肝炎、糖尿病。

脂蛋白(a)

什么是血清脂蛋白(a) 检测?

脂蛋白 (a) [Lp(a)] 是一种结构复杂的载脂蛋白。血清 Lp(a) 检测是测定血清中 Lp(a) 的含量,检测结果以每升血清中的 Lp(a) 克数 (g/L) 表示。

血清脂蛋白(a) 检测的生物参考区间是多少?

免疫比浊法:0~0.30g/L。

血清脂蛋白(a) 检测异常有什么临床意义?

血清 Lp(a) 连同 ApoB 及 ApoA-Ⅰ 是心脑血管疾病最有价值的危险性预测指标。

Lp(a) 增高是动脉粥样硬化、心脑血管疾病的另一独立危险因素。其浓度高低与胆固醇、甘油三酯、HDL-C、ApoA-Ⅰ 及 ApoB 等不相关，主要由遗传因素决定，且不受饮食、性别和年龄的影响。血清 Lp(a) 水平在急性心肌梗死病例中浓度变化与病程演化关系密切，故对冠心病的转归有预后价值。

① 血清 Lp(a) 增高：见于脑血管疾病、家族性高胆固醇血症、糖尿病、肾病综合征大量蛋白尿时、冠状动脉旁路移植术后再狭窄、大动脉瘤以及某些癌症等。

② 血清 Lp(a) 降低：见于肝脏疾病、嗜酒过度、应用新霉素或烟酸等药物。

小而密低密度脂蛋白

❀ 什么是小而密低密度脂蛋白检测？

通过非变性梯度凝胶扫描，可测定 LDL 主峰颗粒直径，将 LDL 分为两种亚型，分别为大而轻低密度脂蛋白（lLDL）和小而密低密度脂蛋白（sdLDL）。小而密低密度脂蛋白（sdLDL）是低密度脂蛋白中密度大而颗粒半径小的组分。sdLDL 在血浆中的半衰期长，清除缓慢，体积小，对动脉内膜的穿透力更强，且 sdLDL 更容易被氧化而被巨噬细胞摄取形成泡沫细胞，在动脉粥样硬化过程中发挥重要作用。小而密低密度脂蛋白检测是测定血清中 sdLDL 的含量，为定量测定，检测结果以每升血清中的 sdLDL 毫摩尔数（mmol/L）表示。

❀ 小而密低密度脂蛋白检测的生物参考区间是多少？

过氧化物酶法：0.24～1.37mmol/L。

❀ 小而密低密度脂蛋白检测异常有什么临床意义？

① sdLDL 是评价冠心病风险的重要指标：随着 sdLDL 水平的上升，冠心病发病风险随之升高。与传统的血脂检测项目比较，sdLDL 对实现冠心病的早期发现及预防具有重要的临床意义。

② sdLDL 升高增加患脑血管疾病的风险：sdLDL 升高与颈动脉粥样斑块的形成密切相关，粥样斑块可导致颈动脉狭窄，严重时可引起缺血性脑梗死。

③ sdLDL 升高增加患 2 型糖尿病的风险：糖尿病患者体内的 LDL 颗粒以 sdLDL 为主，检测 sdLDL 水平可以精确反映 LDL 颗粒的变化。

❀ 做小而密低密度脂蛋白检测时应注意什么？

还原性药物（如大剂量维生素 C）可导致检测结果假性降低。一定程度的黄疸、溶血、乳糜血会对检测结果造成影响。

血脂亚组分

❀ 什么是血脂亚组分检测？

血脂亚组分检测是利用超速离心方法，将脂蛋白按照密度进行分层，同时检测出血清中总胆固醇（TC）、高密度脂蛋白胆固醇（HDL-C）、低密度脂蛋白胆固醇（LDL-C）、极低密度脂蛋白胆固醇（VLDL-C）、中间密度脂蛋白胆固醇（IDL-C）以及高密度脂蛋白和低密度脂蛋白的亚组分（HDL_2-C，HDL_3-C，$LDL_{4+3+2+1}$-C）、低密度脂蛋白类型（A 型、A/B 型、B 型）、残粒样脂蛋白胆固醇（RLP-C）和低密度脂蛋白颗粒（LDL-P）等项目的检测方法。

❀ 血脂亚组分检测的生物参考区间是多少？

血脂亚组分检测的生物参考区间见表 8-1。

表 8-1 血脂亚组分检测的生物参考区间

序号	简写	中文名	参考区间
1	TC	总胆固醇	合适水平：<5.2mmol/L； 边缘升高：5.2～6.2mmol/L； 升高：≥6.2mmol/L
2	HDL-C	高密度脂蛋白胆固醇	≥1.0mmol/L
3	LDL-C	低密度脂蛋白胆固醇	理想水平：<2.6mmol/L； 合适水平：<3.4mmol/L； 边缘升高：3.4～4.1mmol/L； 升高：≥4.1mmol/L
4	$LDL_{4+3+2+1}$-C	低密度脂蛋白亚型$_{4+3+2+1}$胆固醇	理想水平：<2.59mmol/L； 边缘升高：2.59～3.37mmol/L； 升高：≥3.37mmol/L
5	non-HDL-C	非高密度脂蛋白胆固醇	合适水平：<4.14mmol/L； 边缘升高：4.14～4.92mmol/L； 升高：≥4.92mmol/L
6	IDL-C	中间密度脂蛋白胆固醇	理想水平：<0.52mmol/L； 边缘升高：0.52～0.78mmol/L； 升高：≥0.78mmol/L
7	VLDL-C	极低密度脂蛋白胆固醇	<0.78mmol/L
8	HDL_2-C	高密度脂蛋白 2 胆固醇	>0.26mmol/L
9	HDL_3-C	高密度脂蛋白 3 胆固醇	>0.78mmol/L
10	RLP-C	残粒样脂蛋白胆固醇	<0.78mmol/L
11	$VLDL_3$-C	极低密度脂蛋白 3 胆固醇	合适水平：<0.26mmol/L； 边缘升高：0.26～0.34mmol/L； 升高：≥0.34mmol/L
12	sdLDL-C	小而密低密度脂蛋白胆固醇	男性：0.246～1.393mmo/L； 女性：0.243～1.109mmol/L
13	LDL type	低密度脂蛋白类型（为定性检测，分 A 型、B 型、A/B 型）	A 型
14	LDL-P	低密度脂蛋白颗粒	合适水平：<1000nmol/L； 边缘升高：1000～1400nmol/L； 升高：≥1400nmol/L

❀ 血脂亚组分检测异常有什么临床意义？

血脂亚组分的型别和数量改变与心血管疾病风险和治疗选择密切相关，通过完整地分离血浆脂蛋白颗粒，对内部的胆固醇水平、体积、密度和型别进行综合分析，为心血管疾病的早期筛查、风险评价和治疗选择提供较为全面的血脂检测数据。

医学检验结果导读（修订版）

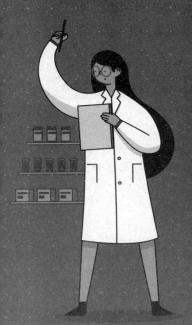

第9章

胰酶代谢相关检测

胰腺是人体中最重要的器官之一。它是一个兼有内、外分泌功能的腺体，其生理作用和病理变化都与生命息息相关。胰腺的外分泌液是胰液，其主要成分是碳酸氢盐和消化酶。消化酶在食物消化过程中特别是对脂肪的消化起着重要的作用。胰酶代谢相关检测对于相关疾病的诊断十分重要。

胰酶代谢相关检测项目主要包括淀粉酶、脂肪酶、尿胰蛋白酶原-2等。

🩺 淀粉酶

❇ 什么是淀粉酶检测?

人体内的淀粉酶（AMY），是将食物中的淀粉水解为麦芽糖的催化酶，存在于胰腺、唾液腺、肝、肾及肌肉等组织中。AMY 检测是检测血清或尿中 AMY 的含量，检测结果以每升血清或尿中的 AMY 单位数（U/L）表示。

血清 AMY 检测需采集静脉血，受检者抽血当天无需空腹。尿 AMY 检测需留取随机尿样。

❇ 淀粉酶检测的生物参考区间是多少?

酶比色法：

① 血清：35～135U/L。

② 尿：0～490U/L。

❇ 淀粉酶检测异常有什么临床意义?

胰腺发生疾病时，胰腺分泌的淀粉酶进入血中而使血中淀粉酶含量升高；又因淀粉酶分子量较小，可被肾小球滤过而出现在尿中，胰腺发生疾病时，尿中淀粉酶含量也会升高。因此，测定血清或尿中的 AMY 可以用于诊断急性胰腺炎。患急性胰腺炎时，通常于发病后 8～12 小时血淀粉酶开始升高，3～5 天后降至正常；尿淀粉酶于发病后 12～24 小时开始升高，3～10 天后恢复正常。淀粉酶升高还可见于慢性胰腺炎、胰腺肿瘤、胰腺外伤、流行性腮腺炎、唾液腺化脓、急性阑尾炎、急性腹膜炎、溃疡病穿孔、肠梗阻、胆石症、胆囊炎。此外，应用阿片类药物，如吗啡、可待因后 AMY 可增高，4 小时达高峰。

淀粉酶降低可见于重症肝炎、肝硬化、肝脓肿、肝癌和酒精中毒、糖尿病、甲状腺功能亢进症、妊娠毒血症及严重烧伤。

🩺 脂肪酶

❇ 什么是血清脂肪酶检测?

脂肪酶（LPS）是分解脂肪的消化酶，主要来自胰腺，胃黏膜和小肠细胞也有少量分泌。血清脂肪酶检测是测定血清中 LPS 的含量，检测结果以每升血清中的单位数（U/L）表示。

血清 LPS 检测需采集静脉血，受检者抽血当天无需空腹。

❇ 血清脂肪酶检测的生物参考区间是多少?

酶法：

成人：<67U/L。儿童：<1 岁，0～8U/L；1～9 岁，5～31U/L；10～18 岁，7～39U/L。

❧ 血清脂肪酶检测异常有什么临床意义?

血清脂肪酶检测主要用于诊断急性胰腺炎,急性胰腺炎出现症状后 24～48 小时血清 LPS 即开始升高,可增高至正常值的 10 倍,一般可持续 10～15 天。

此外,慢性胰腺炎、胰腺癌、胰胆管阻塞、急性胆囊炎、胆道结石或癌、胃或十二指肠穿孔、肠梗阻、肝炎、肝硬化、肝癌等也可发生血清脂肪酶升高。应用吗啡等使胆总管括约肌增强收缩的药物后血清脂肪酶也可升高。

尿胰蛋白酶原-2

❧ 什么是尿胰蛋白酶原-2 检测?

胰蛋白酶原-2 (TSG-2) 是由胰腺生成的胰蛋白酶原 (TSG) 的主要同工酶中的一种,正常情况下在胰腺中浓度较高,仅有很少一部分分泌到机体血液循环中。尿 TSG-2 检测是确定尿中是否存在 TSG-2,为定性测量。

做尿 TSG-2 检测需采集随机新鲜尿液。

❧ 尿胰蛋白酶原-2 检测的生物参考区间是多少?

试带定性法:尿 TSG-2 为阴性。

❧ 尿胰蛋白酶原-2 检测异常有什么临床意义?

患急性胰腺炎时,胰腺中的胰蛋白酶原被激活,TSG-2 大量释放入尿液中,尿 TSG-2 检测结果呈阳性。急性胰腺炎发病后 3 天尿 TSG-2 阳性率最高,一般持续 7～9 天后明显减低,其升高水平与胰腺炎的严重程度一致。与传统的血(尿)淀粉酶检测比较,尿 TSG-2 检测指标能更快捷、更灵敏、更准确地诊断急性胰腺炎。

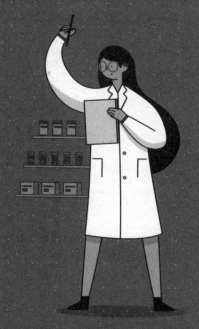

第10章

糖代谢疾病相关检测

　　糖是生命活动中的重要能源，糖代谢异常与许多疾病有密切的关联，如糖尿病、心脑血管疾病和肿瘤等。

　　糖代谢异常相关疾病的检测项目主要包括：血清葡萄糖、葡萄糖耐量试验、胰岛素检测及葡萄糖-胰岛素释放试验、糖化血红蛋白、血清糖化白蛋白、C-肽释放试验等。

血清葡萄糖

什么是血清葡萄糖检测？

血清葡萄糖（GLU 或 BS）就是血糖，血糖是血液中的葡萄糖浓度。血清 GLU 检测是测定血清中葡萄糖的浓度，为定量测定，检测结果以每升（或分升）血清中的毫摩尔（或毫克）数（mmol/L 或 mg/dl）表示。

血清葡萄糖检测需采集空腹静脉血。

血清葡萄糖检测的生物参考区间是多少？

葡萄糖氧化酶法：空腹为 3.90～6.10mmol/L；餐后＜7.8mmol/L。

血清葡萄糖检测异常有什么临床意义？

可以发生血糖增高或降低的情况如下。

（1）血糖增高

① 胰岛功能低下及胰岛素分泌不足的糖尿病。

② 内分泌疾病，如嗜铬细胞瘤、肾上腺皮质功能亢进症（库欣综合征）、腺垂体功能亢进症（肢端肥大症）、甲状腺功能亢进症、巨人症、胰高血糖素瘤等。

③ 中枢性疾病，如颅内压增高、颅内出血、重症脑炎、颅脑外伤等。

④ 妊娠呕吐、脱水、全身麻醉、应用噻嗪类利尿药等均可使血糖轻度增高。

⑤ 餐后 1～2 小时和情绪紧张时。

（2）血糖降低

① 胰岛素分泌过多，如胰岛 B 细胞瘤。

② 降血糖药物用量过多。

③ 垂体前叶功能减退症、肾上腺皮质功能减退症（如艾迪生病）、甲状腺功能减退症。

④ 长期营养不良、重症肝炎、肝癌、糖原贮积症、酒精中毒等或见于饥饿、妊娠、剧烈运动后。

葡萄糖耐量试验

什么是葡萄糖耐量试验？

正常人在给予一定量葡萄糖后，血糖浓度暂时升高，但在 2 小时内血糖恢复到空腹水平，这称为耐糖现象。葡萄糖耐量试验（GTT）是让受检者采集空腹静脉血后，口服 300ml 已经溶解好 75g 葡萄糖（儿童按每千克体重 1.75g 计算用量）的糖水，并在间隔 0.5 小时、1 小时、2 小时、3 小时各测一次血糖和尿糖，以观察血糖变化及有无尿糖出现，判断耐糖状况。

GTT 检测为定量测定，检测结果以每升（或分升）血清中葡萄糖的毫摩尔（或毫克）数（mmol/L 或 mg/dl）表示。

❀ 口服葡萄糖耐量试验生物参考区间是什么？

口服葡萄糖耐量试验结果在以下范围内为糖耐量正常。

① 空腹：3.9～6.7mmol/L。

② 30 分钟：6.1～9.4mmol/L。

③ 60 分钟：6.7～9.4mmol/L。

④ 90 分钟：5.6～7.8mmol/L。

⑤ 120 分钟：3.9～6.7mmol/L。

各次尿糖结果均为阴性。

❀ 口服葡萄糖耐量试验异常有什么临床意义？

口服葡萄糖耐量试验结果可以作为诊断糖尿病标准。以下是用口服葡萄糖耐量试验结果诊断糖尿病的标准。

① 空腹：≥7.8mmol/L。

② 30 分钟：≥11.1mmol/L。

③ 60 分钟：≥11.1mmol/L。

④ 90 分钟：≥11.1mmol/L。

⑤ 120 分钟：≥7.8mmol/L。

空腹血糖在 6.1～7mmol/L，而糖耐量试验中 2 小时血糖正常（低于 7.8mmol/L），可称为空腹血糖受损或空腹血糖异常；空腹血糖低于 7mmol/L，而糖耐量试验中 2 小时血糖在 7.8～11.1mmol/L，称为糖耐量受损或糖耐量减低。

❀ 做葡萄糖耐量试验时应注意什么？

① 受检者试验前需保持正常饮食，试验前 3 天每天进食碳水化合物不可少于 200g；同时需停用胰岛素以及糖皮质激素、噻嗪类利尿药、女性口服避孕药、苯妥英钠等升糖药物；试验前 8 小时禁食，禁烟、酒、咖啡和茶；若口渴时可随意饮水，空腹时间不得超过 16 小时。

② 已明确诊断的糖尿病患者和空腹血糖明显增高的重症患者，不宜做此试验；处于应激状态，如发热、感染、急性心肌梗死的患者及剧烈体力活动和精神紧张者，亦应避免该检测。

血清胰岛素检测及葡萄糖-胰岛素释放试验

❀ 什么是血清胰岛素检测和葡萄糖-胰岛素释放试验？

胰岛素（INS）是胰腺的胰岛 B 细胞分泌的一种激素，是机体内唯一有降血糖作用的激素。

血清 INS 检测是测定血清中 INS 的含量，为定量测定，检测结果以每毫升血清中的微单位数（μU/ml）表示。

葡萄糖-INS 释放试验是在做口服葡萄糖耐量试验的同时，再取一份血样检测空腹和进食后 INS 的含量，观察在高糖刺激下 INS 的释放情况；比较血糖和 INS 两者进食前、后曲线变化的相关性，以及血糖和 INS 高峰到来的时间及峰值。

❀ 血清 INS 检测及葡萄糖-INS 释放试验的生物参考区间是多少？

（1）血清 INS 检测

化学发光法：空腹为 $3.21 \sim 16.32 \mu U/ml$。

（2）葡萄糖-INS 释放试验

化学发光法：

① 空腹：$3.21 \sim 16.32 \mu U/ml$。

② 峰值出现在餐后 $0.5 \sim 1$ 小时，为基础值的 $5 \sim 10$ 倍，3 小时可降至空腹水平。

③ 正常人 INS 曲线与 GTT 曲线的趋势平行。

❀ 血清 INS 检测及葡萄糖-INS 释放试验异常有什么临床意义？

如果各种原因造成了 INS 供应不足或 INS 不能正常发挥生理作用，体内糖、蛋白质及脂肪代谢即会紊乱，糖尿病即会发生。血清 INS 检测和葡萄糖-INS 释放试验对于了解胰岛功能和糖尿病的分型以及胰岛细胞瘤的诊断有重要意义。

① 1 型糖尿病（即胰岛素依赖型糖尿病）的血清 INS 检测和葡萄糖-INS 释放试验会出现异常，INS 释放试验显示 GTT 呈糖尿病曲线，峰时延迟，且峰值小于空腹的 $5 \sim 10$ 倍，或曲线低平，恢复空腹水平的时间延迟。

② 2 型糖尿病（即非胰岛素依赖型糖尿病）的血清 INS 检测和葡萄糖-INS 释放试验会出现异常，空腹血清 INS 正常或略高，释放试验 GTT 呈糖尿病曲线，峰时延迟（$2 \sim 3$ 小时）而峰值增高的倍数降低，恢复空腹水平的时间延迟。

此外，嗜铬细胞瘤、醛固酮增多症、肾上腺功能减退症和营养不良时可出现血清 INS 降低；胰岛 B 细胞瘤血清 INS 呈持续升高，胰岛素治疗过量时，血清 INS 升高而 C-肽检测不升高。

🩺 糖化血红蛋白

❀ 什么是全血糖化血红蛋白检测？

糖化血红蛋白（GHb 或 HbA_1C）由血中的葡萄糖与血红蛋白结合形成。全血糖化血红蛋白检测是测定全血中的 HbA_1C 含量，为定量测定，检测结果以糖化血红蛋白与血红蛋白的百分数（%）表示。

检测全血 HbA_1C 需采集空腹抗凝静脉血。

❀ 糖化血红蛋白检测的生物参考区间是多少？

全血：高效液相色谱法，$4.0\% \sim 6.0\%$。

❀ 糖化血红蛋白检测异常有什么临床意义？

在红细胞的整个生命周期中，HbA_1C 一旦形成即不再解离，故全血 HbA_1C 检测能客观地反映测定前 1~2 个月内的平均血糖水平。糖尿病患者的 HbA$_1$C 升高，故 HbA$_1$C 测定可用于糖尿病（对 1 型糖尿病更有价值）的诊断、疗效观察和用药监测。

此外，其他高血糖患者 HbA$_1$C 可升高；贫血、红血病、红细胞更新率增加等患者的 HbA$_1$C 可降低。

血清糖化白蛋白

什么是血清糖化白蛋白检测？

血清白蛋白半寿期较短，本试验可有效地反映患者过去 2~3 周内平均血糖水平。糖化白蛋白值升高见于糖尿病。本试验不受临时血糖浓度波动的影响，故为临床糖尿病患者的诊断和较长时间血糖控制水平的研究提供了一个很好的指标。

血清糖化白蛋白检测的生物参考区间是多少？

酮胺氧化酶法：11%~16%。

血清糖化白蛋白检测异常有什么临床意义？

血清糖化白蛋白可有效地反映患者过去 2~3 周内平均血糖水平。糖化白蛋白值升高常见于糖尿病。

做血清糖化白蛋白检测时应注意什么？

需空腹，采不抗凝静脉血，分离血清进行测定，避免溶血。

C-肽及 C-肽释放试验

什么是 C-肽释放试验？

C-肽（C-P）是胰岛 B 细胞的分泌产物，它与胰岛素有一个共同的前体——胰岛素原。一个分子的胰岛素原在特殊的作用下，裂解成一个分子的胰岛素和一个分子的 C-肽，因此在理论上 C-肽和胰岛素是等同分泌的。C-肽释放试验是测定空腹及餐后各特定时段血清中的 C-肽含量，以观察 C-肽的水平、峰值水平和峰时。此检测为定量测定，检测结果以每毫升血清中的 C-肽纳克数（ng/ml）表示。

进行 C-肽释放试验需采集空腹静脉血。

C-肽释放试验的生物参考区间是多少？

化学发光法：
① 空腹：0.8~4.2ng/ml。
② 峰值为基础值的 2~3 倍，于 0.5~1 小时出现，3 小时降至正常水平。

C-肽释放试验异常有什么临床意义？

C-肽的生成不受外源性胰岛素及注射胰岛素所产生的抗体的影响，而空腹 INS 或葡萄糖-INS 释放试验会受外源性 INS 及 INS 抗体的影响，所以 C-肽释放试验更能反映胰岛 B 细胞合成与释放胰岛素功能。此外，肝脏可大量摄取胰岛素，而对 C-肽的吸收甚微，因此，同时测定 INS 和 C-肽，可以对胰岛 B 细胞功能和胰岛素的代谢有更全面的了解。

C-肽释放试验适用于经胰岛素治疗过的糖尿病患者调整胰岛素用量，空腹 C-肽结果有助于糖尿病分型和不同类型糖尿病治疗方案的选择。

抗胰岛细胞抗体

❀ 什么是抗胰岛细胞抗体检测?

抗胰岛细胞抗体（ICA）是人体内的一种自身抗体，可以引起胰岛细胞的免疫性损伤而导致糖尿病的发生。血清 ICA 检测是确定血清中是否存在 ICA，为定性检测。

检测血清抗胰岛细胞抗体需采集静脉血（无需空腹）。

❀ 抗胰岛细胞抗体检测的生物参考区间是多少?

IIF 法：ICA 为阴性（效价＜10）。

❀ 抗胰岛细胞抗体检测异常有什么临床意义?

70％的 1 型糖尿病患者血清中可检测到该抗体，甚至在无症状的糖尿病前期 ICA 即可呈阳性，并可持续多年。治疗后，该抗体阳性率可明显下降。临床上血清 ICA 检测用于 1 型糖尿病的早期诊断及糖尿病类型的鉴别。注意，少数正常人 ICA 可呈弱阳性，无临床意义。

抗谷氨酸脱羧酶抗体

❀ 什么是抗谷氨酸脱羧酶抗体试验?

在胰岛 B 细胞中存在的谷氨酸脱羧酶（GAD）是一种自身抗原，其相应抗体为抗谷氨酸脱羧酶抗体（GADA），是 1 型糖尿病最主要的自身抗体。血清抗谷氨酸脱羧酶抗体试验是确定血清中是否存在 GADA，为定性试验。

检测血清抗谷氨酸脱羧酶抗体需采集静脉血（无需空腹）。

❀ 抗谷氨酸脱羧酶抗体试验的生物参考区间是多少?

IIF 法：GADA 为阴性（效价＜10）。

❀ 抗谷氨酸脱羧酶抗体试验异常有什么临床意义?

GADA 可以攻击分泌胰岛素的细胞，造成胰岛细胞的免疫损伤，导致胰岛素分泌水平下降而发生糖尿病。血清 GADA 适用于检测成年人迟发性自身免疫性糖尿病（LADA）（属 1 型糖尿病）。1 型糖尿病患者中 GADA 阳性率约为 14％，而 GADA 阳性者在 5 年内 1 型糖尿病的发病率可高达 68％。

抗胰岛素自身抗体

什么是抗胰岛素自身抗体试验？

抗胰岛素自身抗体（IAA）是 1 型糖尿病患者体内存在的针对胰岛素的特异抗体，一般为 IgG 型。抗胰岛素自身抗体试验是确定血清中是否存在 IAA，为定性试验。

检测血清抗胰岛素自身抗体需采集静脉血（无需空腹）。

抗胰岛素自身抗体试验的生物参考区间是多少？

ELISA 法：IAA 为阴性。

抗胰岛素自身抗体试验异常有什么临床意义？

IAA 可与人体内的胰岛素结合，胰岛素因此而失去生物活性，导致患者出现高血糖而发生糖尿病。1 型糖尿病初发患者血清中 IAA 阳性率为 $10\%\sim18\%$。用外源性胰岛素治疗，尤其是用动物胰岛素治疗 3 个月以上的糖尿病患者 IAA 阳性率为 $60\%\sim80\%$。该抗体检测 IAA 可用于辅助诊断 1 型糖尿病，因为 1 型糖尿病患者可在无临床症状的极早期即检测出该抗体。

β-羟丁酸

什么是血清 β-羟丁酸检测？

β-羟丁酸（β-HB）为血中酮体之一，约占酮体总量的 70%，来自肝内脂肪酸分解代谢。血清 β-羟丁酸检测是测定血清中 β-HB 的含量，为定量测定，检测结果以每升血清中 β-HB 的毫摩尔数（mmol/L）表示。

检测 β-羟丁酸需采集空腹静脉血。

血清 β-羟丁酸检测的生物参考区间是多少？

酶法：β-HB 为 $0.031\sim0.263$mmol/L。

血清 β-羟丁酸检测异常有什么临床意义？

在饥饿、糖尿病等情况下，体内脂肪动员增加，酮体产生的速度超过肝外组织的利用，致血中酮体堆积形成酮血症，发生酮症酸中毒，此时，过多的酮体也会从尿中排出而形成酮尿。β-HB 增高见于重症糖尿病酮症酸中毒、酒精性酮症酸中毒、长期禁食、饥饿、妊娠毒血症等，可作为这些疾病诊断和监护的指标，也有助于低血糖的诊断。

乳 酸

什么是乳酸检测？

乳酸（LAC）是体内无氧糖酵解的最终产物，由肝脏代谢。LAC 检测是测定全血或血浆中乳酸的含量，为定量测定，检测结果以每升全血或血浆中乳酸的毫摩尔数（mmol/L）表示。

❀ 血清乳酸检测的生物参考区间是多少？

① 静脉全血 LAC：0.5～1.7mmol/L。

② 动脉全血 LAC：0.36～1.25mmol/L。

③ 静脉血浆 LAC（氟化钠抗凝）：0.5～1.3mmol/L。

④ 动脉血浆 LAC：0.5～1.6mmol/L。

❀ 血清乳酸检测异常有什么临床意义？

乳酸的增加主要是血氧缺乏和糖酵解速度增加所致。骨骼肌、肝脏、脑和红细胞等组织、细胞内的乳酸增加时，乳酸会从组织、细胞扩散到血液中。

乳酸（LAC）病理性增高见于重症糖尿病，特别是 2 型糖尿病服用苯乙双胍（降糖灵）等双胍类降糖药物后。此外，组织严重缺氧，如休克、酸中毒、心功能不全、一氧化碳中毒等；慢性肝病、肝硬化、肝功能衰竭、严重贫血和白血病、尿毒症等；甲醇、乙醇或水杨酸等药物中毒；维生素 B_1 缺乏症等。剧烈运动后以及妊娠、哺乳期妇女可见生理性血清乳酸（LAC）增高，无临床意义。

❀ 做乳酸检测时应该注意什么？

检测乳酸（LAC）需在清晨休息 2 小时后采集空腹静脉血或动脉血，静脉采血时应避免握拳，尽量不用止血带。

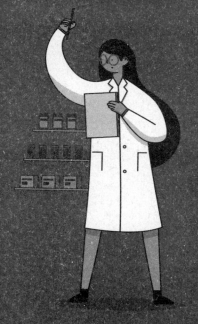

第11章

电解质检测

　　电解质是水溶液中或熔融状态下能够导电的物质，人机体内存在的主要电解质有：钠 (Na^+)、钾 (K^+)、氯 (Cl^-)、钙 (Ca^{2+})、镁 (Mg^{2+})、碳酸氢盐 (HCO_4^{3-})、磷酸盐 (PO_4^{3-})、硫酸盐 (SO_4^{2-})。

　　水和电解质广泛分布在人体细胞内外，参与体内许多重要的功能和代谢活动。水、电解质代谢紊乱在临床上十分常见，如脱水、水肿、水中毒、低钠血症、高钠血症、低钾血症和高钾血症等病症。水、电解质代谢紊乱如得不到及时纠正，可使全身各器官系统，特别是心血管系统、神经系统的生理功能和机体的物质代谢发生相应的障碍，严重时常可导致死亡。因此临床上，电解质检测极为重要。

　　电解质检测一般需采集空腹静脉血。

钙

什么是血清钙检测?

钙（Ca）是人体内含量最多的阳离子。人体每日钙需要量约1g，99％以上的钙以钙盐形式贮存于骨骼和牙齿中，血液中的钙含量不及总钙量的1％，以游离和结合（主要与白蛋白）两种形式存在。血清钙检测是测定血清中钙的含量，为定量测定，检测结果以每升血清中钙的毫摩尔数（mmol/L）表示。

血清钙检测的生物参考区间是多少?

偶氮肿Ⅲ法：成人血清钙（Ca）为2.2～2.7mmol/L；儿童血清钙（Ca）为2.5～3.0mmol/L。

血清钙检测异常有什么临床意义?

① 血清钙增高：见于甲状旁腺功能亢进症、充血性心力衰竭、大量服用维生素D、骨肿瘤、乳腺癌、肺癌、肝癌、肾癌、结节病引起肠道过量吸收钙等。

② 血清钙降低：见于婴儿因严重的营养不良、腹泻、缺乏维生素D等引起低血钙发生的手足搐搦症，大量输入枸橼酸盐抗凝血引起低血钙的手足搐搦；甲状腺手术摘除时伤及甲状旁腺而引起甲状旁腺功能减退症时，血清钙也可下降到1.25～1.50mmol/L；慢性肾炎、尿毒症时，由于肾小管中维生素D_3、1α-羟化酶不足，活性维生素D_3缺乏，血清总钙也会下降。

 磷

什么是血清磷检测?

人体每日磷（P）的需要量约1.2g。87％的磷以磷酸钙形式贮存于骨骼中，其余大部分是核酸及磷脂的构成成分，仅小部分存在于体液中，参与体内糖类、脂类及蛋白质的代谢。血清磷检测是测定血清中的磷含量，为定量测定，检测结果以每升血清中磷的毫摩尔数（mmol/L）表示。

血清磷检测的生物参考区间是多少?

钼酸铵紫外法：成人血清磷（P）为0.85～1.51mmol/L；儿童血清磷（P）为1.45～2.10mmol/L。

血清磷检测异常有什么临床意义?

① 血清磷增高：见于甲状旁腺功能减退症、维生素D过量、肾功能不全、多发性骨髓瘤及骨折愈合时。

② 血清磷降低：见于甲状旁腺功能亢进症、佝偻病或软骨病、长期腹泻、吸收不良、糖尿病、肾小管变性病变等以及大量注射葡萄糖时。

铁

🍀 什么是血清铁检测?

铁（Fe）是人体内含量最丰富的微量元素，成人体内铁总量 3～5g，其中 2/3 有生理活性，1/3 为贮存铁。血清铁检测是测定血清中铁的含量，为定量测定，检测结果以每升血清中铁的微摩尔数（μmol/L）表示。

🍀 血清铁检测的生物参考区间是多少?

Ferene 法：成年男性血清铁（Fe）为 10.6～36.7μmol/L；成年女性血清铁（Fe）为 7.8～32.2μmol/L；儿童血清铁（Fe）为 9.0～32.2μmol/L。

🍀 血清铁检测异常有什么临床意义?

① 血清铁增高：见于红细胞破坏过多和红细胞再生或成熟障碍引起的贫血，如溶血性贫血、巨幼细胞贫血、再生障碍性贫血等；铁的利用率减低引起的贫血，如铅中毒及维生素 B_6 缺乏引起的贫血。此外，铁释放增加，如急性病毒性肝炎、暴发性肝衰竭时，从受损的肝细胞内释放出贮存铁；铁吸收率增加，如含铁血黄素沉着症、反复输血过量以及急性铁中毒等，血清铁也可增高。

② 血清铁降低：见于体内铁总量不足，如由于营养不良、胃肠道疾病或体内铁的丢失增加，如出血性贫血、慢性胃肠道和泌尿生殖道出血等引起缺铁性贫血；体内铁的释放量减少，如急性或慢性感染、尿毒症、恶性肿瘤、恶病质等引起的贫血等。此外，体内铁生理需要量增加，如孕妇、乳母、生长期婴幼儿等，常有血清铁降低的倾向。

镁

🍀 什么是血清镁检测?

镁（Mg）是细胞内液中含量占第 2 位的阳离子。成年人体内含镁 20～30g，其中约 2/3 分布在骨组织，其余分布于肌肉及其他软组织中，血液中镁含量甚少。血清镁检测是测定血清中镁的含量，为定量测定，检测结果以每升血清中镁的毫摩尔数（mmol/L）表示。

🍀 血清镁检测的生物参考区间是多少?

二甲苯胺蓝终点法：成人血清镁（Mg）为 0.75～1.02mmol/L；儿童血清镁（Mg）为 0.50～0.90mmol/L。

🍀 血清镁检测异常有什么临床意义?

① 血清镁增高：见于急性或慢性肾功能衰竭出现少尿或无尿时、甲状腺功能减退症或甲状旁腺功能减退症、艾迪生病、未治疗前的糖尿病酮症酸中毒、多发性骨髓瘤、严重脱水症等。

② 血清镁降低：见于镁摄入不足，如长期禁食、吸收不良、慢性腹泻、呕吐等；镁丢失过多，如慢性肾炎多尿期、长期应用强利尿药或大剂量维生素 D 治疗后，镁由尿液丢失；甲状旁腺功能异常，如甲状旁腺功能亢进症或甲状旁腺功能减退症均可能导致血镁降低。此外，酒精中毒、糖尿病酮症酸中毒、原发性醛固酮增多症、肝硬化晚期以及长期使用皮质激素治疗后等。

钾

什么是血清钾检测？

正常人体内钾（K）的总量约 160g，其中 98％分布于细胞内，是细胞内液的主要阳离子，血液中钾（K^+）含量较少。血清钾检测是测定血清中钾的含量，为定量测定，结果以每升血清中钾的毫摩尔数（mmol/L）表示。

血清钾检测的生物参考区间是多少？

离子选择性电极（间接）法：血清钾（K）为 3.50～5.30mmol/L。

血清钾检测异常有什么临床意义？

① 血清钾降低：见于肾上腺皮质功能亢进症、长期使用肾上腺皮质激素、醛固酮增多症；严重呕吐、腹泻，不能进食而又未能及时足量补充钾；长期使用利尿药等造成钾丢失过多时；静脉输入大量葡萄糖及胰岛素；家族性周期性麻痹发作期；碱中毒时等。

② 血清钾增高：见于慢性肾上腺皮质功能减退症、肾动脉狭窄性高血压、心力衰竭、休克、缺氧、尿毒症等所致尿少、尿闭等肾功能受损以及重度溶血反应、挤压综合征、大面积烧伤、补钾过多等。

钠

什么是血清钠检测？

正常成人体内含钠（Na）约 90g，是维持体内渗透压与酸碱平衡的重要物质之一。人体每日氯化钠（食盐）的需要量，婴儿为 1g，儿童约为 3g，成人约为 6g。血清钠检测是测定血清中钠的含量，为定量测定，检测结果以每升血清中钠的毫摩尔数（mmol/L）表示。

血清钠检测的生物参考区间是多少？

离子选择性电极（间接）法：血清钠（Na）为 137～147mmol/L。

血清钠检测异常有什么临床意义？

① 血清钠浓度低于 135mmol/L 时为低钠血症。重症急性胃肠炎、上部肠道梗阻或幽门痉挛引起的呕吐及腹泻、大量抽放腹水、过多出汗等均可引起钠丢失过多，发生血

清钠降低；尿毒症、糖尿病酮症酸中毒、大叶性肺炎、不适当地应用利尿药与低盐饮食、慢性肾上腺功能减退症、肾病综合征、尿崩症等也可引起血清钠降低。

② 当血清钠超过 155mmol/L 时为高钠血症。肾上腺皮质功能亢进症（如库欣综合征）、原发性醛固酮增多症可出现血清钠升高；严重脱水以及中枢性尿崩症时尿量大增而供水不足，血钠会升高。

 氯

❀ 什么是血清氯检测？

人体内含氯（Cl）约 100g，是细胞外液的主要阴离子，多与钠离子结合成氯化钠，少部分与氢结合成盐酸。血清氯检测是测定血清中氯的含量，为定量测定，检测结果以每升血清中氯的毫摩尔数（mmol/L）表示。

❀ 血清氯检测的生物参考区间是多少？

离子选择性电极（间接）法：血清氯（Cl）为 99～110mmol/L。

❀ 血清氯检测异常有什么临床意义？

① 氯化钠的异常丢失或摄取减少可引起血清氯降低，多见于严重呕吐、腹泻以及胰液、胆汁等消化道液体大量丢失时；多尿症、糖尿病以及慢性肾上腺皮质功能减退症等。

② 尿路梗阻、肾炎少尿、心力衰竭伴水肿等导致氯化物排出减少；摄入氯化物过多，特别是肾功能不良时，以及呼吸性碱中毒等可以发生血清氯增高。

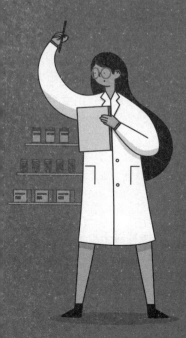

第12章

心脏疾病相关检测

　　心脏是人体重要器官。心脏疾病相关检测对心脏病的诊断具有重要意义。

　　心脏疾病相关检测主要包括血清中的肌酸激酶、肌酸激酶同工酶、肌钙蛋白I、肌红蛋白、乳酸脱氢酶、α-羟丁酸脱氢酶、脂蛋白（a）检测（参见第8章）等。

　　做血清肌酸激酶、肌酸激酶同工酶、α-羟丁酸脱氢酶检测时需采集静脉血，受检者无须空腹；做血清肌钙蛋白I、乳酸脱氢酶、脂蛋白（a）检测时需采集空腹静脉血。

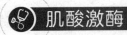 **肌酸激酶**

什么是血清肌酸激酶检测?

肌酸激酶(CK)主要存在于骨骼肌、脑和心肌组织中。血清肌酸激酶检测是测定血清中的 CK 含量,为定量测定,检测结果以每升血清中 CK 的单位数(U/L)来表示。

血清肌酸激酶检测的生物参考区间是多少?

酶连续监测法:20~79 岁的男性为 50~310U/L;20~79 岁的女性为 40~200U/L。不同年龄组有其各自的生物参考区间。

血清肌酸激酶检测异常有什么临床意义?

血清 CK 是心肌和骨骼肌疾病诊断中最特异和最敏感的指标。

血清 CK 主要用于急性心肌梗死的早期诊断,急性心肌梗死发作 2~4 小时血清 CK 开始上升,12~48 小时达高峰,2~4 天可恢复正常,其增高程度与心肌受损程度基本一致。经心肌梗死溶栓治疗使梗死的血管恢复血流后,CK 达高峰时间提前,故动态检测 CK 变化有助于病情观察和预后估计。血清 CK 对心肌缺血和心内膜下心肌梗死的诊断,比其他酶灵敏度高。

此外,血清 CK 水平增高可见于各种肌肉疾病,如进行性肌营养不良发作期、病毒性心肌炎、多发性肌炎、严重肌肉损伤(如挤压综合征)或手术后;脑血管疾病、急性脑外伤、酒精中毒、全身性惊厥、癫痫发作时;甲状腺功能减退症出现黏液性水肿和脑梗死时。

肌酸激酶同工酶 CK-MB

什么是血清肌酸激酶同工酶 CK-MB 检测?

肌酸激酶同工酶有三种,即 CK-MB、CK-BB 和 CK-MM。其中 CK-BB 主要存在于大脑、肾、前列腺及子宫组织;CK-MM 主要存在于骨骼肌、心肌;而 CK-MB 则主要存在于心肌。血清 CK-MB 检测是测定血清中 CK-MB 的含量,为定量测定,检测结果以每毫升血清中 CK-MB 的纳克数(ng/ml)表示。

血清肌酸激酶同工酶 CK-MB 检测的生物参考区间是多少?

微粒子化学发光法(质量法):血清 CK-MB<6.3ng/ml。

血清肌酸激酶同工酶 CK-MB 检测异常有什么临床意义?

血清肌酸激酶(CK)是诊断心肌梗死的一个极其灵敏的指标,但其对于心肌损害诊断的特异性不如 CK-MB。临床及时测定 CK-MB 诊断心肌梗死的灵敏度几近 100%,对心肌梗死的早期诊断很有价值。急性心肌梗死发作出现胸痛后 3 小时左右 CK-MB 即开始增高,16~24 小时达最高峰,72 小时后恢复正常,通常早达峰值者比晚达峰值者预后好。

肌钙蛋白 I

❀ 什么是血清肌钙蛋白 I 检测？

肌钙蛋白 I（cTnI 或 CTI）是一种能够使心肌肌肉松弛的蛋白。血清 cTnI 检测是测定血清中肌钙蛋白 I 的含量，为定量测定，检测结果以每毫升血清中 cTnI 的纳克数（ng/ml）表示。

❀ 血清肌钙蛋白 I 检测的生物参考区间是多少？

微粒子化学发光法：血清 cTnI<0.04ng/ml。

❀ 血清肌钙蛋白 I 检测异常有什么临床意义？

心肌受损时，cTnI 便被释放入血液，因此测定血清中 cTnI 的浓度可灵敏地反映心肌受损的严重程度。

① 血清 cTnI 对诊断心肌梗死很有价值。通常发生急性心肌梗死时血清 cTnI>0.50ng/ml。急性发病 3～6 小时血清 cTnI 升高，14～20 小时达高峰，5～7 日恢复正常。

② 血清 cTnI>0.04ng/ml 时，提示有心肌损伤。

③ 不稳定型心绞痛时血清 cTnI 升高，提示有小范围心肌梗死的可能。

肌红蛋白

❀ 什么是血清肌红蛋白检测？

人体心肌、骨骼肌内含有大量的肌红蛋白（Mb），正常人的血液中很少。血清 Mb 检测是测定血清中 Mb 的含量，为定量测定，检测结果以每毫升血清中 Mb 的纳克数（ng/ml）表示。

❀ 血清肌红蛋白检测的生物参考区间是多少？

微粒子化学发光法：男性为 17.4～105.7ng/ml，女性为 14.3～65.8ng/ml。

❀ 血清肌红蛋白检测异常有什么临床意义？

① 当心肌或骨骼肌有损伤时，肌红蛋白便释放入血液，血中肌红蛋白明显增高，因此，血清 Mb 是诊断急性心肌梗死的早期指标。心肌梗死发作后血清 Mb 在 1～3 小时开始升高，4～12 小时达高峰，可达正常人的 5～7 倍，48 小时恢复至正常。Mb 升高的幅度和持续时间均与梗死面积相关。若胸痛发作 6～12 小时血清 Mb 仍不升高，可排除急性心肌梗死。

② 患假性肥大型肌病、急性皮肌炎、多发性肌炎、急性肌肉损伤等血清 Mb 会升高。

③ 急、慢性肾功能衰竭等也可造成血液中 Mb 升高。

❖ 做血清肌红蛋白检测时应注意什么？

血清 Mb 水平上、下午有一定差别，晨 9 点最高，午后 6～12 点最低，因此连续观察 Mb 变化时需定时采血。

乳酸脱氢酶

❖ 什么是血清乳酸脱氢酶检测？

乳酸脱氢酶（LD 或 LDH）几乎存在于人体的各种组织中，以心肌、骨骼肌、肾脏、肝脏中含量最丰富。血清 LD 检测是测定血清中的 LD 含量，为定量测定，检测结果以每升血清中 LD 的单位数（U/L）表示。

❖ 血清乳酸脱氢酶检测的生物参考区间是多少？

酶连续检测法：20～79 岁为 120～250U/L。不同年龄组有其各自的生物参考区间。

❖ 血清乳酸脱氢酶检测异常有什么临床意义？

LD 测定常用于诊断心肌梗死、肝病和某些恶性肿瘤，但其特异性差。

① 心肌梗死发生后 9～20 小时血清 LD 开始上升，36～60 小时达最高峰，6～10 天恢复正常（比 AST、CK 持续时间长）。

② 肝脏疾病（如急性肝炎、慢性活动性肝炎、肝癌、肝硬化、阻塞性黄疸等），血液病（如白血病、贫血、恶性淋巴瘤等），骨骼肌损伤、进行性肌萎缩、肺梗死等，肾脏疾病（如肾小管坏死或肾盂肾炎、肾梗死等），血清 LD 皆可上升。

③ 此外，剧烈运动、妊娠时血清 LD 也可上升。

α-羟丁酸脱氢酶

❖ 什么是血清 α-羟丁酸脱氢酶检测？

α-羟丁酸脱氢酶（α-HBDH）主要存在于心肌，在心肌受损时释放入血。血清 α-HBDH 检测是测定血清中 α-HBDH 的含量，为定量测定，检测结果以每升血清中 α-HBDH 的单位数（U/L）表示。

❖ 血清 α-HBDH 检测的生物参考区间是多少？

酶连续监测法：成人为 72～182U/L。不同年龄组有其各自的生物参考区间。

❖ 血清 α-HBDH 检测异常有什么临床意义？

患急性心肌梗死时血清 α-HBDH 活性显著升高，可持续 2 周或更长时间，较 AST、LDH、CK 持续时间都长，所以血清 α-HBDH 是诊断心肌梗死的重要指标。此外，患心肌炎、肌营养不良、叶酸及维生素 B_{12} 缺乏、恶性贫血、溶血性贫血、肾梗死等疾病时 α-HBDH 也增高，而心包炎、胆囊炎则不引起此酶升高。血清 α-HBDH 可用作肝和心脏疾病的鉴别诊断指标，因为患心脏疾病时血清 α-HBDH 升高较肝病明显。

血浆儿茶酚胺检测

什么是血浆儿茶酚胺检测?

儿茶酚胺（CA）是一种含有儿茶酚和胺基的神经类物质，是重要的肾上腺素受体激动剂。儿茶酚胺包括去甲肾上腺素（NA）、肾上腺素（Adr）和多巴胺（DA）。

血浆儿茶酚胺检测的生物参考区间是多少?

去甲肾上腺素：1～120ng/ml；肾上腺素：0～15ng/ml；多巴胺：0～200ng/ml。

血浆儿茶酚胺检测异常有什么临床意义?

血浆中儿茶酚胺水平的异常变化可能提示两个方面问题，分别是肾上腺髓质瘤和心血管系统异常。儿茶酚胺含量超标会引发高血压和心肌梗死，含量过低则通常导致低血压。儿茶酚胺含量水平的不同与心脏猝死、冠心病和心脏不充血等也有潜在联系。同时，儿茶酚胺可引起肾素、胰岛素和胰高血糖素、甲状腺激素、降钙素等多种激素分泌的变化，且对细胞外液容量和构成及水、电解质的代谢有重要的调节作用。

高血压三项检测

什么是高血压三项检测?

高血压三项包括肾素活性（PRA）、血管紧张素和醛固酮，肾素-血管紧张素-醛固酮系统（RAAS）由一系列激素及相应的酶组成，通过对血容量和外周阻力的控制，调节人体血压、水和电解质平衡，来维持机体内环境恒定。肾素是由肾脏近球体分泌的一种羧基蛋白水解酶，它作用于血管紧张素原产生血管紧张素Ⅰ（AⅠ），AⅠ在转化酶的作用下形成AⅡ。AⅡ是目前已知体内的最强升压物之一。检测血浆中PRA和AⅡ浓度已成为肾性高血压、内分泌型高血压的诊断所必需，也是高肾素低血容量型高血压、低肾素高血容量型高血压、正常肾素正常血容量型高血压分类的依据。醛固酮（ALD）是肾上腺皮质球状带合成和分泌的类固醇激素，它是一个非常强的电解质排泄的调节因子，临床上与很多疾病有关。

采血特殊要求：肾素及血管紧张素Ⅱ水平受到循环血量、血钠浓度及活动的影响，采血检查的形式与时间均与醛固酮相同，采血前3天应适当减少钠盐的摄入。β受体阻滞药、血管扩张药、利尿药及甾体激素、甘草等影响体内肾素水平，应在停药后2周测PRA。利血平等代谢慢的药物应在停药后3周测定。不适停药的患者应改服胍乙啶等影响PRA较小的降压药。

立位及运动均可刺激肾脏交感神经系统，促使肾素、血管紧张素Ⅱ、醛固酮分泌增加；排钠利尿药使血容量降低，也可促进肾素、血管紧张素Ⅱ及醛固酮分泌增加。故测定时要注意采血方式，卧位、立位分别采血。卧位是清晨起床空腹或空腹平卧2小时，可在6:00～8:00抽取基础态血标本，然后给药或直接活动，保持立位2小时（可以走动），即坐取激发态血标本。

🍀 肾素活性、血管紧张素Ⅱ和醛固酮的生物参考区间是多少？

化学发光法：

（1）PRA

卧位：0.15～2.33ng/（ml·h）；立位：0.1～6.56ng/（ml·h）。

（2）AⅡ

卧位：25～60pg/ml；立位：50～120pg/ml。

（3）ALD

卧位：30～160pg/ml；立位：70～300pg/ml。

🍀 高血压三项检测异常有什么临床意义？

高血压三项检测是原发性和继发性高血压分型诊断、治疗及研究的重要指标。肾素活性（PRA）和血管紧张素Ⅱ（AⅡ）可用于肾性高血压和原发性醛固酮增多症的鉴别诊断，前者基础值增高，对立位、低钠和呋塞米的激发反应正常，后者基础值常低下，特别是激发反应低下。急性肾功能衰竭患者血浆肾素活性明显升高，血液透析后随病情改善而恢复正常。

（1）醛固酮增高

① 生理情况下：低盐饮食、大量钠离子丢失、钾摄入过多可致醛固酮分泌增加；妇女月经的黄体期、妊娠后期可见醛固酮增高；体位改变，立位时升高，卧位时降低，故测定醛固酮时要固定采血方式。

② 原发性醛固酮增多症，如肾上腺醛固酮瘤、双侧肾上腺皮质增生、分泌醛固酮的异位肿瘤等。由于醛固酮分泌增加，导致水、钠潴留，血容量增加，临床表现为高血压和低血钾综合征。

③ 继发性醛固酮增多症，见于充血性心力衰竭、肾病综合征、腹水性肝硬化、Bartter综合征、肾血管性高血压、肾素瘤和利尿药使用等。其特点是血浆肾素活性升高，血管紧张素和醛固酮分泌增多，临床表现为水肿、高血压和低血钾等。

④ 长期口服避孕药、雌激素类药物，可促进醛固酮分泌。

（2）醛固酮降低

① 肾上腺皮质功能减退症，如艾迪生病。

② 服用某些药物，如普萘洛尔（心得安）、甲基多巴、利血平、可乐定、甘草和肝素等以及过多输入盐水等情况可抑制醛固酮分泌。

③ 选择性醛固酮减少症、先天性原发性醛固酮减少症。

🩺 血清超敏C反应蛋白

🍀 什么是血清超敏C反应蛋白检测？

超敏C反应蛋白（hs-CRP）是血浆中的一种C反应蛋白，又称为高敏C反应蛋白。

C 反应蛋白是由肝脏合成的一种全身性炎症反应急性期的非特异性标志物，是心血管事件危险最强有力的预测因子之一。hs-CRP 是临床实验室采用了超敏感检测技术，能准确地检测低浓度 C 反应蛋白，提高了试验的灵敏度和准确度，是区分低水平炎症状态的灵敏指标。血清 hs-CRP 水平与动脉粥样硬化及急性脑梗死（ACI）的发生、严重程度及预后密切相关。

❀ 血清超敏 C 反应蛋白检测的生物参考区间是多少？

颗粒增强免疫比浊法：≤3.0mg/L。

❀ 血清超敏 C 反应蛋白检测异常有什么临床意义？

hs-CRP 参与了血栓形成和动脉硬化的病理过程，是脑卒中的危险因素之一。增高时可以和其他指标一起评价冠心病以及外周血管疾病的患病风险，而且对于心肌梗死的预后好坏有重要意义。另有文献报道 hs-CRP 含量与梗死面积、神经功能缺损程度相关，是评估脑梗死患者病变程度的指标之一。

❀ 做血清超敏 C 反应蛋白检测时应注意什么？

需空腹，采不抗凝静脉血，分离血清进行测定，避免溶血。

总同型半胱氨酸

❀ 什么是总同型半胱氨酸检测？

总同型半胱氨酸（Hcy）是蛋氨酸代谢过程中的一些中间产物，均属含硫氨基酸。它是同型半胱氨酸、同型胱氨酸与同型半胱氨酸-半胱氨酸复合物的总称，通常就称其为同型半胱氨酸。血浆 Hcy 检测是测定血浆中 Hcy 的含量，检测结果以每升血浆中 Hcy 的微摩尔数（μmol/L）表示。

❀ 血浆总同型半胱氨酸检测的生物参考区间是多少？

酶法：0～59 岁，0～15μmol/L；60～99 岁，0～20μmol/L；100～150 岁，0～27μmol/L。

❀ 血浆总同型半胱氨酸检测异常有什么临床意义？

高浓度同型半胱氨酸血症是动脉粥样硬化的独立危险因素，与脑梗死发生率及严重程度成正比。高同型半胱氨酸血症还与胎儿神经管畸形、孕妇先兆子痫、帕金森病、阿尔茨海默病（老年痴呆症）、慢性肾功能衰竭等多种疾病有关。

N 端-B 型钠尿肽前体和 B 型钠尿肽

❀ 什么是血清 N 端-B 型钠尿肽前体和 B 型钠尿肽检测？

血清 N 端-B 型钠尿肽前体（NT-proBNP）、B 型钠尿肽（BNP）同属钠尿肽家族。心肌细胞受到刺激后，产生 134 个氨基酸的前 B 型钠尿肽前体，随后形成 108 个氨基酸的 B 型钠尿肽前体，后者在内切酶的作用下裂解为含有 76 个氨基酸、无生物学活性的 NT-proBNP 和含有 32 个氨基酸、有生物学活性的 BNP。血清 NT-proBNP、BNP 检测是测定血清中 NT-proBNP 或 BNP 的含量，为定量检测。

✿ 血清 N 端-B 型钠尿肽前体和 B 型钠尿肽检测的生物参考区间是多少？

血清 NT-proBNP：＜125pg/ml（＜75 岁）；＜450pg/ml（≥75 岁）。

血清 BNP：＜100pg/ml。

✿ 血清 N 端-B 型钠尿肽前体和 B 型钠尿肽检测异常有什么临床意义？

① NT-proBNP：NT-proBNP 主要由肾小球滤过，因此在血液中的浓度受肾功能影响较大，体内半衰期长，体外稳定性强。NT-proBNP 升高主要见于急慢性心力衰竭、冠心病、慢性肾病等疾病。可用于心力衰竭的诊断、预后和疗效评估，心源性和肺源性呼吸困难的鉴别以及高危人群的筛查。

② BNP：BNP 在体内半衰期短，但血中 BNP 代谢途径不受肾脏影响，BNP 浓度升高能反映心力衰竭时心室压力升高和容积增加，是评价心室超负荷较为敏感和特异的指标，可用于心力衰竭的诊断、呼吸困难的鉴别诊断、监测心力衰竭治疗效果以及高危人群的筛查。

第13章

贫血
相关检测

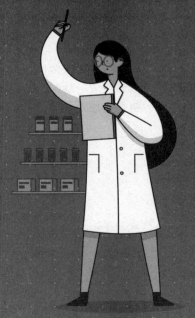

　　贫血是指全身循环血液中红细胞总量减少至正常值以下。对于贫血的诊断，血常规检测中的红细胞计数、血红蛋白、血细胞比容是最基本的检测项目(参见第2章)，此外，血清铁蛋白、血清叶酸、维生素B_{12}等对贫血的诊断也很有价值。血清铁蛋白、血清叶酸、维生素B_{12}检测均需采集空腹静脉血。

血清铁蛋白

什么是血清铁蛋白检测?

铁蛋白（SF）是在肝脏合成的一种棕色的含铁蛋白，可以结合铁和贮备铁维持体内铁的供应和血红蛋白的相对稳定。血清铁蛋白检测是测定血清中 SF 的含量，为定量测定，检测结果以每毫升血清中 SF 的纳克数（ng/ml）或每升血清中 SF 的微克数（μg/L）表示。

血清铁蛋白检测的生物参考区间是多少?

（1）放射免疫法和酶联免疫法

① 男性血清 SF：15～200μg/L。

② 女性血清 SF：12～150μg/L。

（2）微粒子化学发光法

① 男性血清 SF：23.9～336.2ng/ml。

② 女性血清 SF：11.0～306.0ng/ml。

血清铁蛋白检测异常有什么临床意义?

血清铁蛋白是诊断缺铁性贫血的敏感指标，也能准确反映体内贮存铁情况。

① 血清铁蛋白降低：见于缺铁性贫血、失血；营养不良；妊娠；慢性贫血。

② 血清铁蛋白增高：见于各种恶性肿瘤，如急性粒细胞或单核细胞白血病、淋巴瘤、胰腺癌、肺癌、肝癌及乳腺癌晚期；急性感染或炎症以及过多输血者；肝硬化、肝坏死及其他肝病。

血清叶酸

什么是血清叶酸检测?

叶酸是一种水溶性维生素，在人体内参与 DNA 的合成。人体对叶酸的需要量为 50～200μg/d，而肝内的贮存量最多仅够 3～4 个月之需，如摄入不足，很易造成叶酸缺乏。血清叶酸检测是测定血清中叶酸的含量，为定量测定，检测结果以每毫升血清中叶酸的纳克数（ng/ml）表示。

血清叶酸检测的生物参考区间是多少?

微粒子化学发光法：叶酸>3ng/ml。

血清叶酸检测异常有什么临床意义?

孕妇体内叶酸的缺乏，会使孕育中的胎儿发生出生缺陷；婴幼儿及青少年因叶酸缺乏给生长发育带来危害。

叶酸降低可见于长期营养不良、食物中缺乏新鲜蔬菜以及各种贫血（如镰状细胞贫血、珠蛋白生成障碍性贫血、巨幼细胞贫血、肾性贫血等）、酒精中毒（酒精性肝硬化)、各种肝病、某些药物（苯妥英钠、口服避孕药）的使用及某些肠道疾病（口炎性腹泻、乳糜泻）、剥脱性皮炎、接受血液透析。妊娠妇女和婴幼儿因机体代谢对叶酸的需要量增加以及应用叶酸拮抗药（如甲氨蝶呤）常出现叶酸水平减低。

此外，骨髓增生异常综合征可发生血清叶酸增高。

维生素 B_{12}

❀ 什么是维生素 B_{12} 检测？

维生素 B_{12} 在人体内的主要功能是促进红细胞的形成和再生，促进儿童发育及维持神经系统的正常功能。血清维生素 B_{12} 检测是测定血清中维生素 B_{12} 的含量，为定量测定，检测结果以每毫升血清中维生素 B_{12} 的皮克数（pg/ml）或每升血清中维生素 B_{12} 的皮摩尔数（pmol/L）表示。

❀ 血清维生素 B_{12} 检测的生物参考区间是多少？

微粒子化学发光法：维生素 B_{12} 为 $180\sim914$pg/ml（$133\sim675$pmol/L）。

❀ 血清维生素 B_{12} 检测异常有什么临床意义？

维生素 B_{12} ＜145pg/ml（107pmol/L）时为维生素 B_{12} 缺乏。维生素 B_{12} 缺乏时可致叶酸缺乏，导致 DNA 合成受阻，罹患巨幼细胞贫血。维生素 B_{12} 缺乏见于巨幼细胞贫血、恶性贫血、双相贫血以及恶性肿瘤所引起的继发性贫血；胃癌或全胃切除后。肠道疾病（如腹泻、局限性肠炎、回肠下部切除）、胃肠吻合术后的盲端综合征等均可导致维生素 B_{12} 缺乏。

维生素 B_{12} 增高见于各种肝病，如急性黄疸型肝炎、戊型肝炎等；真性红细胞增多症、骨髓增生异常综合征、慢性淋巴细胞白血病、肾性贫血、某些恶性肿瘤等。

总铁结合力和转铁蛋白饱和度

❀ 什么是总铁结合力和转铁蛋白饱和度检测？

血清总铁结合力（TIBC）检测是测定血清中总的铁结合能力，检测结果以每升血清中总铁结合力的微摩尔数（μmol/L）表示。血清转铁蛋白饱和度（TSAT）检测是测定血清中转铁蛋白与铁结合的饱和度，检测结果以百分比（％）表示。

❀ 总铁结合力和转铁蛋白饱和度检测的生物参考区间是多少？

Ferene 法：TIBC 为 $45\sim75\mu$mol/L，TSAT 为 $20\%\sim50\%$。

❀ 总铁结合力和转铁蛋白饱和度检测异常有什么临床意义？

（1）总铁结合力增高

① 合成增加：如缺铁性贫血、红细胞增多症、妊娠后期。

② 释放增加：肝细胞坏死，如急性肝炎、亚急性重型肝炎等。

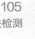

（2）总铁结合力降低

① 合成减少：如肝硬化、慢性感染及恶性肿瘤等疾病。

② 丢失过多：如肾病综合征、肾衰竭。

③ 铁缺乏：如遗传性铁蛋白缺乏症。

（3）转铁蛋白饱和度增高

① 铁利用障碍：如铁粒幼细胞贫血、再生障碍性贫血。

② 铁负荷过重：如血色病早期，储存铁增加不明显，但血清铁已增加，转铁蛋白饱和度＞70%，是诊断的可靠指标。

（4）转铁蛋白饱和度降低

见于缺铁性贫血、红细胞生成素治疗过程中、炎症等。

血清可溶性转铁蛋白受体

❀ 什么是血清可溶性转铁蛋白受体检测？

转铁蛋白受体（TfR）是两条相同的分子量为95KD的肽链以二硫键连接的跨膜糖蛋白。存在于除成熟红细胞外的几乎所有细胞表面。其作用是与血清中的转铁蛋白结合，将铁从细胞外转运至细胞内发挥功能。血清可溶性转铁蛋白受体（sTfR）是细胞膜上转铁蛋白受体的截断形式，是缺少胞质和跨膜部分的TfR片段，血清中的sTfR浓度与总的TfR浓度呈高度相关性。血清可溶性转铁蛋白受体检测是测定血清中的sTfR含量，检测结果以每升血清中sTfR的毫克数（mg/L）表示。

❀ 血清可溶性转铁蛋白受体检测的生物参考区间是多少？

免疫散射比浊法：0.76～1.76mg/L。

❀ 血清可溶性转铁蛋白受体检测异常有什么临床意义？

① sTfR增高：见于红系增生性疾病，如珠蛋白生成障碍性贫血、溶血性贫血、巨幼细胞贫血、缺铁性贫血、慢性病贫血等。在缺铁性贫血的诊断过程中，相较于其他传统指标，sTfR具有以下优势：敏感性较高，随着储存铁的消耗，可在缺铁早期迅速升高，而血清铁、总铁结合力、转铁蛋白饱和度等其他指标均未见明显改变；影响因素少，sTfR基本不受炎症、创伤、应激、妊娠等因素影响；有助于疾病的鉴别诊断，缺铁性贫血患者血清sTfR显著高于慢性病贫血患者。此外，当应用红细胞生成素治疗有效时，血清sTfR增高。

② sTfR减低：见于骨髓增生低下，如再生障碍性贫血。肾衰竭、长期过量补铁也可导致sTfR减低。

第14章

出血与血栓性疾病相关检测

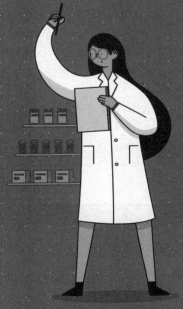

　　皮肤破损出血时，血液很快在破损部位由流动的液体状态变成不能流动的凝固状态，即凝血；同时，血液可以在血管内保持流动状态，不形成血栓。这是由于机体内存在着凝血系统（包括多种外源性凝血因子和内源性凝血因子）、抗凝血系统和纤维蛋白溶解系统（纤溶系统），三个系统之间保持着动态平衡，维持着既不出血，又无血栓形成，血液循环于全身这样一种正常的生理状态。一旦其中某一环节发生异常变化，平衡被破坏，就会发生出血性疾病或血栓性疾病，前者例如出血倾向、皮肤黏膜出血、胃肠道出血、关节腔内出血等；后者例如脑梗死、心肌梗死、深静脉血栓形成等。

　　出血和血栓性疾病相关检测主要用于相关疾病的诊断与疗效观察，手术前凝血功能的评估，抗栓与溶栓治疗的实验室检测，血栓前状态及弥散性血管内凝血的实验室诊断，心脑血管疾病的防治以及易栓症的诊断等。

　　做出血与血栓性疾病相关检测需采集静脉血。相关检验项目不同检验方法其参考范围不同。

血浆凝血酶原时间

什么是血浆凝血酶原时间检测？

血浆凝血酶原时间（PT）检测是在受检者血浆中加入一定试剂，确定通过激活凝血系统外源途径发生血液凝固所需的时间。PT 检测为定量测定，检测结果以秒表示。

血浆凝血酶原时间检测的生物参考区间是多少？

凝血法：PT 为 8.8～11.8 秒。超过正常对照值 3 秒以上为异常。

血浆凝血酶原时间检测异常有什么临床意义？

血浆凝血酶原时间检测用来观察外源性凝血系统有无障碍，可对进行抗凝治疗中的患者给予监控检测。

① 凝血酶原时间延长：见于先天性外源性凝血因子缺乏症和低血浆纤维蛋白原（FIB）血症；维生素 K 缺乏；急性重症肝炎、慢性肝炎、肝硬化等肝脏疾病；弥散性血管内凝血（DIC）及原发性纤维蛋白溶解亢进症；血中有抗凝物质。

② 凝血酶原时间缩短：见于先天性 V 因子增多；血栓前状态和血栓性疾病。此外，长期口服避孕药会出现 PT 缩短。

血浆凝血酶原活动度

什么是血浆凝血酶原活动度？

血浆凝血酶原活动度（PTA）是反映肝脏凝血功能的一项重要指标，也是反映肝脏储备功能程度的重要指标，与肝病病情程度密切相关。

血浆凝血酶原活动度检测的生物参考区间是多少？

血浆凝血酶原活动度（PTA）：80%～130%。

血浆凝血酶原活动度检测异常有什么临床意义？

① 急性肝炎患者血浆凝血酶原活动度＜40%，常提示肝细胞大片坏死的暴发性肝炎先兆。

② 重型肝炎时，肝细胞严重损害和坏死，凝血因子合成减少及肝脏严重损害引起的弥散性血管内凝血和纤溶亢进等原因，血浆凝血酶原活动度下降，常小于 40%，在重型肝炎早期，血浆凝血酶原活动度就有改变，故常作为重型肝炎的早期诊断方法。

③ 长期胆道阻塞、胆汁淤积也可使血浆凝血酶原活动度下降，与胆道阻塞、胆汁淤积影响维生素 K 的吸收有关。

国际标准化比值（INR）

什么是国际标准化比值（INR）？

INR 是患者凝血酶原时间与正常对照凝血酶原时间之比的 ISI 次方（ISI：国际敏感

度指数，试剂出厂时由厂家标定），是可以校正凝血活酶试剂差异对凝血酶原时间测值进行标准化报告的方法。同一份标本在不同的实验室，用不同的 ISI 试剂检测，血浆凝血酶原时间值结果差异很大，但测得的 INR 值相同，这样使测得结果具有可比性，便于统一判断治疗效果。

❀ 国际标准化比值（INR）检测的生物参考区间是多少？

INR 生物参考区间 0.8～1.2。

❀ 国际标准化比值（INR）检测有什么临床意义？

测定 INR 是监测华法林用量及疗效的首选方法。使用华法林抗凝治疗时，一般要求 INR 维持在 2.0～3.0，既可保证治疗效果，也可使出血风险维持在较低水平。对出血风险较高者，可以考虑 INR 维持在 1.5～2.0，但疗效可能有所下降。患者开始口服华法林后 1～2 天开始监测 INR，起初 2～3 天一次，并根据 INR 结果调整华法林剂量，连续两次 INR 在治疗范围内，可改为一周监测一次 INR；对长期服用华法林剂量不变者，可每 4 周监测 1 次 INR。

活化部分凝血活酶时间

❀ 什么是血浆活化部分凝血活酶时间（APTT）检测？

活化部分凝血活酶时间（APTT）检测是在受检者血浆中加入一定试剂，确定通过激活凝血系统内源途径发生血液凝固所需的时间。APTT 检测为定量测定，检测结果以"秒"表示。

❀ APTT 检测的生物参考区间是多少？

比浊离心分析法：APTT 为 24～37 秒，超过正常对照 10 秒以上为异常。

❀ APTT 检测异常有什么临床意义？

活化部分凝血活酶时间（APTT）检测用来评价内源性凝血功能，临床又将其用于血友病的筛查。除血友病外，一些凝血因子的缺乏症、低纤维蛋白原血症、纤维蛋白溶解亢进症等疾病以及应用肝素治疗、口服阿司匹林等药物都会出现 APTT 延长。

脑血栓、心肌梗死、弥散性血管内凝血（高凝期）等血栓栓塞性疾病患者会出现 APPT 缩短。

血浆纤维蛋白原

❀ 什么是血浆纤维蛋白原检测？

血浆纤维蛋白原（FIB）是一种凝血因子，它在凝血酶催化下，生成纤维蛋白参与凝血过程。血浆纤维蛋白原检测是测定血浆中 FIB 的浓度，为定量测定，结果以每升血浆中 FIB 的克数（g/L）表示。

❀ 血浆纤维蛋白原检测的生物参考区间是多少？

比浊法：FIB 为 2.0～4.5g/L。

❀ 血浆纤维蛋白原检测异常有什么临床意义？

纤维蛋白原数量减少或分子结构异常均可影响凝血功能，造成 PT、APTT 延长。血浆纤维蛋白原减少见于弥散性血管内凝血、原发性纤维蛋白溶解症、重症肝炎和肝硬化、先天性低或无纤维蛋白原血症、遗传性纤维蛋白原异常等。

血浆纤维蛋白原增高见于脑血栓、心肌梗死、感染性疾病（如肺炎、肺结核、肾炎、风湿热）、结缔组织病、恶性肿瘤（如多发性骨髓瘤）、手术及放疗后、妊娠高血压综合征、脂肪肝等。应激反应和妊娠晚期等也可引起血浆纤维蛋白原生理性增高。

凝血酶时间

❀ 什么是血浆凝血酶时间检测？

凝血酶时间（TT）检测是在受检者血浆中加入标准化凝血酶试剂，确定血液凝固所需的时间。TT 检测为定量测定，检测结果以"秒"表示。

❀ 血浆凝血酶时间检测的生物参考区间是多少？

比浊法：TT 为 11.0～17.8 秒，比对照血浆延长 3 秒以上为 TT 延长。

❀ 血浆凝血酶时间检测异常有什么临床意义？

凝血酶时间的测定值在临床上主要用于筛查体内是否有抗凝物存在、是否有纤维蛋白原的数量不足或分子结构异常等。凝血酶时间（TT）延长常见于以下情况：低或无纤维蛋白原血症、遗传性纤维蛋白原异常；肝素或肝素类物质存在，如系统性红斑狼疮、肝病、肾病等；纤维蛋白降解产物增多；抗凝或溶栓治疗时 TT 延长。

抗凝血酶Ⅲ

❀ 什么是血浆抗凝血酶Ⅲ检测？

抗凝血酶Ⅲ（AT-Ⅲ）是机体重要的抗凝因子。血浆抗凝血酶Ⅲ检测是测定血浆中 AT-Ⅲ的含量，结果以所测血浆样品中 AT-Ⅲ的含量与正常人 AT-Ⅲ的含量结果的百分数（％）表示。

❀ 血浆抗凝血酶Ⅲ检测的生物参考区间是多少？

发色底物法：AT-Ⅲ为 83％～128％。

❀ 血浆抗凝血酶Ⅲ检测异常有什么临床意义？

AT-Ⅲ数量减少或是活性减低，都会因凝血功能增强而易发生血栓形成性疾病。临床上 AT-Ⅲ是"易栓症"确诊试验项目之一。AT-Ⅲ检测异常的临床意义如下。

（1）血浆 AT-Ⅲ 含量降低

① 存在先天性（少见）和后天获得性 AT-Ⅲ 缺陷，如妊娠中后期、糖尿病、动脉粥样硬化、心绞痛、心肌梗死、弥散性血管内凝血、手术后、脑血管疾病、毒血症、深静脉血栓形成等，因凝血过程增强，产生大量凝血酶，导致 AT-Ⅲ 消耗增加而使血浆 AT-Ⅲ 降低。

② 严重肝脏疾病时 AT-Ⅲ 合成减少而使血浆 AT-Ⅲ 降低。

③ 肾病综合征患者 AT-Ⅲ 随大量尿蛋白丢失而导致血浆 AT-Ⅲ 降低。

（2）血浆 AT-Ⅲ 含量增高

见于弥散性血管内凝血（低凝期）、某些肿瘤、血友病的出血期、再生障碍性贫血、尿毒症、急性肝炎等疾病。

🩺 PLG、t-PA、PAI-1

♣ 什么是血浆 PLG、t-PA、PAI-1 检测?

在生理情况下纤维蛋白溶解系统（简称纤溶系统）主要功能是将凝血系统不断产生的微小的纤维蛋白凝块不断地溶解，使血管内不产生血栓，维持血液在血管中畅通无阻地循环流动，保持纤溶与凝血正常的动态平衡。

PLG（纤溶酶原）是纤溶系统的重要组成部分，t-PA（组织纤溶酶原激活物）及其 PAI-1（纤溶酶原激活物抑制物-1）是机体内调节纤溶活性的物质。

PLG、t-PA、PAI-1 检测是分别测定血浆中 PLG、t-PA、PAI-1 的含量，各项检测均为定量测定，PLG 检测结果以每升血浆中 PLG 毫克数（mg/L）或百分数（%）表示；t-PA 检测结果以每升血浆中 t-PA 的微克数（μg/L）表示；PAI-1 检测结果以每毫升血浆中 PAI-1 的国际单位数（IU/ml）表示。

♣ 血浆 PLG、t-PA、PAI-1 检测的生物参考区间是多少?

① PLG：180～250mg/L；81%～105%。

② t-PA：1～12μg/L。

③ PAI-1：0.1～1.0IU/ml。

♣ 血浆 PLG、t-PA、PAI-1 检测异常有什么临床意义?

PLG、t-PA、PAI-1 在出血性疾病、"易栓症"的诊断中有重要意义。血浆 PLG、t-PA、PAI-1 异常的临床意义如下。

① 原发性纤维蛋白溶解亢进症、弥散性血管内凝血、前置胎盘、肿瘤播散、大手术后、肝硬化、重症肝炎、门静脉高压、肝叶切除术后等，血浆 PLG 可减低。

② 血栓形成性疾病及高凝状态时，以及机体受到急性损伤时血浆 t-PA 可降低。

③ 先天性 t-PA 增多，PAI-1 正常时会导致纤维蛋白溶解亢进，临床上表现为手术或创伤后出血倾向。

④ 机体处于应激状态时血浆 t-PA 可增高。

⑤ 肝功能不全时（重症肝炎、肝硬化等）血浆 t-PA 可明显增高。

⑥ 存在原（继）发性纤维蛋白溶解亢进症时，t-PA 也会增高（如弥散性血管内凝血）。

⑦ 先天性 PAI-1 减少或活性降低也可导致 t-PA 活性增高。

α₂-纤溶酶抑制物

什么是血浆 α₂-纤溶酶抑制物检测？

α_2-纤溶酶抑制物（α_2-PI）或称 α_2-抗纤溶酶（α_2-PA）是由肝脏合成的一种糖蛋白，具有抗纤维蛋白溶解作用。血浆 α_2-纤溶酶抑制物检测是测定血浆中 α_2-PI 的含量，为定量测定，检测结果以每毫升血浆中 α_2-PI 的抑制单位数表示。

血浆 α₂-纤溶酶抑制物检测的生物参考区间是多少？

发色底物法：α_2-PI 为 0.8～1.2 抑制单位/毫升。

血浆 α₂-纤溶酶抑制物检测异常有什么临床意义？

① 血浆 α_2-PI 的活性与出血性和血栓形成性疾病有密切关系。血浆 α_2-PI 升高见于动脉或静脉血栓形成，如深部静脉血栓形成、心肌梗死、恶性肿瘤、分娩后、原发性高血压等。

② 血浆 α_2-PI 降低见于慢性活动性肝炎、肝硬化等严重肝脏疾病；先天性 α_2-PI 缺乏症；休克、弥散性血管内凝血、手术后败血症、溶栓药物治疗后。

纤维蛋白降解产物

什么是血浆纤维蛋白降解产物检测？

纤维蛋白降解产物是纤维蛋白原和纤维蛋白被血浆素分解后产生的降解产物（FDP）。血浆纤维蛋白降解产物检测是测定血清中 FDP 的含量，为定量测定，检测结果以每毫升血浆中 FDP 的微克数（mg/ml）表示。

血浆纤维蛋白降解产物检测的生物参考区间是多少？

乳胶凝集法：FDP$<$0～5μg/ml。

血浆纤维蛋白降解产物检测异常有什么临床意义？

血浆纤维蛋白降解产物检测是综合反映纤维蛋白溶解亢进最敏感的指标。与其他指标同时检测（如 TT、D-二聚体等），可鉴别原发性或继发性纤维蛋白溶解亢进症。临床上 FDP 作为多种血栓性疾病的参考指标，并被列为弥散性血管内凝血实验室诊断的常规指标之一。

患弥散性血管内凝血、原（继）发性纤维蛋白溶解亢进症、脑血栓形成、肺栓塞、深部静脉血栓形成、白血病、恶性肿瘤等疾病，可见血浆 FDP 增高；溶栓药物治疗时，FDP 也可显著增高。

D-二聚体

什么是血浆 D-二聚体检测?

在凝血过程最后阶段,纤维蛋白原在凝血酶作用下转变为可溶性纤维蛋白单体,然后进一步形成不可溶的交联纤维蛋白(血栓形成),同时也启动了纤溶系统,纤溶酶将交联的纤维蛋白水解,D-二聚体(D-D)是这些降解产物中的一种。血浆 D-D 检测是测定血浆中 D-D 的含量,为定量测定,检测结果以每毫升血浆中 D-D 的纳克数(ng/ml)表示。

血浆 D-二聚体检测的生物参考区间是多少?

乳胶凝集法:D-D<24ng/ml DDU。

血浆 D-二聚体检测异常有什么临床意义?

只有在血栓形成后,血浆中 D-D 才可能升高。因此,血浆 D-D 检测是血栓形成性疾病及弥散性血管内凝血诊断中的一个极敏感的、重要的指标,患血栓形成性疾病,如深静脉血栓、脑血管病变、肺动脉栓塞、弥散性血管内凝血等,血浆 D-D 可增高。在D-D 测定值正常时,诊断深部静脉血栓和肺栓塞应很慎重。

血浆 D-D 检测还可用于鉴别原发性或继发性纤维蛋白溶解亢进症,存在原发性纤维蛋白溶解亢进症(如高纤维蛋白原血症)时,血浆 FDP 升高,而 D-D 无明显升高;如果两者均升高,提示为继发性纤维蛋白溶解亢进症(如弥散性血管内凝血)。

蛋白 C 和蛋白 S

什么是血浆蛋白 C 和蛋白 S 检测?

蛋白 C(PC)和蛋白 S(PS)都是维生素 K 依赖性酶原,其活化后可抑制血液凝固(抗凝血)。PC 和 PS 检测可以用定量方法,检测结果以每毫升血浆中 PC 和 PS 的微克数(μg/ml)表示;PC 和 PS 检测也可用活性法,检测结果以百分数(%)表示。

血浆蛋白 C 和蛋白 S 检测的生物参考区间是多少?

(1) ELISA 法
① PC:3.0~5.2μg/ml。
② PS:4~5μg/ml。
(2) 发色底物法
① PC:70%~140%。
② PS:70%~140%。

血浆蛋白 C 和蛋白 S 检测异常有什么临床意义?

① PC 或 PS 缺乏,容易发生血栓。患深部静脉血栓、肺栓塞、弥散性血管内凝血、

严重肝脏疾病、手术后及口服双香豆素类抗凝血药等都可出现血浆 PC 或 PS 降低。此外，先天性 PC 或 PS 缺陷患者可出现 PC 或 PS 降低。

② 冠心病、糖尿病、肾病综合征、炎症和其他疾病急性期可出现血浆 PC 或 PS 升高。妊娠后期也可发生 PC、PS 升高。

凝血因子活性

❖ 什么是血浆凝血因子活性检测？

血浆凝血因子活性检测包括对 V 因子（FV：C）、Ⅶ 因子（FⅦ：C）、Ⅷ 因子（FⅧ：C）、Ⅸ 因子（FⅨ：C）、Ⅹ 因子（FⅩ：C）、Ⅺ 因子（FⅪ：C）、Ⅻ 因子（FⅫ：C）活性的检测。血浆凝血因子活性检测可用活性法，即将受检者的血浆凝血因子活性与正常人的血浆凝血因子活性进行比较，检测结果以百分数（%）表示。

❖ 血浆凝血因子活性检测的生物参考区间是多少？

一期法：

① FV：C、FⅦ：C、FⅩ：C、FⅪ：C：70%～120%。

② FⅧ：C、FⅫ：C：70%～150%。

③ FⅨ：C：50%～222%。

❖ 血浆凝血因子活性检测异常有什么临床意义？

在凝血功能筛查中发现异常患者，并怀疑其某项凝血因子有缺陷时或在应用凝血因子治疗时，均需做单个凝血因子活性检测。凝血因子活性异常的临床意义如下。

(1) 凝血因子活性降低

① FV：C、FⅦ：C、FⅩ：C 降低，见于先天性凝血因子缺乏或获得性凝血因子降低，如维生素 K 缺乏症、肝脏疾病、弥散性血管内凝血、某些药物（如头孢菌素类抗生素、口服抗凝血药）的影响及血液中存在抗凝物质等。

② FⅧ：C 降低，见于血友病 A、血管性血友病中的 Ⅰ 型和 Ⅲ 型、弥散性血管内凝血后期等。

③ FⅨ：C 降低，见于血友病 B、肝脏疾病、维生素 K 缺乏症、弥散性血管内凝血和口服抗凝血药等。

④ FⅪ：C 降低，见于先天性因子 Ⅺ 缺乏、维生素 K 缺乏、弥散性血管内凝血、严重的肝脏疾病等。

⑤ FⅫ：C 降低，见于先天性因子 Ⅻ 缺乏、弥散性血管内凝血、肝脏疾病等。

(2) 凝血因子活性增高

① FV：C、FⅦ：C、FⅧ：C、FⅨ：C、FⅩ：C、FⅪ：C、FⅫ：C 升高，见于高凝状态和血栓性疾病（尤其是静脉血栓形成中的深静脉血栓、肺栓塞）、肾病综合征和妊娠高血压综合征、恶性肿瘤等。

② 口服避孕药也可导致上述凝血因子活性增高。

❖ **做凝血因子活性检测时应注意什么?**

受检者检测前禁止服用抗凝血药、避孕药。

🩺 凝血因子ⅩⅢ筛选试验

❖ **什么是凝血因子ⅩⅢ筛选试验?**

凝血因子ⅩⅢ被称作纤维蛋白稳定因子,其主要作用是使凝血过程中形成的纤维蛋白不易被纤溶酶溶解,有利于伤口的修复、愈合。凝血因子ⅩⅢ筛选试验又称凝血因子ⅩⅢ定性试验,是观察血凝块在 24 小时内是否溶解或有部分溶解。

❖ **凝血因子ⅩⅢ筛选试验的生物参考区间是多少?**

24 小时内纤维蛋白凝块不溶解。

❖ **凝血因子ⅩⅢ筛选试验异常有什么临床意义?**

患者手术后伤口愈合缓慢,出现渗血的情况下,其凝血功能一般检测正常时,应进一步接受凝血因子ⅩⅢ筛选试验。24 小时内凝块完全溶解或部分溶解可见于先天性凝血因子ⅩⅢ缺乏或获得性凝血因子ⅩⅢ缺乏,后者可见于肝脏疾病、系统性红斑狼疮、类风湿关节炎、淋巴瘤、转移性肝癌、恶性贫血、尿毒症、弥散性血管内凝血、多发性骨髓瘤、白血病、原发性纤维蛋白溶解亢进症等。

❖ **做凝血因子ⅩⅢ筛选试验时应注意什么?**

受检者采血前禁止服用抗凝血药,如阿司匹林等。

🩺 血小板聚集试验

❖ **什么是血小板聚集试验?**

人体血液循环中的血小板呈分散状。血小板之间的相互黏附称之为血小板聚集。血管破损出血后,可出现血小板聚集,在破损部位黏附形成血小板血栓,起到止血过程的最早反应。血小板聚集试验是用多种诱导剂诱导血小板聚集,通过一定手段测定并计算血小板凝集的比例,检测结果以百分数(%)表示。

❖ **血小板聚集试验的生物参考区间是多少?**

简易法:10~15 秒内出现大凝集颗粒,以百分数(%)表示。

❖ **血小板聚集试验异常有什么临床意义?**

若血小板数量及功能发生异常,会发生止血机制障碍,临床上可出现出血性疾病。各种病理状态下,血小板又是参与动脉血栓形成动脉粥样硬化的重要因素,这种病变导致血管狭窄甚至堵塞。

(1)血小板聚集百分数增高

可见于血栓前状态和血栓性疾病,如心肌梗死、心绞痛、脑梗死、糖尿病、深部静脉血栓形成、高 β-脂蛋白血症、弥散性血管内凝血早期、人工心脏和瓣膜移植术后、妊娠高血压综合征等。此外，长期口服避孕药、吸烟、高脂肪饮食习惯等均可引起本试验结果增高。

（2）血小板聚集百分数降低

可见于血小板无力症、巨大血小板综合征、血小板贮存池病、原发性血小板增多症、真性红细胞增多症、再生障碍性贫血、低（无）纤维蛋白原血症、尿毒症、肝硬化等。此外，应用阿司匹林、双嘧达莫（潘生丁）、保泰松、吲哚美辛（消炎痛）、右旋糖酐、肝素等血小板抑制药物也可出现血小板聚集试验降低。

❧ 做血小板聚集试验时应注意什么？

① 检测前应注意低脂饮食。
② 检测前 1 周停服避孕药及阿司匹林等抗血小板药物。
③ 采血当日应禁饮牛奶、豆浆和脂肪性食物。

红细胞渗透脆性试验

❧ 什么是红细胞渗透脆性试验？

正常红细胞在等渗体液中维持正常的双凹盘形。红细胞渗透脆性试验（ROFT）是将红细胞放入低渗氯化钠溶液中，以测定红细胞对低渗氯化钠溶液的耐受能力。ROFT检测结果以观察到的开始发生溶血时和完全溶血时每升血浆中氯化钠的毫摩尔数（mmol/L）或克数（g/L）以及在血浆中的百分浓度（%）表示。

❧ 红细胞渗透脆性试验的生物参考区间是多少？

① 开始溶血时氯化钠浓度：71.8 ～ 78.6mmol/L（3.8 ～ 4.6g/L，0.40% ～ 0.44%）。

② 完全溶血时氯化钠浓度：54.7 ～ 58.1mmol/L（2.8 ～ 3.4g/L，0.32% ～ 0.36%）。

❧ 红细胞渗透脆性试验异常有什么临床意义？

本检测对鉴别黄疸种类和确定溶血性疾病有一定参考价值。

① 氯化钠浓度高于生物参考区间，说明红细胞渗透脆性增加，见于遗传性球形红细胞增多症、椭圆形红细胞增多症、自身免疫性溶血、慢性淋巴细胞性白血病等。

② 氯化钠浓度低于生物参考区间，说明红细胞渗透脆性降低，见于靶形红细胞增多症、靶形红细胞增多性贫血、缺铁性贫血、血红蛋白病、珠蛋白生成障碍性贫血、真性红细胞增多症、阻塞性黄疸、脾功能亢进、叶酸及维生素 B_{12} 缺乏症等。

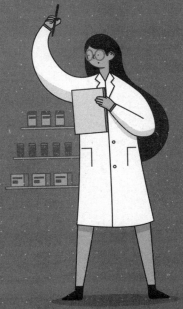

第15章

感染性疾病相关检测

感染性疾病是由各种病原体（细菌、病毒、真菌、寄生虫等）侵入人体后引起的疾病。

感染性疾病相关检测可以通过检测生物样品中是否存在病原体（如细菌、寄生虫等）来确定感染，更多的是通过检测病原体感染后体内产生的相应抗体来确定感染。

做感染性疾病相关检测的生物样品中，尿、粪便可由患者按医务人员要求留取，其他生物样品均需由医务人员采集。做抗体检测需采集空腹静脉血。

🩺 细菌性阴道病快速检测

✤ 什么是细菌性阴道病快速检测？

细菌性阴道病（BV）是生殖道正常菌群数量减少，代之以一组厌氧菌群数量增加引起的临床综合征。细菌性阴道病快速检测是测定阴道分泌物中细菌产生的唾液酸酶，为定性试验。

✤ 细菌性阴道病快速检测的生物参考区间是多少？

细菌性阴道病快速检测法：阴性（未检出致病菌）。

✤ 细菌性阴道病快速检测异常有什么临床意义？

细菌性阴道病患者的 BV 检测可呈阳性结果。但快速检测结果阳性仅表示唾液酸酶活性增高，提示有细菌性阴道病的可能，还需结合临床症状才能最终做出诊断。

🩺 阴道微生态检验组合

✤ 什么是阴道微生态检验组合？

阴道微生态检验组合是一个检验组合项目，通过形态学检测，描述阴道菌群的密集度、多样性、优势菌、机体炎症反应和病原菌形态学，并结合功能学检测（阴道 pH、过氧化氢、唾液酸苷酶、白细胞酯酶、β-葡萄糖醛酸苷酶、乙酰氨基葡萄糖苷酶等），综合对阴道微生态进行全面评价。它包含细菌性阴道病快速检测、普通细菌涂片及染色、特殊细菌涂片及染色、酸碱度测定、病原体乳胶凝集试验检测——念珠菌快速凝集检测、β-葡萄糖醛酸苷酶、图像分析病理诊断。适宜该检验的人群包括：有阴道感染症状的患者，经常规治疗后的各类阴道炎患者，妇科、产科、计划生育术前的患者，产前与产后阴道微生态评价患者等人群。

✤ 阴道微生态检验组合的生物参考区间是多少？

正常菌群：以形似乳杆菌样革兰氏阳性杆菌为优势菌。

优势菌：革兰氏阳性杆菌；密集度：＋～＋＋；多样性：＋～＋＋。

酸碱度（pH）：3.8～4.5。

过氧化氢：阴性。

唾液酸苷酶：阴性。

白细胞酯酶：阴性。

β-葡萄糖醛酸苷酶：阴性。

乙酰氨基葡萄糖苷酶：阴性。

Nugent 评分：0～3 分。

病原体检测（滴虫、孢子、菌丝、芽生孢子、淋病奈瑟球菌等）：阴性。

✿ 阴道微生态检验组合异常有什么临床意义?

(1) 菌群状况分析

菌群失调要根据优势菌、密集度、多样性以及临床表现综合考虑。

① 菌群抑制，即所有细菌减少。优势菌：无；密集度：＋（类似乳杆菌的革兰氏阳性杆菌）；多样性：＋（类似乳杆菌的革兰氏阳性杆菌）；重点恢复阴道酸性环境，必要时补充乳酸杆菌。

② 以形态非典型乳杆菌的革兰氏阳性杆菌为优势菌。优势菌：非典型乳杆菌的革兰氏阳性杆菌。密集度和多样性为＋＋～＋＋＋，如无症状，可恢复阴道酸性环境，以帮助乳酸杆菌生长为主；密集度和多样性为＋＋＋～＋＋＋＋，且有一定症状，建议进行 AV 评分，如 AV 评分≥3 分，诊断为需氧菌性阴道炎，建议根据临床需求做细菌培养后考虑使用针对革兰氏阳性杆菌为主的抗生素治疗。

③ 以革兰氏阳性球菌为优势菌。优势菌：革兰氏阳性球菌。密集度和多样性为＋＋～＋＋＋，如无症状，可恢复阴道酸性环境，以帮助乳酸杆菌生长为主；密集度和多样性为＋＋＋～＋＋＋＋，且有一定的症状，建议进行 AV 评分，如 AV 评分≥3 分，诊断为需氧菌性阴道炎，建议根据临床需求做细菌培养后考虑使用针对革兰氏阳性球菌为主的抗生素治疗。

④ 以革兰氏阴性短杆菌或革兰氏阴性弧菌为优势菌。优势菌：革兰氏阴性短杆菌或革兰氏阴性弧菌。密集度和多样性为＋＋～＋＋＋，如无症状，可恢复阴道酸性环境，以帮助乳酸杆菌生长为主；密集度和多样性如为＋＋＋～＋＋＋＋，且有一定的症状，Nugent 评分≥7 分时，应诊断为细菌性阴道病，治疗以甲硝唑类或克林霉素类抗生素为主。如 Nugent 评分 4～6 分，考虑为中间型细菌性阴道病，是否治疗请结合临床。

⑤ 菌群增殖过度。优势菌：形态类似乳杆菌的革兰氏阳性杆菌。密集度和多样性多为＋＋＋～＋＋＋＋，若伴有白带多、瘙痒等症状，可对症适当用药。

(2) Nugent 评分

0～3 分为正常；4～6 分为中间型 BV（临界）；7～10 分为细菌性阴道病。

(3) 特殊病原体检测

① 滴虫检测阳性：滴虫消耗阴道内糖原，改变阴道酸碱度，破坏防御机制，抑制乳杆菌生长，造成继发感染引起滴虫性阴道炎。

② 真菌检测阳性：

a. 孢子：仅有少量酵母菌孢子，酵母菌的定植状态；仅有酵母菌孢子但量大而无菌丝，根据临床症状再决定是否进行抗真菌治疗。

b. 菌丝：除孢子外还同时伴有酵母菌假菌丝；具有繁殖能力的酵母菌，结合临床决定是否需要抗真菌治疗。

c. 芽生孢子：仅看见芽生孢子而无假菌丝；具有繁殖能力的酵母菌，结合临床决定是否需要抗真菌治疗。

③ 淋病奈瑟球菌检测：在涂片中含有革兰氏阴性球菌，成双排列，常见于吞噬的白细胞内。

（4）功能测定

① 过氧化氢浓度测定：阴道微生态乳酸杆菌的活力指标，异常反映乳酸杆菌减少，生态平衡破坏。

② 唾液酸苷酶活性测定：致病菌指标，指示引起细菌性阴道病的病原菌入侵和繁殖情况。

③ 白细胞酯酶测定：当白细胞吞噬入侵病原体时才会释放出白细胞酯酶，检测白细胞酯酶可帮助临床医生了解患者阴道壁有无实质性黏膜受损，客观反映致病病原体存在程度。

④ β-葡萄糖醛酸苷酶：致病菌指标，指示引起需氧菌性阴道病的病原体入侵和繁殖情况。

⑤ 乙酰氨基葡萄糖苷酶：致病菌指标，结合 pH 指示引起念珠菌性阴道炎和滴虫性阴道炎的病原菌入侵和繁殖情况。

⑥ 酸碱度（pH）测定：正常阴道菌群以乳酸杆菌为主，产生乳酸和过氧化氢，保持阴道酸性环境，正常育龄妇女阴道分泌物的 pH 为 $3.8 \sim 4.5$，当感染发生时，由于病原体自身产生和分解阴道细胞产生的胺类化合物，使得阴道 pH 升高。细菌性阴道病：pH$>$4.5；滴虫性阴道炎：pH$\geqslant$4.8；外阴阴道假丝酵母菌病：pH$\leqslant$4.6。

🩺 幽门螺杆菌抗体

♣ 什么是血清幽门螺杆菌抗体检测？

幽门螺杆菌（Hp）是寄生在人体胃幽门部位黏膜上皮的一种厌氧菌，Hp 感染后可刺激机体产生 Hp 特异性抗体（Hp-Ab），分为 IgG 型、IgA 型、IgM 型。血清幽门螺杆菌抗体检测是确定血清中是否存在 Hp-Ab，为定性检测。

♣ 血清幽门螺杆菌抗体检测的生物参考区间是多少？

① ELISA 法：Hp-Ab（IgG 型、IgA 型、IgM 型）为阴性。

② 胶体金免疫渗滤法：Hp-Ab（IgG 型、IgA 型、IgM 型）为阴性。

♣ 血清幽门螺杆菌抗体检测异常有什么临床意义？

幽门螺杆菌感染是引起胃和十二指肠溃疡的主要原因之一。Hp-Ab 检测可以辅助诊断胃幽门螺杆菌感染。Hp-Ab 阳性，见于 Hp 感染所致的胃炎、胃溃疡或十二指肠球部溃疡。但有些无胃部症状者也可能检出 Hp-Ab，因此，确诊胃炎、胃溃疡或十二指肠球部溃疡还需结合临床症状以及其他诊断技术。

🩺 幽门螺杆菌抗体分型检测

♣ 什么是幽门螺杆菌抗体分型检测？

Western Blot 方法是抗幽门螺杆菌抗体的特异性确认试验，通过 SDS-PAGE 分离幽门螺杆菌各抗原组分，形成依分子量大小顺序排列的蛋白质区带，再转印至硝酸纤维膜上，如果被检血清有相应抗体，应用酶联免疫吸附反应，会在抗原的相应位置出现显色区带。

❖ 幽门螺杆菌抗体分型检测的生物参考区间是多少？

未感染幽门螺杆菌者，抗幽门螺杆菌抗体阴性。

❖ 幽门螺杆菌抗体分型检测异常有什么临床意义？

感染幽门螺杆菌之后，血清中可出现 IgM、IgA 和 IgG 型抗 Hp 抗体。感染数周内 IgM 型抗体即会消失，相当长一段时间内可检出 IgA 型抗体，而 IgG 型抗体常于 IgM 型抗体滴度下降后才升高，且可持续多年。幽门螺杆菌抗体分型检测可同时检测细胞毒素抗体（CagA）、空泡毒素抗体（VacA 95KD）、空泡毒素抗体（VacA 91KD）、尿素酶 B 抗体（UreB）及尿素酶 A 抗体（UreA），并对 Hp 进行分型，可用于 Hp 感染引发的胃部疾病的辅助诊断和流行病学调查。血清学检测 Hp 抗体不受质子泵抑制剂（PPI）、抗菌药、铋剂及某些具有抗菌作用中药的影响，检测前无需停药。在消化性溃疡出血、胃 MALT 淋巴瘤和胃黏膜严重萎缩等疾病情况下，存在 Hp 检测干扰因素或胃黏膜 Hp 菌量少，此时用其他方法检测可能会导致假阴性，而血清学检测不受这些因素影响。

❖ 幽门螺杆菌抗体分型检测应注意什么？

血清学检测 Hp 抗体 IgG 阳性不一定是现症感染，不能用于根除治疗后复查。对于部分 Hp 抗体阳性但又不能确定是否有 Hp 现症感染时，有条件时进行其他补充检测。

单纯疱疹病毒抗体

❖ 什么是血清单纯疱疹病毒抗体检测？

单纯疱疹病毒（HSV）是一种 DNA 病毒，是病毒性皮肤病——单纯疱疹的致病病原体。HSV 分为两型，即单纯疱疹病毒Ⅰ型（HSV-Ⅰ）和单纯疱疹病毒Ⅱ型（HSV-Ⅱ）。单纯疱疹病毒抗体分为 HSV-Ⅰ IgG、HSV-Ⅰ IgM 和 HSV-Ⅱ IgG、HSV-Ⅱ IgM。HSV 感染可刺激机体产生相应的 HSV 抗体。血清 HSV 抗体检测是确定血清中是否存在 HSV 抗体，为定性试验。

❖ 血清单纯疱疹病毒抗体检测的生物参考区间是多少？

ELISA 法或化学发光法：HSV-Ⅰ（IgG、IgM）为阴性；HSV-Ⅱ（IgG、IgM）为阴性。

❖ 血清单纯疱疹病毒抗体检测异常有什么临床意义？

① HSV-Ⅰ型主要引起生殖器以外的皮肤、黏膜和器官的感染，如急性疱疹性口龈炎、皮肤疱疹、急性疱疹性角膜炎、结膜炎、急性疱疹性神经系统感染。

② HSV-Ⅱ型主要引起生殖器部位皮肤黏膜感染，如生殖器疱疹、宫颈癌。IgM 抗体用于诊断 HSV 急性感染，IgG 抗体阳性多为 HSV 既往感染。

此外，HSV 感染还与宫颈癌的高发有关。妇女孕早期感染 HSV 者可导致流产，妊娠中、晚期感染者，可引起胎儿发育畸形，因此应对妊娠妇女进行 HSV 感染的监测。

在健康人群中 HSV-Ⅰ IgG 和 HSV-Ⅱ IgG 阳性者，提示既往有 HSV 感染史。

❁ 做单纯疱疹病毒抗体检测应注意什么？

空腹采不抗凝血，避免溶血和乳糜血。

单纯疱疹病毒核酸检测

❁ 什么是单纯疱疹病毒核酸检测？

单纯疱疹病毒为双链 DNA 病毒，分为Ⅰ型和Ⅱ型，人是唯一的宿主。单纯疱疹病毒核酸检测包括 HSV-Ⅰ DNA 检测和 HSV-Ⅱ DNA 检测，判断是否有 HSV-Ⅰ或 HSV-Ⅱ 病毒感染，为定性检测。

❁ 单纯疱疹病毒核酸检测的生物参考区间是多少？

PCR 法：

① HSV-Ⅰ DNA 定性检测：阴性。

② HSV-Ⅱ DNA 定性检测：阴性。

❁ 单纯疱疹病毒核酸检测异常有什么临床意义？

HSV-Ⅰ DNA 阳性提示有 HSV-Ⅰ型病毒感染，HSV-Ⅱ DNA 阳性提示有 HSV-Ⅱ型病毒感染。HSV-Ⅰ型病毒主要引起生殖器以外的皮肤、黏膜（口腔黏膜）和器官（脑）的感染。HSV-Ⅱ型主要引起生殖器部位皮肤黏膜感染。宫颈癌患者 HSV-Ⅱ DNA 可阳性。

巨细胞病毒抗体

❁ 什么是血清巨细胞病毒抗体检测？

巨细胞病毒（CMV）是人类病毒性感染的常见病原体之一。CMV 感染可刺激机体产生相应的 CMV 抗体。巨细胞病毒抗体分为 CMV-IgG、CMV-IgM。CMV 抗体检测是确定血清中是否存在 CMV 抗体，为定性试验。

❁ 血清巨细胞病毒抗体检测的生物参考区间是多少？

化学发光法：CMV-IgM 为阴性；CMV-IgG 为阴性。

❁ 血清巨细胞病毒抗体检测异常有什么临床意义？

CMV-IgG 抗体用于诊断 CMV 既往感染，CMV-IgM 抗体用于诊断 CMV 急性感染。CMV 抗体阳性见于以下情况。

① 巨细胞病毒引起的各种疾病，如上呼吸道感染、传染性单核细胞增多症、肝损害、淋巴结肿大。

② 孕妇围生期感染，引起胎儿宫内发育迟缓、神经系统发育畸形、早产等。CMV-IgG 可通过胎盘传给胎儿，但 CMV-IgM 不能，因此 CMV-IgG 在新生儿体内阳性不能认为感染，需检查 CMV-IgM。

③ 应用免疫抑制药治疗和有免疫功能缺陷患者的感染。

❇ 做巨细胞病毒抗体检测应注意什么？

空腹采不抗凝血，避免溶血和乳糜血。

🩺 巨细胞病毒核酸检测

❇ 什么是巨细胞病毒核酸检测？

巨细胞病毒（CMV）核酸检测主要是检测标本中的巨细胞病毒 DNA（CMV DNA），可以对患者的血液、尿液、唾液、乳汁等标本进行检测。CMV DNA 定性检测是检测标本中是否存在 CMV DNA。CMV DNA 定量检测是对 CMV DNA 阳性患者标本中的 CMV DNA 含量进行检测，结果 copies/ml（拷贝数/毫升）表示。

❇ 巨细胞病毒核酸检测的生物参考区间是多少？

PCR 法：

① CMV DNA 定性检测：阴性。

② CMV DNA 定量检测：$<4.0 \times 10^2$ copies/ml。

❇ 巨细胞病毒核酸检测异常有什么临床意义？

大多数 CMV 感染为无临床症状的潜伏感染，可长期或间歇地通过唾液、精液、尿液、乳汁、血液和子宫颈分泌物排出病毒，当机体免疫功能低下时，潜伏的病毒可被激活形成复发感染。CMV 可通过胎盘、产道分娩、哺乳、输血、器官移植、性交、与排毒者长期接触等途径传播。CMV DNA 检测有助于 CMV 感染的早期诊断。

① 孕妇在孕前或孕早期行 CMV IgM 抗体或 CMV DNA 检测，阳性结果表示活动性感染。检测孕妇尿液中 CMV DNA 含量可预测 CMV 传播给胎儿的风险。检测哺乳妇女血清中的 CMV DNA 含量，有利于及时防止通过乳汁将 CMV 传播给婴儿，避免因此引起婴儿神经性耳聋及不同程度的神经运动障碍。

② 对器官移植、免疫缺陷、抗肿瘤治疗的患者进行 CMV DNA 的监测，可早期发现 CMV 感染并及时制订相应的治疗措施。

③ 对血液 CMV DNA 进行定量检测，对 CMV 感染者进行抗病毒药物治疗后的疗效监测。

🩺 风疹病毒抗体

❇ 什么是血清风疹病毒抗体检测？

风疹病毒（RuV）是引起呼吸道传染病——风疹的病原体。RuV 感染可刺激机体产生 RuV 抗体，分为 RuV-IgM 和 RuV-IgG 两种。RuV 抗体检测是确定血清中是否存在 RuV 抗体，为定性检测。

❁ 血清风疹病毒抗体检测的生物参考区间是多少？

化学发光法：RuV-IgG 为阴性；RuV-IgM 为阴性。

❁ 血清风疹病毒抗体检测异常有什么临床意义？

RuV-IgG、RuV-IgM 用于对早孕妇女产前筛查和监测十分必要，因为孕妇在妊娠头 3 个月内感染风疹病毒，易引起流产、死胎、早产、胎儿宫内发育迟缓、神经发育畸形。

① RuV-IgM 阳性见于风疹病毒的急性感染期（上呼吸道感染、皮疹、淋巴结肿大等症状）。RuV-IgM 抗体一般在感染后 2 周血清中出现，皮疹出现后 2 周达高峰，并可持续 1～2 个月后迅速下降，至临床上不能检测到的水平，因此风疹的早期检测非常重要。

② RuV-IgG 阳性可见于有 RuV 感染史的健康人。一般在感染后 2～3 周血清中出现 RuV-IgG 抗体，半年达高峰，并且阳性结果可持续数年。

③ 接种风疹疫苗后 RuV-IgG 可呈阳性。

❁ 做血清风疹病毒抗体检测应注意什么？

空腹采不抗凝血，避免溶血和乳糜血。

🩺 风疹病毒核酸检测

❁ 什么是风疹病毒核酸检测？

风疹病毒（RuV）属于披膜病毒科风疹病毒属，为单链正链 RNA 病毒，只有一种血清型。风疹病毒核酸检测主要是检测人血清或血浆中风疹病毒 RNA（RuV RNA），用于临床风疹病毒感染的辅助诊断。RuV RNA 定性检测是检测标本中是否存在 RuV RNA。

❁ 风疹病毒核酸检测的生物参考区间是多少？

PCR 法：RuV RNA 定性检测为阴性。

❁ 风疹病毒核酸检测异常有什么临床意义？

RuV 可通过呼吸道、密切接触和垂直方式进行传播，多数患者感染 RuV 后临床症状轻微，并可自限性恢复。RuV 主要的风险是感染妊娠早期的孕妇，被感染孕妇可出现流产、死胎或婴儿出生后出现以多器官严重损害为主要表现的先天性风疹综合征。

① RuV RNA 检测阳性提示风疹病毒活动性感染。

② 在感染初期或免疫功能低下的患者中，风疹 IgM 抗体效价较低，可能出现假阴性结果，RuV RNA 检测灵敏度高，可弥补感染初期或免疫功能低下的患者中 IgM 抗体

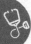

医学检验结果导读（修订版）

检测敏感性不足的问题。

③ 血清 IgM 检测联合高敏感性和特异性的 RuV RNA 检测，能避免在血清学检测的窗口期可能发生的漏诊。

EB 病毒抗体

什么是血清 EB 病毒抗体检测？

EB 病毒（EBV）是一种长期潜伏在淋巴细胞（B 细胞）内的疱疹病毒颗粒，涎液是 EB 病毒传播的主要方式。EB 病毒衣壳蛋白（VCA）抗体包括 VCA-IgG 和 VCA-IgM、VCA-IgA。血清 VCA 抗体检测是确定血清中是否存在 VCA 抗体，为定性检测。

血清 EB 病毒抗体检测的生物参考区间是多少？

ELISA 法和间接免疫荧光法：VCA-IgM、VCA-IgA、VCA-IgG 均为阴性。

血清 EB 病毒抗体检测异常有什么临床意义？

① 血清 VCA-IgG、VCA-IgM 检测对于诊断 EBV 急性感染有重要意义。VCA-IgG 可以在 EBV 感染的急性期时就呈阳性，或在急性期效价低，而在恢复期时比急性期明显升高并可在体内长时间存在；VCA-IgM 是 EBV 近期感染的指标，患急性传染性单核细胞增多症等疾病 VCA-IgM 常呈阳性。

② VCA-IgA 阳性见于鼻咽癌患者，阳性率约为 90%，是诊断鼻咽癌的敏感、重要指标，且可作为鼻咽癌疗效观察与预后判断的指标。

做血清 EB 病毒抗体检测应注意什么？

空腹采不抗凝血，避免溶血和乳糜血。

EB 病毒核酸检测

什么是 EB 病毒核酸检测？

EB 病毒又称人类疱疹病毒，是一种普遍存在、主要侵犯人类 B 淋巴细胞的疱疹病毒群，属疱疹病毒科 γ 亚科 DNA 病毒。EB 病毒核酸检测主要是检测人血液标本中的 EB 病毒 DNA（EBV DNA），用于临床 EB 病毒感染的辅助诊断。EBV DNA 定性检测是检测标本中是否存在 EBV DNA。EBV DNA 定量检测是对 EBV DNA 阳性患者标本中的 EBV DNA 含量进行检测，结果以 copies/ml（拷贝数/毫升）表示。

EB 病毒核酸检测的生物参考区间是多少？

PCR 法：

① EBV DNA 定性检测：阴性。

② EBV DNA 定量检测：$< 1.0 \times 10^3$ copies/ml。EBV DNA 定量测定结果的参考区间为小于实验室设定的参考下限。

❉ EB 病毒核酸检测异常有什么临床意义？

① 鼻咽癌患者的 EBV DNA 可呈阳性。EBV DNA 病毒载量的变化可用于鼻咽癌的治疗监测和预后评估等。

② 淋巴细胞是 EBV 感染的靶细胞，潜伏期和活动后感染均可致 EBV DNA 阳性，可持续数月，外周血 EBV DNA 阳性不能反映现症感染，不适合急性感染如传染性单核细胞增多症（IM）的诊断。因此外周血 EBV DNA 定性定量测定适合复发感染如慢性活动性 EB 病毒感染（CAEBV）、EB 病毒相关噬血细胞性淋巴组织细胞增多症（EBV-HLH）或移植相关 EBV 感染的诊断和检测。

③ 血清或血浆中的 EBV DNA 来自活动感染期由感染淋巴细胞中释放的病毒颗粒，因此血浆或血清中的 EBV DNA 只有活动期感染时为阳性，恢复期和潜伏感染为阴性。这使得血浆 EBV DNA 成为一个很好反映活动感染的指标，在 IM、EBV-HLH 和淋巴瘤等急慢性活动感染患者的血浆中均可呈阳性，而潜伏感染者多为阴性。

肺炎支原体抗体

❉ 什么是血清肺炎支原体抗体检测？

支原体是介于细菌和病毒之间的微生物，已知的支原体有 80 多种，人体支原体有十几种，其中 3 种与人类疾病的关系最大。肺炎支原体（MP）是支原体的一种，是明确的病原体，可引起急性呼吸道感染和肺炎。儿童和老年人较易感染。MP 感染可刺激机体产生相应抗体，包括 MP-IgM 和 MP-IgG。血清 MP 抗体检测是确定血清中是否存在 MP 抗体，为定性检测。

❉ 血清肺炎支原体抗体检测的生物参考区间是多少？

① ELISA 法：MP-IgM 为阴性；MP-IgG 为阴性。
② 补体结合试验：效价＜1∶8。
③ 凝集法：总抗体效价＞1∶40 为阳性。

❉ 血清肺炎支原体抗体检测异常有什么临床意义？

血清肺炎支原体抗体检测是诊断肺炎支原体感染的主要依据。肺炎支原体抗体检测阳性见于无症状的呼吸道感染，也可以是严重肺炎，还有脑炎、心肌炎等。MP 感染后，MP-IgM 类抗体出现早，一般在感染后 1 周出现，3～4 周达高峰，以后逐渐降低。IgG 较 IgM 出现晚，需动态观察，在恢复期比急性期的效价升高 4 倍以上时有诊断价值。IgG 与 IgM 同时测定，可提高诊断率。儿童 IgM 反应性一般强于成人，约 50％的成人在 MP 感染后检测不到 IgM 的升高，因此阴性结果时无法排除 MP 的感染；而有些儿童的 IgG 反应水平较低。

❉ 做血清肺炎支原体抗体检测应注意什么？

空腹采不抗凝血，避免溶血和乳糜血。

肺炎支原体核酸检测

❖ 什么是肺炎支原体核酸检测?

肺炎支原体核酸检测是指利用 PCR 的方法检测肺炎支原体 DNA（MP DNA）。MP DNA 检测灵敏度高，在 MP-IgM 窗口期即可检测。

❖ 肺炎支原体核酸检测的生物参考区间是多少?

PCR 法：MP DNA 定性检测为阴性。

❖ 肺炎支原体核酸检测异常有什么临床意义?

MP DNA 阳性提示肺炎支原体感染。

肺炎衣原体抗体

❖ 什么是血清肺炎衣原体抗体检测?

肺炎衣原体（CP）是引起急性呼吸道感染特别是衣原体肺炎的重要病原体。CP 感染可刺激机体产生 CP 抗体，包括 CP-IgG 和 CP-IgM。血清 CP 抗体检测是确定血清中是否存在 CP 抗体，为定性检测。

❖ 血清肺炎衣原体抗体检测的生物参考区间是多少?

ELISA 法：CP-IgM 为阴性；CP-IgG 为阴性。

❖ 血清肺炎衣原体抗体检测异常有什么临床意义?

血清肺炎衣原体抗体检测是诊断衣原体感染的主要依据。其中 CP-IgM 检测用于肺炎衣原体急性感染的诊断，CP-IgM 阳性或两次抗体效价呈 4 倍或 4 倍以上增长，对早期肺炎衣原体感染有诊断意义；CP-IgG 抗体用于肺炎衣原体既往感染的诊断，CP-IgG 在恢复期比急性期的效价升高 4 倍以上时有诊断价值。

肺炎衣原体抗体阳性可见于上呼吸道感染性疾病、非典型病原体肺炎、支气管炎、鼻窦炎。肺炎衣原体感染还可引起心包炎、心肌炎、虹膜炎、肝炎、心内膜炎、结节性红斑，还与冠状动脉疾病有关等。

❖ 做血清肺炎衣原体抗体检测应注意什么?

空腹采不抗凝血，避免溶血和乳糜血。

肺炎衣原体核酸检测

❖ 什么是肺炎衣原体核酸检测?

肺炎衣原体核酸检测是指利用 PCR 的方法检测肺炎衣原体 DNA（CP DNA）。CP

DNA 检测灵敏度高，在 CP-IgM 窗口期即可检测。

🍀 肺炎衣原体核酸检测的生物参考区间是多少？

PCR 法：CP DNA 定性检测为阴性。

🍀 肺炎衣原体核酸检测异常有什么临床意义？

CP DNA 阳性提示肺炎衣原体感染。

🩺 沙眼衣原体

🍀 什么是沙眼衣原体检测？

衣原体是生活在细胞内的微生物，沙眼衣原体（CT）感染可以引起多种疾病。CT 检测是确定分泌物中是否存在 CT，为定性检测。

🍀 沙眼衣原体检测的生物参考区间是多少？

快速直接免疫法：分泌物 CT 为阴性。

🍀 沙眼衣原体检测异常有什么临床意义？

检测分泌物中的沙眼衣原体，可作为沙眼衣原体所致生殖道感染（如女性盆腔炎）以及新生儿沙眼衣原体肺炎等疾病的诊断依据。在沙眼流行地区通过眼-眼、眼-手-眼传播，引起地方性致盲沙眼；另一种系性接触传播，为最常见类型，引起成人包涵体性结膜炎；男性尿道炎、非淋菌性尿道炎、附睾炎、前列腺炎；女性宫颈炎和输卵管炎、性病淋巴肉芽肿、继淋菌性尿道炎之后的直肠炎、子宫炎、不孕症；成人的赖特综合征、新生儿肺炎等。

🩺 沙眼衣原体核酸检测

🍀 什么是沙眼衣原体核酸检测？

沙眼衣原体核酸检测是指利用 PCR 的方法检测沙眼衣原体 DNA（CT DNA），为定性检测。

🍀 沙眼衣原体核酸检测的生物参考区间是多少？

PCR 法：CT DNA 定性检测为阴性。

🍀 沙眼衣原体核酸检测异常有什么临床意义？

CT DNA 阳性提示沙眼衣原体感染。沙眼衣原体感染可导致宿主多种疾病发生，如沙眼、包涵体性结膜炎、泌尿生殖道感染和性病淋巴肉芽肿等。妊娠期感染沙眼衣原体可无症状，但可造成早产、胎膜早破、低体重儿或死胎，并可通过母婴传播引起新生儿肺炎和包涵体性结膜炎。

解脲脲原体、人型支原体培养和药敏检测

什么是解脲脲原体和人型支原体?

解脲脲原体（Uu）、人型支原体（Mh）是人类泌尿生殖道最常见的寄生菌之一，与一些新生儿疾病和成人的泌尿生殖系统疾病有关，主要传播方式为性接触及母婴传播。

解脲脲原体、人型支原体培养和药敏检测的生物参考区间是多少?

培养法：解脲脲原体为阴性；人型支原体为阴性。

解脲脲原体、人型支原体培养和药敏检测有什么临床意义?

Uu 可引起非淋菌性尿道炎，也是慢性前列腺炎的病原体之一。生殖系统 Uu 感染可导致不孕不育症、自发性流产、早产及死胎。Mh 在正常性成熟女性中具有一定的携带率；Mh 主要引起输卵管炎、宫颈炎、盆腔炎和阴道炎等，也可引起新生儿感染。对 Uu 和 Mh 进行体外药物敏感性试验可帮助临床选择敏感合适的抗生素。

做解脲脲原体、人型支原体培养和药敏检测应注意什么?

① 男性：可取尿道拭子、前列腺液或精液。样本需无菌送检。
② 女性：可取宫颈分泌物、羊水，不推荐尿液。样本需无菌送检。

解脲脲原体核酸检测

什么是解脲脲原体核酸检测?

解脲脲原体核酸检测是指利用 PCR 的方法检测解脲脲原体 DNA（Uu DNA），为定性检测。

解脲脲原体核酸检测的生物参考区间是多少?

PCR 法：Uu DNA 定性检测为阴性。

解脲脲原体核酸检测异常有什么临床意义?

Uu DNA 阳性提示解脲脲原体感染。解脲脲原体是泌尿生殖道感染的常见病原体之一，所致疾病最常见的为非淋菌性尿道炎。解脲脲原体多寄生在男性尿道、阴茎包皮和女性阴道中。若上行感染，可引起男性前列腺炎或附睾炎、女性阴道炎、宫颈炎，并可感染胎儿致流产、早产及低体重儿，也可引起新生儿呼吸道及中枢神经系统感染。

弓形虫抗体

什么是血清弓形虫抗体检测?

弓形虫（TOXO）是一种寄生虫，弓形虫感染可刺激人体产生弓形虫抗体，包括 TOXO-IgM 和 TOXO-IgG 两种。血清弓形虫抗体检测是确定血清中是否存在 TOXO 抗体，为定性检测。

❤ 血清弓形虫抗体检测的生物参考区间是多少？

化学发光法：TOXO-IgM 为阴性；TOXO-IgG 为阴性。

❤ 血清弓形虫抗体检测异常有什么临床意义？

血清弓形虫抗体检测是弓形虫感染的主要诊断手段，TOXO-IgM 阳性见于弓形虫感染性疾病早期，如患者因被动物抓、咬伤后引起的静脉血管炎、淋巴结肿大乃至引起的脑炎。TOXO-IgG 抗体一般提示存在弓形虫的既往感染。

弓形虫感染在妊娠早期可引起流产、死胎、胚胎发育障碍；妊娠中、晚期可导致胎儿宫内发育迟缓和一系列中枢神经系统损害（如无脑儿、脑积水等发育畸形），故 TOXO-IgM 和 TOXO-IgG 还用于孕早期筛查及监测，以减少畸形儿的出生。

❤ 做血清弓形虫抗体检测应注意什么？

空腹采不抗凝血，避免溶血和乳糜血。

🩺 人类免疫缺陷病毒抗体

❤ 什么是血清 HIV 抗体检测？

人类免疫缺陷病毒（HIV）是引起性传播疾病——艾滋病，即获得性免疫缺陷综合征（AIDS）的病原体。HIV 感染 6 周后，可刺激机体产生相应抗体（HIV 抗体）。血清 HIV 抗体检测是确定血清中是否存在 HIV 抗体，为定性检测。

❤ 血清 HIV 抗体检测的生物参考区间是多少？

① ELISA 法：HIV-Ab 为阴性。

② 免疫荧光测定（IFA）：HIV-Ab 为阴性。

③ 蛋白印迹试验（WB）：HIV-Ab 为阴性。

❤ 血清 HIV 抗体检测异常有什么临床意义？

HIV 抗体阳性见于 HIV 感染患者，95% 受感染者在 5 个月可测到抗体。HIV-IgM 型抗体于 3 个月时达到高峰，以后下降，至 5 个月后消失。HIV-IgG 型抗体于 6 个月时达到高峰，并长期持续存在。在胎儿脐血中检出 HIV-IgM 抗体，有助于诊断先天性 HIV 感染。个别患者到 AIDS 末期查不到特异抗体，这是由于晚期患者体内 T 辅助细胞耗竭，B 淋巴细胞增殖分化需要的淋巴因子缺乏，从而抗体的产生逐渐下降。

单纯 HIV 检测阳性，为 HIV 感染患者；若伴有临床症状，可诊断为艾滋病。

🩺 柯萨奇病毒抗体

❤ 什么是血清柯萨奇病毒抗体检测？

柯萨奇病毒（COX）是一种肠病毒，分为 A 和 B 两类，其中 A 类组又分 24 个血清型，B 类组分 6 个血清型。血清 COX 抗体检测是确定血清中是否存在 COX 抗体，为定性检测。

❀ 血清柯萨奇病毒抗体检测的生物参考区间是多少?

ELISA 法:COX-IgG 为阴性;COX-IgM 为阴性。

❀ 血清柯萨奇病毒抗体检测异常有什么临床意义?

血清 COX 病毒抗体是判断人体是否感染了 COX 病毒的一项重要参考指标。

COX 病毒 A 型阳性见于以下情况。

① 上呼吸道感染:症见发热、喷嚏、流涕、咳嗽等。

② 疱疹性咽峡炎:在咽部、舌、软腭等处出现小疱疹,可伴有扁桃体肿大。

③ 皮疹:主要分布在面部、手指、足趾等处,为疱疹和斑丘疹。

④ 脑膜脑炎。

COX 病毒 B 型阳性见于:特征性传染性胸肋痛,同时可伴发热、脑膜脑炎等。B 类组柯萨奇病毒还能引起病毒性心肌炎,新生儿感染后引起心肌炎,病死率高。

❀ 做血清柯萨奇病毒抗体检测应注意什么?

空腹采不抗凝血,避免溶血和乳糜血。

麻疹病毒抗体

❀ 什么是血清麻疹病毒抗体检测?

麻疹病毒(MV)是引起急性传染病——麻疹的病原体。麻疹病毒抗体包括 MV-IgG 和 MV-IgM。血清 MV 抗体检测是确定血清中是否存在 MV 抗体,为定性检测。

❀ 血清麻疹病毒抗体检测的生物参考区间是多少?

ELISA 法:MV-IgM 为阴性;MV-IgG 为阴性。

❀ 血清麻疹病毒抗体检测异常有什么临床意义?

典型的麻疹患者不通过实验室检查也可做出诊断,但不典型病例常需通过麻疹病毒抗体检测协助诊断。MV-IgM 阳性见于麻疹急性感染、亚急性脑膜炎等。有麻疹病毒既往感染史或接种麻疹疫苗后可检出 MV-IgG 型抗体。

流行性乙型脑炎病毒抗体

❀ 什么是血清流行性乙型脑炎病毒抗体检测?

流行性乙型脑炎简称"乙脑",是由流行性乙型脑炎病毒(JEV)引起的中枢神经系统急性传染病。JEV 感染可刺激机体产生相应的 JEV 抗体,包括 JEV-IgG 和 JEV-IgM。JEV 抗体检测是确定血清中是否存在 JEV 抗体,为定性检测。

❀ 血清流行性乙型脑炎病毒抗体检测的生物参考区间是多少?

ELISA 法和血凝抑制试验:JEV-IgG 为阴性;JEV-IgM 为阴性。

❧ 血清流行性乙型脑炎病毒抗体检测异常有什么临床意义?

① IgM 型抗体与流行性乙型脑炎病毒急性感染有关,发病者多为无免疫力的儿童。JEV-IgM 阳性见于流行性乙型脑炎病毒感染急性期,在发病后的第 4 天出现于患者的血中,2 周后 80% 患者可呈持续阳性,而后逐渐下降。

② 绝大多数成人因曾多次隐性感染而 JEV-IgG 呈阳性。但 JEV-IgG 在恢复期比急性期的效价升高 4 倍以上时对流行性乙型脑炎才有诊断价值。

出血热病毒抗体

❧ 什么是血清出血热病毒抗体检测?

出血热病毒(EHFV)是引起流行性出血热的病原体。EHFV 感染刺激机体产生 EHFV 抗体,包括 EHFV-IgM 和 EHFV-IgG。血清 EHFV 抗体检测是确定血清中是否存在 EHFV 抗体,为定性检测。

❧ 血清出血热病毒抗体检测的生物参考区间是多少?

ELISA 法和血凝抑制法:EHFV-IgM 为阴性;EHFV-IgG 为阴性。

❧ 血清出血热病毒抗体检测异常有什么临床意义?

① EHFV-IgM 在流行性出血热发病后 2 天可以测出,5~6 天达高峰,因此可作为流行性出血热早期诊断的重要依据。

② EHFV-IgG 可用于回顾性诊断及流行病学调查。EHFV-IgG 在恢复期比急性期的效价升高 4 倍以上有诊断价值。

粪便轮状病毒抗原

❧ 什么是粪便轮状病毒抗原检测?

轮状病毒(RotaV)是婴幼儿秋季急性腹泻的主要病原体,主要经粪-口传播。粪便中轮状病毒抗原检测是确定粪便中是否存在轮状病毒抗原,为定性检测。

❧ 粪便轮状病毒抗原检测的生物参考区间是多少?

金标法:RotaV 抗原为阴性。

❧ 粪便轮状病毒抗原检测异常有什么临床意义?

粪便中轮状病毒抗原检测呈阳性即为异常。粪便轮状病毒抗原检测是诊断轮状病毒肠炎较敏感的方法,可为诊断该病提供有价值的依据。

❧ 做粪便轮状病毒抗原检测应注意什么?

有症状患者的粪便应收集在干净、干燥、防水且不含去污剂、防腐剂的容器中。收集标本不少于 1~2g,液体粪便标本不少于 1~2ml。粪便中不含血液或黏液。

嗜肺军团菌抗体

❋ 什么是血清嗜肺军团菌抗体检测？

嗜肺军团菌（LP）是一种可以引起暴发性流行性肺炎和呼吸道感染的致病菌。LP感染可刺激机体产生 LP 抗体，包括 LP-IgM 和 LP-IgG。血清 LP 抗体检测是确定血清中是否存在 LP 抗体，为定性检测。

❋ 血清嗜肺军团菌抗体检测的生物参考区间是多少？

ELISA 法：LP-IgM 为阴性；LP-IgG 为阴性。

❋ 血清嗜肺军团菌抗体检测异常有什么临床意义？

LP 抗体检测可用于军团菌感染的辅助诊断。

抗生素的使用会影响嗜肺军团菌抗体的产生。LP-IgM 出现早，LP 感染 1 周后可出现，消失快，有助于早期诊断；LP-IgG 在感染 2 周后可出现，1 个月左右达高峰，阳性常提示有既往感染史。

❋ 做血清嗜肺军团菌抗体检测应注意什么？

空腹采不抗凝血，避免溶血和乳糜血。

结核分枝杆菌抗体

❋ 什么是血清结核分枝杆菌抗体检测？

结核分枝杆菌抗体（TB-Ab）是结核分枝杆菌感染人体后刺激机体产生的相应的特异性抗体。血清 TB-Ab 检测是测定血清中 TB-Ab 的含量，为定量测定，检测结果以每毫升血清中 TB-Ab 的单位数（U/ml）表示。

❋ 血清结核分枝杆菌抗体检测的生物参考区间是多少？

ELISA 定量法：

① TB-Ab：<400U/ml；阴性。

② TB-Ab：400～900U/ml；弱阳性。

③ TB-Ab：>900U/ml；阳性。

❋ 血清结核分枝杆菌抗体检测异常有什么临床意义？

TB-Ab 阳性可见于肺结核或肺外结核（胸膜结核、腹腔结核的体腔结核、结核性脑膜炎等），故血清 TB-Ab 检测有助于结核病的辅助诊断。该检测对肺结核、结核性骨髓炎敏感性高；而对粟粒性肺结核、结核性胸膜炎等病的检出率较低。脑脊液中的 TB-Ab 对结核性脑膜炎的诊断有重要意义。

抗酸杆菌涂片检查

❖ 什么是抗酸杆菌涂片检查?

抗酸杆菌包含结核分枝杆菌和非结核分枝杆菌,由于含有分枝菌酸,在经石炭酸复红染色后经盐酸酒精脱色时不易被脱色,不易被亚甲蓝复染,染色呈红色,所以又称为抗酸杆菌。抗酸杆菌检查包括涂片法。依据感染部位不同,检测样本可为痰、尿液、脑脊液、胸水、腹水、关节液、心包液、鞘膜积液、肺泡灌洗液等。

❖ 抗酸杆菌涂片检查的生物参考区间是多少?

涂片法:阴性。

❖ 抗酸杆菌检查涂片异常有什么临床意义?

抗酸杆菌涂片检查阳性临床上常见于结核分枝杆菌或非结核分枝杆菌感染,如肺结核、泌尿系统结核等。

❖ 做抗酸杆菌涂片检查应注意什么?

① 痰标本以晨痰为好,留取方法为:受检者起床后,用清水漱口,咳出呼吸道深部的痰液。一般在 3～5ml,标本性状属于干酪痰、褐色血痰或含少量新鲜血液的血痰、黏液痰者为合格的标本;唾液为不合格标本。也可由医生通过支气管镜取分泌物直接刷片或取肺泡灌洗液置于无菌容器中,立即送检。如不能及时送检,应将标本放冰箱 4℃保存。

② 尿标本以清晨第一次全部尿液为好。受检者夜间应尽量少喝水,少起夜,清晨起床后留取第一次全部晨尿于事先准备好的干燥容器内,立即送检。如不能及时送检,应将标本放冰箱 4℃保存。

③ 胸水、腹水、关节液、心包液、鞘膜积液、脑脊液等标本,应由医务人员采集。

抗酸杆菌培养

❖ 什么是抗酸杆菌培养?

抗酸杆菌包含结核分枝杆菌和非结核分枝杆菌。依据感染部位不同,采集不同部位的样本,如痰、尿液、脑脊液、胸水、腹水、关节液、心包液、鞘膜积液、肺泡灌洗液等,接种培养基进行培养,待生长后进一步鉴定是否为抗酸杆菌或结核分枝杆菌。

❖ 抗酸杆菌培养的生物参考区间是多少?

培养法:阴性。

❖ 抗酸杆菌培养异常有什么临床意义?

抗酸杆菌培养阳性临床上常见于结核分枝杆菌或非结核分枝杆菌感染,如肺结核、泌尿系统结核等。

混合淋巴细胞培养+γ干扰素检测（IGRA）

什么是混合淋巴细胞培养+γ 干扰素检测（IGRA）?

结核感染机体后主要引起以 T 细胞为主的细胞免疫反应，通过产生大量以 γ 干扰素为主的细胞因子发挥抗结核作用。IGRA 就是利用结核分枝杆菌特异性抗原在体外刺激受检者外周血单个核细胞，使效应 T 淋巴细胞活化、产生 γ 干扰素，检测 γ 干扰素浓度或计数分泌 γ 干扰素细胞的方法来判断受检者是否存在结核感染。

混合淋巴细胞培养+γ 干扰素检测（IGRA）的生物参考区间与结果解读是什么?

QuantiFERON-TB Gold（QFT-G）法：混合淋巴细胞培养＋γ 干扰素检测（IGRA）的生物参考区间为阴性。

结果解读：

阴性：可能不存在结核感染 T 细胞免疫反应；

阳性：可能存在结核感染 T 细胞免疫反应；

不确定：不能确定是否存在结核感染 T 细胞免疫反应。

混合淋巴细胞培养+γ 干扰素检测（IGRA）有什么临床意义?

IGRA 有助于：

① 结核病辅助诊断/疗效评价："菌阴"结核的辅助诊断（不明原因发热待查，风湿免疫用药前结核筛查，不孕不育及试管婴儿术前结核筛查等）；肺外结核的鉴别诊断[结核性脑膜炎（儿童）、骨结核、肠结核（与克罗恩病鉴别）、结核性胸膜/腹膜炎（胸腹水待查的患者）、淋巴结核等]；抗痨治疗的疗效评价。

② 免疫力低下/受抑制人群的结核筛查：使用生物抑制剂/免疫抑制剂治疗的人群；HIV 感染者/肾透析患者/器官移植患者；糖尿病、硅肺、白血病、肾功能不全、营养不良等患者及老年人等。

③ 儿童结核的快速辅助诊断。

④ 结核密切接触者/高危人群/出入境结核感染的筛查。

结核分枝杆菌 DNA 定性和定量检测

什么是结核分枝杆菌 DNA 定性和定量检测?

结核分枝杆菌是人和动物结核病的病原体，包括人结核分枝杆菌、牛分枝杆菌、非洲分枝杆菌和田鼠分枝杆菌，前三种对人类致病，其中人结核分枝杆菌感染发病率最高。结核分枝杆菌 DNA 定性检测是检测样本中是否存在结核分枝杆菌；结核分枝杆菌 DNA 定量检测是对结核分枝杆菌 DNA 阳性患者样本中的结核分枝杆菌 DNA 含量进行检测，结果以 copies/ml（拷贝数/毫升）表示。

❀ 结核分枝杆菌 DNA 定性和定量检测的生物参考区间是多少？

PCR 法

① 结核分枝杆菌 DNA 定性检测：阴性。

② 结核分枝杆菌 DNA 定量检测：低于 10^3 copies/ml。

❀ 结核分枝杆菌 DNA 定性和定量检测异常有什么临床意义？

结核分枝杆菌 DNA 定性和定量检测速度快，数小时内可完成。只要体内检测到结核分枝杆菌 DNA，即可确定受检者存在结核分枝杆菌感染，其中肺结核患者可通过呼吸道传播，传染性较强。因取材不当或样本结核菌含量极低时可检测不到，因此结核分枝杆菌 DNA 定性检测阴性不能排除结核菌感染。结核分枝杆菌 DNA 检测与培养法联合应用，可以作为患者治疗效果的评判依据。

❀ 做结核分枝杆菌 DNA 定性和定量检测应注意什么？

① 痰液：应取清晨从肺深部咳出的痰液，用无菌容器存放，密闭送检。

② 肺及支气管灌洗液：用无菌容器存放，密闭送检。

③ 尿液：收取中段尿，用无菌容器存放，密闭送检。

🩺 梅毒螺旋体

❀ 什么是血清梅毒螺旋体检测？

梅毒螺旋体（TP）是性传播疾病——梅毒的病原体，TP 感染可刺激机体产生针对 TP 的抗体。梅毒血清学试验常用的检测方法有：快速血清反应素试验（RPR）、梅毒乳胶凝集试验（TPPA）和梅毒特异抗体（TP）试验。

❀ 血清梅毒螺旋体检测的生物参考区间是多少？

RPR、TPPA 和 TP 均为阴性。

❀ 血清梅毒螺旋体检测异常有什么临床意义？

① TP 抗体检测是一种经典的特异性较高的梅毒血清学反应，假阳性率不到 1%；TPPA 主要通过检测患者血清中有无梅毒螺旋体（TP）的特异性抗体，对梅毒进行确诊，特别用于疑难患者的诊断。

② RPR 为梅毒的筛查试验。阳性见于一期梅毒（病灶出现后 1～2 周血清 RPR 可呈阳性）、二期梅毒（血清 RPR 效价最高，阳性率可达 99%）、先天性梅毒（血清 RPR 阳性率可达 80%～100%）；由于效价与病变活动性有关，经药物治疗血清 RPR 可转阴，故血清 RPR 还可用于梅毒药物治疗效果的监测；应注意，初期或晚期梅毒患者血清中反应素量不足时，可出现假阴性反应。此外，妊娠女性、老年人及免疫接种后，均可能出现血清 RPR 阳性反应，但一般效价不大于 1：8。麻风、结核、传染性单核细胞增多症、系统性红斑狼疮、类风湿关节炎、回归热、病毒性疾病、支原体感染、疟疾等疾病以及吸毒者，血清 RPR 均可呈阳性，但效价较低。

伤寒、副伤寒血清凝集试验

什么是伤寒、副伤寒血清凝集试验?

伤寒沙门菌感染后,可刺激机体产生相应的抗体,包括伤寒菌菌体抗体 "O"、伤寒菌鞭毛抗体 "H";副伤寒沙门菌感染后,可刺激机体产生相应的抗体,包括副伤寒菌菌体抗体 "A"、副伤寒菌鞭毛抗体 "B"。伤寒、副伤寒血清凝集试验又称肥达 (WR) 试验,是确定血清中是否存在伤寒、副伤寒抗体,为定性试验,检测结果以抗体效价 (血清的稀释倍数) 表示。

伤寒、副伤寒血清凝集试验的生物参考区间是多少?

血清凝集法:
① 血清伤寒菌菌体抗体 "O":效价<80。
② 血清伤寒菌鞭毛抗体 "H":效价<160。
③ 血清副伤寒菌菌体抗体 "A":效价<80。
④ 血清副伤寒菌鞭毛抗体 "B":效价<80。

伤寒、副伤寒血清凝集试验异常有什么临床意义?

伤寒、副伤寒血清凝集试验各种抗体效价高于参考值时为异常,可协助诊断伤寒和副伤寒。病程中至少1周复检一次,血清抗体效价呈依次递增趋势。如果恢复期血清抗体效价是急性期的4倍以上,则有较大诊断价值或有肯定的诊断价值。患伤寒和副伤寒时肥达试验结果情况如下。

① 患伤寒或各种副伤寒沙门菌感染的早期,血清伤寒菌菌体抗体 "O" 可呈阳性。
② 患伤寒,血清伤寒菌菌体抗体 "O"、血清伤寒菌鞭毛抗体 "H" 抗体可呈阳性。
③ 患副伤寒甲,血清伤寒菌菌体抗体 "O"、血清副伤寒菌菌体抗体 "A" 可呈阳性。
④ 患副伤寒乙,血清伤寒菌菌体抗体 "O"、血清副伤寒菌鞭毛抗体 "B" 可呈阳性。
⑤ 曾接种过伤寒或副伤寒疫苗者,血清伤寒菌鞭毛抗体 "H" 可呈高效价阳性。
⑥ 某些非伤寒、副伤寒疾病,如结核、斑疹伤寒、病毒性肝炎等,肥达试验呈阳性结果。

外斐反应

什么是外斐反应?

变形杆菌菌株 OX_{19}、OX_2、OX_K 与某些立克次体有共同抗原成分,这些立克次体感染后可刺激机体产生相应抗体,该类抗体可与立克次体发生凝集反应。观察受检血清是否与立克次体发生凝集反应来观察血清中是否存在立克次体抗体的试验称外斐反应

（WFR）。该试验是定性试验，检测结果以抗体效价表示。

❀ 外斐反应的生物参考区间是多少？

血清凝集效价＜160 为正常。

❀ 外斐反应异常有什么临床意义？

血清凝集效价≥160 为阳性，或间隔 2 周的血清效价增长在 4 倍以上，是某些立克次体病的辅助诊断依据。WFR 出现阳性的情况如下。

① 流行性斑疹伤寒，血清 OX_{19} 抗体阳性率高达 83.5％～93.4％，以第 4 周最高。起病第 5～6 天时，患者血清抗体效价可达 2560，继而迅速下降，于 3～6 个月内可转为阴性。

② 地方性斑疹伤寒，血清 OX_{19} 抗体阳性出现于发病的第 5～17 天，平均为第 11～15 天。血清抗体效价一般较流行性斑疹伤寒为低，大多在 160～164。

③ 恙虫病，血清 OX_K 株抗体阳性最早在起病第 4 天即可出现，第 1 周阳性率为 30％左右，第 2 周末为 60％，第 3～4 周为 80％～90％。

④ 落基山斑点热，血清 OX_{19} 与 OX_2 抗体阳性，且通常血清 OX_{19} 抗体效价高于血清 OX_2 抗体。

⑤ 某些非立克次体病，如变形杆菌尿路感染、钩端螺旋体病、回归热、疟疾、伤寒及各种严重肝病等 WFR 试验也可呈阳性，但凝集效价大多较低，且很少有动态改变。

应注意，有预防接种史者，WFR 常不呈阳性反应。

🩺 冷凝集试验

❀ 什么是冷凝集试验？

冷凝集素（CAT-IgM）是一种非特异性抗体，由 I 抗原刺激机体产生。CAT-IgM 在 0～4℃寒冷情况下，能与自身红细胞或人体的 O 型红细胞的膜抗原结合，产生凝集现象。利用 CAT-IgM 的冷凝集特点确定血清中是否存在 CAT-IgM 的检测即为冷凝集试验。

冷凝集试验为定性试验，检测结果以抗体效价表示。

❀ 冷凝集试验的生物参考区间是多少？

红细胞凝集试验：CAT-IgM 效价≤32。

❀ 冷凝集试验异常有什么临床意义？

冷凝集试验（CAT）主要用于协助诊断支原体肺炎。约 50％以上的支原体肺炎患者可出现冷凝集试验阳性，且效价较高。当冷凝集素效价≥32，或间隔 1 周以上的 2 次血清效价增长在 4 倍以上，对支原体肺炎的诊断有参考意义。此外，肝硬化、雷诺现象、传染性单核细胞增多症、少数恶性疟疾、重症贫血、骨髓瘤、腮腺炎并发睾丸炎和螺旋体病等也可出现 CAT 阳性。

嗜异性凝集试验

❖ 什么是嗜异性凝集试验?

EB 病毒感染后,患者血清中会出现一种非特异性 IgM 型抗体,此种抗体,能非特异性地凝集绵羊红细胞,称为嗜异性抗体(HAT-IgM)。利用嗜异性抗体可以凝集绵羊红细胞的特性观察血清中是否存在嗜异性抗体的检测称为嗜异性凝集试验。嗜异性凝集试验为定性试验,检测结果以抗体效价表示。

❖ 嗜异性凝集试验的生物参考区间是多少?

红细胞凝集法:HAT-IgM 效价<7。

❖ 嗜异性凝集试验异常有什么临床意义?

传染性单核细胞增多症患者中嗜异性凝集试验的阳性率可达 90%~95%,故嗜异性凝集试验常被用于传染性单核细胞增多症的辅助诊断。HAT-IgM 效价>56 时有诊断价值,若凝集效价逐周增长 4 倍以上时,则临床诊断意义更大。

此外,血清病、少数淋巴网状细胞瘤、单核细胞白血病、肉瘤、结核病以及急性血吸虫病患者的 HAT-IgM 也可呈阳性,但是抗体效价均较低(除血清病外)。注射马血清制剂后,本试验也可呈阳性。正常人中有时也可检测出嗜异性抗体,但效价较低。

抗链球菌溶血素 "O"

❖ 什么是抗链球菌溶血素 "O" 检测?

抗链球菌溶血素 "O" 试验,简称抗链 "O" 或 ASO 试验。链球菌溶血素 "O" 是溶血性链球菌的代谢产物之一,具有很强的抗原性。溶血性链球菌感染后,可刺激机体产生抗链球菌溶血素 "O" 抗体(ASO)。抗链球菌溶血素 "O" 试验是检测血清中 ASO 的含量,为定量测定,检测结果以每毫升血清中 ASO 的国际单位数(IU/ml)表示。

❖ 抗链球菌溶血素 "O" 检测的生物参考区间是多少?

散射比浊法:0~408 IU/ml。

❖ 抗链球菌溶血素 "O" 检测异常有什么临床意义?

ASO 值明显增高或复查后仍逐渐增高并超过生物参考区间,表示有过溶血性链球菌感染,感染者中有一小部分人会发生风湿病。风湿病活动期有 60%~80% 的患者 ASO 增高,故 ASO 检测对风湿病的诊断和疗效观察有一定价值。ASO 增高见于溶血性链球菌感染引起的风湿热、急性肾小球肾炎、猩红热、丹毒、化脓性扁桃体炎等。此外,某些与溶血性链球菌感染无明显关系的疾病,如少数肝炎、肾病综合征、结核病、结缔组织疾病等，ASO 也可增高。

C 反应蛋白

什么是 C 反应蛋白检测？

C 反应蛋白（CRP）为一种急性疾病时期的反应蛋白。CRP 检测是测定血清中 CRP 的含量，为定量测定，检测结果以每升血清中 CRP 的毫克数（mg/L）表示。

C 反应蛋白检测的生物参考区间是多少？

免疫比浊法：成人为 0～6mg/L。不同年龄组有其各自的生物参考区间。

C 反应蛋白检测异常有什么临床意义？

机体发生器质性病变时 CRP 会增高，其检测值的变化对急性炎症、组织损伤、恶性肿瘤等疾病的诊断及疗效观察有价值。CRP 增高见于以下情况。

① 组织坏死，如大手术、严重创伤、烧伤、心肌梗死等。

② 各种细菌性感染，如各种急性化脓性炎症、菌血症，特别是革兰氏阴性杆菌感染时。

③ 风湿热等自身免疫性疾病急性期。

④ 恶性肿瘤、结缔组织病。

⑤ 器官移植后发生排异反应时。

⑥ 妊娠期等。

降钙素原

什么是血清降钙素原检测？

降钙素（CT）是一种激素，降钙素原（PCT）是其前体，主要由甲状腺髓质细胞分泌并贮存，在正常人血清中含量极低。PCT 检测是测定血清中 PCT 的含量，为定量测定，检测结果以每毫升血清中 PCT 的纳克数（ng/ml）表示。

血清降钙素原检测的生物参考区间是多少？

血清 PCT＜0.046ng/ml。

血清降钙素原检测异常有什么临床意义？

① 血清 PCT 是诊断炎症，特别是严重的系统性细菌感染或败血症的早期诊断指标，对新生儿败血症及颅内感染诊断的敏感性及特异性均可高达 100％。

② 血清 PCT 可用于器官移植术后的患者的鉴别诊断。移植术后器官排异反应不会导致 PCT 明显升高，一旦 PCT＞10ng/ml 时，则 98％以上是有细菌感染存在。

③ 血清 PCT 可明确接受化疗或应用免疫抑制药后粒细胞降低的肿瘤患者是否存在危及生命的细菌感染。

④ 血清 PCT 可辅助早期准确判断手术后是否合并感染。

⑤ 血清 PCT 可用于严重的系统性细菌感染和败血症、细菌性感染和非细菌性炎症、细菌性感染和病毒性感染的鉴别诊断。

⑥ 血清 PCT 可用于原虫感染诊断。

涂片革兰氏染色检查

❋ 什么是涂片革兰氏染色检查?

采集临床标本如痰、便、脓液、生殖道分泌物、皮肤瘀斑瘀点等直接涂片，或采集清洁中段尿、脑脊液、浆膜腔积液等体液离心取沉渣涂片，待自然干燥后固定并进行革兰氏染色，因细菌细胞壁成分结构的差异，可将样本中的细菌区分为革兰氏阳性和革兰氏阴性两大类。

❋ 涂片革兰氏染色检查的生物参考区间是多少?

无菌尾部采集的样本：阴性。

❋ 涂片革兰氏染色检查有什么临床意义?

确定细菌的染色性和特殊结构，通过细菌的形态来鉴定细菌和进行分类；其次，直接涂片染色可及早发现病原菌，辅助诊断感染性疾病（如细菌性脑膜炎、肺炎、淋病等）；直接判断妇科疾病，如女性阴道分泌物直接涂片可判断细菌性阴道病、念珠菌性阴道炎或滴虫性阴道炎；对分离培养的菌落，细菌鉴定的第一步为革兰氏染色，根据染色性和形态，来确定下一步试验；在获得药敏结果前，对报告阳性的血培养及其他各种标本直接涂片，可作为医师选用抗生素的参考。

真菌涂片检查

❋ 什么是真菌涂片检查?

真菌感染可引起的疾病，称为真菌病。根据侵犯人体部位的不同，可以将真菌感染性疾病分为浅部真菌感染和侵袭性真菌感染。依据感染部位不同，可采集不同部位的样本，如痰、尿液、脑脊液、粪便、胸水、腹水、关节液、心包液、鞘膜积液、肺泡灌洗液、毛发、皮肤刮屑或指（趾）甲等，进行直接涂片或压片，并在显微镜下观察是否有真菌孢子和（或）菌丝。

❋ 真菌涂片检查的生物参考区间是多少?

阴性。

❋ 真菌涂片检查异常有什么临床意义?

真菌涂片检查是临床上常用于明确真菌感染的辅助诊断手段之一，简便快速，无菌部位的阳性结果可直接确定真菌感染。若在毛发、皮肤刮屑或指（趾）甲标本中发现念珠菌、皮肤癣菌和马拉色菌的成分，可提供对相应真菌病的可靠诊断。若在无菌体液的真菌涂片检查中发现真菌成分常可确立深部真菌病的诊断。但一般在有菌部位则只有发现大量真菌菌丝才有意义。通过直接镜检一般可以区分念珠菌、毛霉（接合菌）、暗色真菌、隐球菌等真菌的感染。

真菌培养

❖ 什么是真菌培养?

　　大剂量免疫抑制剂、化疗药物以及广谱抗生素的滥用，使得免疫抑制的患者逐渐增多，真菌感染的患病率和致死率在全球呈上升趋势。对疑似真菌病的患者，可采集疑似感染部位的样本，进行直接培养，并对培养出来的真菌进一步鉴定，进而对真菌感染引起的疾病进行针对性治疗。

❖ 真菌培养的生物参考区间是多少?

　　阴性。

❖ 真菌培养异常有什么临床意义?

　　阳性可明确该部位的真菌感染，尤其是无菌部位的样本检出真菌阳性可明确诊断。

呼吸系统致病菌培养

❖ 什么是呼吸系统致病菌培养?

　　呼吸系统致病菌培养，就是通过细菌培养的方法，检查采集的呼吸道样本中是否存在呼吸系统致病菌，或者是否存在正常情况下不致病，但特定条件下可以引起呼吸道疾病的细菌，同时确定存在细菌的种类。呼吸系统常见病原菌包括：金黄色葡萄球菌、铜绿假单胞菌、肺炎克雷伯菌、大肠埃希菌、阴沟肠杆菌、假丝酵母菌属、嗜麦芽窄食单胞菌、假单胞菌属、结核分枝杆菌、肺炎链球菌、化脓性链球菌、流感嗜血杆菌等。

❖ 呼吸系统致病菌培养的生物参考区间是什么?

　　培养法：病原菌培养为阴性（未检出致病菌）。

❖ 呼吸系统致病菌培养异常有什么临床意义?

　　呼吸系统致病菌培养对呼吸系统疾病的诊断和治疗有着重要意义。诊断时可能要依据细菌培养结果来诊断常见呼吸系统疾病（包括各种肺炎、肺脓肿、肺真菌病等）。

❖ 做呼吸系统致病菌培养时应注意什么?

　　① 各种生物样品的采集最好在应用抗生素之前。

　　② 痰标本以采集晨痰为最好。采集方法是起床后用清水反复漱口，留用力自气管咳出的第一口痰于无菌容器内，立即送检。

　　③ 下呼吸道标本应由医生采集。

🩺 尿细菌培养

✤ 什么是尿细菌培养?

尿细菌培养,就是通过细菌培养的方法,检查尿样品中是否存在致病菌,或者是否存在正常情况下不致病,但特定条件下可以引起疾病的细菌,同时确定存在细菌的种类。常见病原菌包括:大肠埃希菌、肠球菌属、葡萄球菌属、肺炎克雷伯菌、铜绿假单胞菌、其他肠杆菌、假丝酵母菌属等。

✤ 尿细菌培养的生物参考区间是多少?

培养法:病原菌培养为阴性(未检出致病菌)。

✤ 尿细菌培养异常有什么临床意义?

尿细菌培养结果对泌尿系统感染的诊断和治疗有着重要意义。泌尿系统感染、肾结核、泌尿系统结石、前列腺增生、无症状性菌尿都可出现尿细菌培养阳性。此外,急性淋病和慢性淋病、真菌性阴道炎等也可出现尿细菌培养阳性。

尿细菌培养计数每毫升高于 10 万个为泌尿系统感染;细菌数每毫升低于 1 万个为污染;细菌数每毫升 1 万～10 万个为可疑,应做进一步检查。

✤ 做尿细菌培养时应注意什么?

① 留取晨起第一次尿标本为最佳。女性留尿方法是:先以肥皂水或 1∶1000 的高锰酸钾水溶液清洗外阴及尿道口,再用灭菌水清洗,最后用灭菌纱布擦拭。排尿后弃去前段,留取清洁中段尿于无菌瓶中,加盖立即送检。男性留尿方法是:先以肥皂水清洗尿道口,再用清水冲洗后留取中段尿于无菌瓶中,加盖立即送检。

② 应在服用抗菌药物之前留取尿样,以无菌操作方式采集标本。若患者已经应用抗生素,则应在停药 1 周后再留取标本。因为接受抗菌药物治疗,可使每毫升尿液的细菌数低于 10 万个,甚至培养结果可呈阴性。

③ 若受检者自己无法留取中段尿,需由医方用导尿或膀胱穿刺术方法采集尿液。

🩺 粪便细菌培养

✤ 什么是粪便细菌培养?

粪便细菌培养是通过细菌培养的方法,检查粪便样品中是否存在致病菌,或者是否存在正常情况下不致病,但特定条件下可以引起疾病的细菌,同时确定存在细菌的种类。肠道常见病原菌包括:志贺菌属、沙门菌属、致病性大肠埃希菌、弧菌属、耶尔森菌属、金黄色葡萄球菌、假丝酵母菌属、结核分枝杆菌、难辨梭菌、弯曲菌等。

✤ 粪便细菌培养的生物参考区间是多少?

培养法:病原菌培养为阴性(未检出致病菌)。

❀ 粪便细菌培养异常有什么临床意义?

粪便细菌培养结果对许多疾病的诊断和治疗有重要意义,包括急性胃肠炎、霍乱、成人和婴儿腹泻、伤寒、副伤寒、溃疡、败血症等。

❀ 做粪便细菌培养时应注意什么?

① 最好在应用抗生素之前留取标本。
② 腹泻患者应尽量在急性期留取标本。

🩺 胆汁细菌培养

❀ 什么是胆汁细菌培养?

胆汁细菌培养是通过细菌培养的方法,检查胆汁样品中是否存在致病菌以及细菌的种类。常见病原菌包括:大肠埃希菌、肺炎克雷伯菌、沙雷菌属、肠球菌属等。

❀ 胆汁细菌培养的生物参考区间是多少?

培养法:病原菌培养为阴性(未检出致病菌)。

❀ 胆汁细菌培养异常有什么临床意义?

肝细胞每天分泌大量的胆汁,贮存于胆囊。胆囊反复多次收缩排空,使胆道不断受到冲洗,因此在正常情况下胆道是无菌的,当胆道发生机械性梗阻时,细菌即可侵入引发感染。故胆汁细菌培养结果可为胆囊感染的诊断和治疗提供依据。

🩺 血液及骨髓细菌培养

❀ 什么是血液及骨髓细菌培养?

血液及骨髓细菌培养是通过细菌培养的方法,检查血液及骨髓样品中是否存在病原菌以及细菌的种类。常见致病菌包括:葡萄球菌属、链球菌属、大肠埃希菌、伤寒沙门菌、铜绿假单胞菌、棒状杆菌属、假丝酵母菌属、变形杆菌、产气肠杆菌、不动杆菌(以硝酸盐阴性生物型多见)、肠球菌属等。

❀ 血液及骨髓细菌培养的生物参考区间是多少?

培养法:病原菌培养为阴性(未检出致病菌)。

❀ 血液及骨髓细菌培养异常有什么临床意义?

健康人的血液和骨髓是无菌的,当人体局部感染向全身播散或出现全身感染时,细菌可能会侵入血液或骨髓并生长繁殖,此时,血液或骨髓培养可检出致病菌。血液培养中一经检出病原菌,即可诊断为菌血症(败血症),也称脓毒症。血液细菌培养阳性还常见于血液性疾病、恶性肿瘤、长期输液或导管介入疾病、艾滋病、糖尿病等疾病患者及血液透析患者。

脑脊液细菌培养

什么是脑脊液细菌培养？

脑脊液细菌培养是通过细菌培养的方法，检查脑脊液样品中是否存在病原菌以及细菌的种类。常见致病菌包括：脑膜炎奈瑟菌、肺炎链球菌、流感嗜血杆菌、β-溶血性链球菌、金黄色葡萄球菌、大肠埃希菌、铜绿假单胞菌等。

脑脊液细菌培养的生物参考区间是多少？

培养法：病原菌培养为阴性（未检出致病菌）。

脑脊液细菌培养异常有什么临床意义？

正常人的脑脊液是无菌的。脑脊液细菌培养结果可为治疗提供依据。细菌培养阳性见于细菌性脑膜炎、化脓性脑膜炎、非化脓性脑膜炎；浆液性和无菌性脑膜炎，脑脊液培养可无细菌生长，多由病毒引起。脑脊液细菌培养还可以鉴别细菌性脑膜炎和结核性脑膜炎。

浆膜腔积液细菌培养

什么是浆膜腔积液细菌培养？

浆膜腔积液（包括胸水、腹水、心包积液、关节腔积液、脑脊液等体液）细菌培养是通过细菌培养的方法，观察浆膜腔积液样品中是否存在病原菌以及细菌的种类。常见致病菌包括：金黄色葡萄球菌、肺炎链球菌、化脓性链球菌、大肠埃希菌、肺炎克雷伯菌、假单胞菌属、变形杆菌、肠球菌属、假丝酵母菌属等。

浆膜腔积液细菌培养的生物参考区间是多少？

培养法：病原菌培养为阴性（未检出致病菌）。

浆膜腔积液细菌培养异常有什么临床意义？

正常人体中，浆膜腔积液（包括胸水、腹水、心包积液、关节腔积液、脑脊液等体液）均是无菌的，浆膜腔积液细菌培养结果可为机体的细菌感染治疗提供依据。

化脓标本细菌培养

什么是化脓标本细菌培养？

化脓标本细菌培养是通过细菌培养的方法，观察化脓标本中是否存在病原菌以及细菌的种类。常见致病菌包括：葡萄球菌属、肠球菌属、化脓性链球菌、肺炎链球菌、大肠埃希菌、肺炎克雷伯菌、铜绿假单胞菌、变形杆菌等。

❀ 化脓标本细菌培养的生物参考区间是多少?

培养法：病原菌培养为阴性（未检出致病菌）。

❀ 化脓标本细菌培养异常有什么临床意义?

化脓标本细菌培养结果可为治疗提供依据。以下疾病常需进行化脓标本细菌培养。

① 软组织的急性化脓性炎症，如疖、痈、急性蜂窝织炎、丹毒等。

② 化脓性疾病，如甲沟炎、化脓性关节炎、化脓性骨髓炎、气性坏疽、细菌性结膜炎、化脓性扁桃体炎、鼻窦炎、急性化脓性中耳炎、急性化脓性乳突炎、急性乳腺炎、急性胆囊炎、心包炎等。

③ 脓肿，如扁桃体脓肿、咽部脓肿、脑脓肿、肺脓肿、肝脓肿、脓胸、腹腔脓肿、肾周脓肿、肛周脓肿等。

④ 创伤感染，如术后切口感染、导管感染、脐带残端感染等。

🩺 疟原虫涂片检查

❀ 什么是疟原虫涂片检查?

疟原虫是一种寄生在人体红细胞中的寄生虫，可以导致人患疟疾。疟原虫涂片检查是取疟疾患者的血液，涂片，观察其红细胞中是否存在疟原虫。

❀ 疟原虫涂片检查的生物参考区间是什么?

疟原虫血液涂片：阴性（未检出致病病原体）。

❀ 疟原虫涂片检查异常有什么临床意义?

疟原虫涂片检查对疟疾的诊断有特定的意义。一般而言，常见的三种疟疾患者发热后数小时内均可在血液中找到疟原虫，间日疟或三日疟在疟疾发作数小时至 10 小时内可找到疟原虫；恶性疟疾在发作开始时即可找到疟原虫。

❀ 做疟原虫涂片检查时应注意什么?

① 尽可能在服用抗疟药前采血。

② 间日疟或三日疟以病情发作后数小时至 10 小时内采血较好；恶性疟以病情发作开始时采血为宜。

③ 对疟疾疑似病例，一次检查阴性不能排除疟疾的诊断，须多次复检。

🩺 血液微丝蚴检查

❀ 什么是血液微丝蚴检查?

微丝蚴是导致人患丝虫病的一种寄生虫的幼虫。血丝虫病的成虫寄生于淋巴系统，不易见到；而微丝蚴可在患者夜间睡眠时出现于外周血液中。微丝蚴也可出现在鞘膜积液、淋巴管液以及乳糜尿中。微丝蚴检查是观察生物样品中是否存在微丝蚴，最常用的微丝蚴检查是血液微丝蚴检查。

血液微丝蚴检查的生物参考区间是多少？

病原体检查：阴性（未检出致病病原体）。

血液微丝蚴检查异常有什么临床意义？

血液中查出微丝蚴是丝虫病早期诊断的最可靠方法。在外周血液中查到微丝蚴即可诊断为丝虫病。

做微丝蚴检查时应注意什么？

① 住院患者抽取血液标本时间一般在夜间 10 时至凌晨 2 时之间为宜。

② 如果在白天做此项检查，受检者应先服用药物乙胺嗪（海群生），以诱出病原虫后再采血。

肺孢子菌(PCP) 检测

什么是肺孢子菌(PCP) 检测?

肺孢子菌最初于 1909 年被发现，被误认为是一种原虫，称为卡氏肺孢子（囊）虫。1988 年通过对其核糖体小亚基 rRNA 的序列分析证实其属于真菌，更名为肺孢子菌，感染人类的被命名为伊氏肺孢子菌。肺孢子菌主要有包囊和滋养体两种形态。包囊是重要的诊断形态，呈圆形，囊壁内含有囊内小体（或称子孢子），完全成熟的包囊内一般为 8 个。滋养体为可变多形体，有细足和伪足形成，类似阿米巴。肺孢子菌侵入人体肺脏后主要定居于肺泡，一般在Ⅰ型肺泡上皮细胞表面黏附与增殖，造成炎症反应，肺泡腔内出现大量泡沫状渗出物，内含组织细胞、淋巴细胞和浆细胞，以及积聚成簇的滋养体和包囊。大量的虫体和渗出物如果阻塞肺泡和细支气管则可造成肺换气功能障碍，严重时可导致呼吸衰竭而死亡。目前，实验室多通过涂片进行六胺银染色法检测，常规方法不能进行培养。

肺孢子菌(PCP) 检测的生物参考区间是什么?

阴性。

肺孢子菌(PCP) 检测异常有什么临床意义?

肺孢子菌可寄生于多种动物，也可寄生于人体，广泛分布于自然界。患者和隐性感染者是重要的传染源，主要通过空气飞沫传播。免疫功能正常的人感染后并不发病，多为无症状的隐性感染。当机体免疫力下降，如艾滋病（AIDS）、器官移植、恶性肿瘤患者，长期接受免疫抑制药、先天性免疫功能缺陷者等，潜伏在体内的肺孢子菌将在患者体内大量繁殖，导致间质性浆细胞肺炎，即肺孢子菌肺炎。肺孢子菌病是 AIDS 最常见、最严重的机会感染性疾病，病死率高达 70%～100%。

做肺孢子菌(PCP) 检测时应注意什么?

患者痰液检查简便、安全无损害、容易接受，但检出率低；支气管肺泡灌洗液阳性率高于痰液检查，患者一般状况可耐受纤维支气管镜检查时宜先考虑采用；经皮肺穿刺活检或开胸肺组织活检对患者损伤较大，并发症多，不宜首选，仅限于痰液和支气管肺泡灌洗液检查多次阴性，但临床高度怀疑者。

甲型流感筛查

❀ 什么是甲型流感筛查？

流感病毒是引起人和动物流行性感冒的病毒，依据抗原特性分为甲（A）、乙（B）、丙（C）三型，大多数人类感冒由甲型或乙型所致。甲型流感病毒根据病毒的血凝素（HA）和神经氨酸酶（NA）抗原不同进行分型，如禽流感 H5N1、H1N1、H7N7、H7N3 等。

❀ 甲型流感筛查的生物参考区间是什么？

DOT-ELISA：阴性。

❀ 甲型流感筛查异常有什么临床意义？

辅助诊断甲型流感病毒感染。甲型流感患者和无症状感染者为主要传染源，主要通过飞沫经呼吸道传播，也可通过口腔、鼻腔、眼睛等处黏膜直接或间接接触传播。接触患者的呼吸道分泌物、体液和被病毒污染的物品亦可能引起感染。人群普遍易感。

❀ 做甲型流感筛查时应注意什么？

本检测可采用鼻、咽拭子进行检测。鼻咽拭子的采集方法：用微生物采样拭子采集鼻咽部样本，轻轻转动并推动拭子，使拭子头部深入位于鼻腔根部的鼻咽部，轻转几圈，以获得病毒峰度较高的鼻咽拭子。咽拭子的采集方法：使用微生物拭子适度用力抹咽后壁和两侧扁桃体部位，避免触及舌部。采集完毕后，打开样品保存液瓶盖，将拭子插入样品保存液中，紧靠管内壁旋转多次，使样品尽可能溶解在溶液中，最后将拭子头留于瓶中，盖上保存液瓶盖送检。进行本检测时，工作人员应进行严格防护。

呼吸道病原（甲型/乙型流感病毒抗原）检测

❀ 什么是呼吸道病原（甲型/乙型流感病毒抗原）检测？

运用胶体金标记和免疫层析等技术，检测临床样本中的流感病毒抗原并以可视信号的方式直接显示结果。加入充分裂解的临床样本后，流感病毒抗原在试剂条的前段与胶体金标记的流感病毒抗体结合，形成抗原-抗体复合物，该复合物在试剂膜上层析流动，经流感病毒单克隆抗体条带时再次结合流感病毒单克隆抗体，形成双抗体夹心，并显现紫红色条带，此条带的出现表明样本中存在流感病毒抗原。

❀ 呼吸道病原（甲型/乙型流感病毒抗原）检测的生物参考区间是什么？

阴性。

148

❀ 呼吸道病原（甲型/乙型流感病毒抗原）检测异常有什么临床意义？

流行性感冒病毒简称流感病毒，是引起流行性感冒的病原体。流行性感冒是由甲（A）、乙（B）、丙（C）三型流感病毒分别引起的急性呼吸道传染病，它传染性强、传播快、潜伏期短、发病率高。A 型流感病毒常以流行形式出现，能引起世界性流感大流行，它在动物中广泛分布，也能在动物中引起流感流行和造成大量动物死亡。B 型流感病毒常常引起局部暴发，不引起世界性流感大流行。C 型流感病毒主要以散在形式出现，主要侵袭婴幼儿，一般不引起流行。因此对于 A 型和 B 型流感病毒的检测有相对较大的临床意义。

🩺 流感病毒核酸检测

❀ 什么是流感病毒核酸检测？

流感病毒属于正黏病毒科，为 RNA 病毒。流感病毒分为甲、乙、丙三型，人流感主要是甲型流感病毒和乙型流感病毒引起的。依据病毒颗粒外膜血凝素（HA）和神经氨酸酶（NA）蛋白抗原性的不同，甲型流感病毒可分为 16 个 H 亚型（H1～H16）和 9 个 N 亚型（N1～N9），目前已有 H1、H2、H3、H5、H7 和 H9 等亚型感染人体的报道。乙型流感病毒不分型，但主要有两大谱系——Yamagata 系（简称 Y 系）和 Victoria 系（简称 V 系）。流感病毒核酸检测主要检测甲型流感病毒 RNA 和乙型流感病毒 RNA，均为定性检测。

❀ 流感病毒核酸检测的生物参考区间是多少？

PCR 法：
① 甲型流感病毒 RNA 定性检测：阴性。
② 乙型流感病毒 RNA 定性检测：阴性。

❀ 流感病毒核酸检测异常有什么临床意义？

甲型流感病毒 RNA 检测阳性提示有甲型流感病毒感染，乙型流感病毒 RNA 检测阳性提示有乙型流感病毒感染。流感病毒人群普遍易感，主要通过空气中的飞沫、易感者与感染者之间的接触或与被污染物品的接触而传播；潜伏期长短取决于侵入的病毒量和机体的免疫状态，一般为 1～4 天；典型的临床症状是急性高热、全身疼痛、显著乏力和呼吸道症状。预防流感除加强自身体育锻炼增强体质、保持居室卫生、流行期间避免人群聚集、公共场所要进行必要的空气消毒之外，接种疫苗可明显降低发病率和减轻症状，尤其对于老人和儿童。

🩺 内毒素检测

❀ 什么是内毒素检测？

内毒素是革兰氏阴性菌细胞壁结构中的类脂多糖体（脂多糖），此种脂多糖经细菌胞壁合成后被转运到细胞表面构成胞壁外膜的组成成分，在细菌死亡溶溃后从细胞结构中释放出来。通常小剂量内毒素进入血液后，立即遭到机体网状内皮细胞、血中的酯酶及中性粒细胞的吞噬或降解，迅速自血中消失，故心脏、血管及其他器官不受损害，不出现症状。但若机体免疫力低下、感染严重未及时控制，或感染以外的原因，致使内毒素大量积聚于血液中，超过机体各自卫系统的清除能力，则可导致不同程度的内毒素血症。检测血中的内毒素可辅助诊断革兰氏阴性菌的感染。

❀ 内毒素检测的生物参考区间是什么？

光度法：

① ＜10pg/ml：无革兰氏阴性菌感染。

② 10～20pg/ml：为观察期，应连续监测。

③ ＞20pg/ml：怀疑革兰氏阴性菌感染，建议临床结合症状治疗。

❀ 内毒素检测异常有什么临床意义？

内毒素（革兰氏阴性菌脂多糖）检测有助于临床对革兰氏阴性菌感染的早期诊断、治疗及对疗效的判定。

❀ 做内毒素检测时应注意什么？

本检测应采用无热源的采血管，在无菌无热源的环境下进行，避免微生物和细菌污染；某些抗生素和蛋白会对本检测造成干扰。

🩺 β-1, 3-D 葡聚糖检测 (G 试验)

❀ 什么是 β-1, 3-D 葡聚糖检测？

葡聚糖广泛存在于真菌细胞壁中，占其干重的80％～90％。由于β-1,3-D 葡聚糖仅广泛存在于真菌的细胞壁中，当真菌进入人体血液或深部组织后，经吞噬细胞的吞噬、消化等处理后，β-1,3-D 葡聚糖可从细胞壁中释放出来，从而使血液及其他体液（如尿液、脑脊液、腹水、胸水等）中β-1,3-D 葡聚糖含量增高。当真菌在体内含量减少时，机体免疫可迅速清除。而在浅部真菌感染中，β-1,3-D 葡聚糖未被释放出来，故其在体液中的量不增高。β-1,3-D 葡聚糖是检测是否存在深部真菌感染的指标之一。

❀ β-1, 3-D 葡聚糖检测的生物参考区间是什么？

光度法：

① ＜60pg/ml：无深部真菌感染（隐球菌、接合菌不除外）。

② 60～100pg/ml：为观察期，应连续监测。

③ ＞100pg/ml：怀疑深部真菌感染，建议临床结合症状治疗。

❀ β-1, 3-D 葡聚糖检测异常有什么临床意义？

辅助深部真菌感染的诊断和治疗。

医学检验结果导读（修订版）

做 β-1,3-D 葡聚糖检测时应注意什么？

本检测应采用无热源的采血管，在无菌无热源的环境下进行，避免微生物和细菌污染。某些因素会对本检测造成干扰：比如应用纤维素膜进行血液透析的患者；某些纱布或医疗物品中含有葡聚糖；白蛋白、免疫球蛋白等静脉制剂、磺胺类药物、某些抗肿瘤药物含有香菇多糖；某些细菌败血症患者（尤其是链球菌败血症患者）；香菇类食物等。

半乳甘露聚糖抗原试验（GM 试验）

什么是半乳甘露聚糖抗原试验（GM 试验）？

半乳甘露聚糖（GM）是曲霉细胞壁成分，在组织中生长时从薄弱的菌丝顶端释放。曲霉感染的患者血液内存在 GM，而且常于临床症状和影像学出现异常之前数日出现。国外文献报告可比侵袭性曲霉病（IA）临床症状平均早 5～8 天，比高分辨 CT 扫描平均早 7.2 天，比开始经验性抗真菌治疗平均早 12.5 天。所以，GM 试验可用于曲霉感染的早期诊断的筛查指标。国内外的荟萃分析结果表明，其诊断的灵敏度和特异性均高达 90% 左右。GM 释放量与菌量成正比，可以反映感染程度，所以 GM 试验可作为疗效评判的重要指标。

半乳甘露聚糖抗原试验（GM 试验）的生物参考区间及结果解释是什么？

<0.50：半乳甘露聚糖抗原阴性。阴性结果提示患者的检测结果低于试验的可检测水平。阴性试验结果不能排除侵袭性曲霉病的诊断。如果结果是阴性的，无临床症状及影像学改变，无曲霉感染；如有临床症状或影像学改变，建议及时复查。

≥0.50：半乳甘露聚糖抗原阳性。对于所有阳性患者，建议重新处理样本及时进行第二次检测。在排除了假阳性因素后，第二次检测结果仍为阳性，则高度怀疑侵袭性曲霉病。

半乳甘露聚糖抗原试验（GM 试验）异常有什么临床意义？

半乳甘露聚糖抗原试验（曲霉抗原试验）（GM 试验）目前应用于侵袭性曲霉感染高危患者的筛查、诊断，动态疗效监测及临床用药的评估。

隐球菌荚膜抗原检测

什么是隐球菌荚膜抗原检测？

隐球菌在组织液或培养物中呈较大球形，直径可达 $5～20\mu m$，菌体周围有肥厚的荚膜，折光性强，一般染料不易着色而难以发现。隐球菌细胞壁的多糖荚膜结构为隐球菌提供了一种保护性的物理屏障，可干扰抗宿主免疫系统的吞噬和清除作用，是其发挥致病力的主要因素。荚膜抗原的主要成分是葡萄糖醛酸木糖甘露聚糖（GXM），其他还有半乳糖木糖甘露聚糖（GalXM）和甘露聚糖蛋白（MP）。其中，GXM 与隐球菌血清学分型相关。隐球菌荚膜抗原检测是利用酶免疫分析、乳胶凝集法、胶体金法等原理，检测患者释放入组织液或血液中的隐球菌荚膜多糖抗原以诊断隐球菌病的一种检测方法。

❁ 隐球菌荚膜抗原检测的生物参考区间是多少？

阴性。

❁ 隐球菌荚膜抗原检测异常有什么临床意义？

隐球菌荚膜抗原检测异常常见于隐球菌病。隐球菌病是一种以脑膜脑炎、肺炎和播散性感染为主要临床特征的真菌性疾病。目前临床上主要以新型隐球菌和加特隐球菌感染为主。其中，由新型隐球菌引起的占到了绝大多数。加特隐球菌感染最初主要分布于热带和亚热带地区（尤其是澳洲地区），近年来其也显现出感染范围逐步扩大的迹象。加特隐球菌多感染非免疫缺陷人群。与之相反，新型隐球菌感染是以机会致病性感染为主，常好发于 T 细胞免疫缺陷患者，尤其是 AIDS 患者。

墨汁染色（新型隐球菌）

❁ 什么是墨汁染色？

隐球菌在组织液或培养物中呈较大球形，直径可达 $5\sim20\mu m$，菌体周围有肥厚的荚膜，折光性强，一般染料不易着色而难以发现。经墨汁染色后，在黑暗的背景下，新型隐球菌呈圆形菌体，周围有一较宽的空白带（荚膜），菌细胞常有出芽，但无菌丝或假菌丝。

❁ 墨汁染色的生物参考区间是多少？

墨汁染色：阴性。

❁ 墨汁染色有什么临床意义？

墨汁染色临床上常用于新型隐球菌性脑膜炎的辅助诊断。

淋病奈瑟球菌检查

❁ 什么是淋病奈瑟球菌检查？

淋病是由淋病奈瑟球菌引起的性传播疾病，通过不洁性交直接传播，也可通过被淋病奈瑟球菌污染的衣物、便盆、器械等传播，也可通过患母的产道传染给新生儿。通过对生殖道分泌物进行细菌学检查（涂片检测法、培养法、PCR 法等），对临床诊断淋病或排除淋病非常有价值。

❁ 淋病奈瑟球菌检查的生物参考区间是多少？

涂片检测法：未检出革兰氏阴性双球菌。

培养法：未检出淋病奈瑟球菌。

PCR 法：阴性。

❀ 淋病奈瑟球菌检查异常有什么临床意义?

对临床上有尿道口或阴道脓性分泌物,伴有充血水肿,疑为淋病的患者应进行检测。阳性分泌物直接涂片发现细胞内可见有革兰氏阴性双球菌,形似淋病奈瑟球菌时,患者有典型的临床症状,即可做出淋病的初步诊断。

如果培养出淋病奈瑟球菌,则即可确诊为淋病。

🩺 艰难梭菌毒素检测

❀ 什么是艰难梭菌毒素检测?

艰难梭菌是一种厌氧的、能够形成芽孢、寄生在哺乳动物肠道中的革兰氏阳性菌。艰难梭菌感染能够引起结肠炎、抗生素相关性腹泻、假膜性结肠炎甚至死亡。目前,艰难梭菌感染已经成为引起医疗相关感染的主要原因之一。艰难梭菌通过分泌两种毒素,即艰难梭菌毒素 A (Tcd A) 和艰难梭菌毒素 B (Tcd B) 对宿主细胞产生毒理伤害,通过检测其毒素可了解患者是否罹患艰难梭菌感染。

❀ 艰难梭菌毒素检测的生物参考区间是多少?

阴性。

❀ 艰难梭菌毒素检测有什么临床意义?

艰难梭菌是引起院内肠道感染的主要致病菌之一,通过释放毒素导致患者出现相关症状。其主要毒力因子为 Tcd A (308kD) 和 Tcd B (270kD)。临床上,约 $15\%\sim25\%$ 的抗生素相关性腹泻、$50\%\sim75\%$ 的抗生素相关性结肠炎和 $95\%\sim100\%$ 的假膜性结肠炎由艰难梭菌感染引起。艰难梭菌引起的感染主要临床症状为发热、腹痛、水样便腹泻。通常由长期或不规范使用抗生素引起,轻者引起腹泻,严重者引发假膜性结肠炎,且常伴中毒性巨结肠、肠穿孔、感染性休克等并发症,甚至最终导致死亡。

🩺 人鼻病毒核酸检测

❀ 什么是人鼻病毒核酸检测?

人鼻病毒 (HRV) 是无包膜的二十面体结构,为单链正向 RNA 基因组。人鼻病毒核酸检测是指利用 PCR 的方法检测人鼻病毒 RNA (HRV RNA),为定性检测。

❀ 人鼻病毒核酸检测的生物参考区间是多少?

PCR 病:HRV RNA 定性检测为阴性。

❀ 人鼻病毒核酸检测异常有什么临床意义?

HRV RNA 阳性提示有鼻病毒感染。人鼻病毒是引起人类病毒性呼吸道感染最常见的病原体,成人约 20% 的感冒由鼻病毒感染引起,儿童感冒约 $15\%\sim30\%$ 由鼻病毒致病。HRV 感染具有自限性,但有时也会引起哮喘、充血性心力衰竭、支气管扩张、包囊纤维化等严重并发症，并且 HRV 多与其他呼吸道病毒合并感染，如呼吸道合胞病毒、腺病毒、副流感病毒、冠状病毒以及肠道病毒等。

腺病毒核酸检测

❖ 什么是腺病毒核酸检测？

腺病毒（ADV）是无囊膜的线性双股 DNA 病毒。腺病毒核酸检测是指利用 PCR 的方法检测腺病毒 DNA（ADV DNA），为定性检测。

❖ 腺病毒核酸检测的生物参考区间是多少？

PCR 法：ADV DNA 定性检测为阴性。

❖ 腺病毒核酸检测异常有什么临床意义？

ADV DNA 阳性提示有腺病毒感染。腺病毒可感染呼吸道、肠道、眼睛、膀胱以及肝脏，引起急性发热性咽喉炎、咽结膜热、急性呼吸道疾病、肺炎、胃肠炎等，在免疫功能低下者可引起偶发或严重的病毒感染，尤其在器官移植患者中发生严重呼吸道感染和病毒性肝炎。

呼吸道合胞病毒核酸检测

❖ 什么是呼吸道合胞病毒核酸检测？

呼吸道合胞病毒（RSV）是一种 RNA 病毒，属副黏病毒科。呼吸道合胞病毒核酸检测是指检测呼吸道合胞病毒 RNA（RSV RNA），为定性检测。

❖ 呼吸道合胞病毒核酸检测的生物参考区间是多少？

PCR 法：RSV RNA 定性检测为阴性。

❖ 呼吸道合胞病毒核酸检测异常有什么临床意义？

RSV RNA 检测阳性提示有 RSV 感染。RSV 主要通过呼吸道飞沫传播，是引起小儿病毒性肺炎最常见的病原体，可引起间质性肺炎、毛细支气管炎等，多见于新生儿和 6 个月以内的婴儿。婴幼儿症状较重，可有高热、鼻炎、咽炎及喉炎，以后表现为细支气管炎及肺炎。成人和年长儿童感染后，主要表现为上呼吸道感染。

人乳头瘤病毒分型检测

❖ 什么是人乳头瘤病毒分型检测？

人乳头瘤病毒（HPV）是一种嗜上皮性 DNA 病毒。根据其致病能力的高低，可以分为高危型、潜在高危型和低危型。高危型 HPV 感染是几乎所有宫颈癌发生的必要条件。低危型往往引起生殖器湿疣或宫颈低度病变。人乳头瘤病毒分型检测是检测标本中是否存在 HPV，并对阳性标本进行分型，报告病毒的型别。

❀ 人乳头瘤病毒分型检测的生物参考区间是什么？

DNA 杂交法、PCR 法：HPV 检测为阴性。

❀ 人乳头瘤病毒分型检测阳性有什么临床意义？

HPV16 和 HPV18 型主要感染子宫颈，感染的妇女患宫颈癌的发病率高于正常人群。孕妇的免疫力下降，易导致 HPV 感染，是婴幼儿感染 HPV 的主要原因。HPV1 和 HPV4 型是跖疣和寻常疣的病因；HPV3 和 HPV10 型主要引起皮肤扁平疣；HPV6 和 HPV11 型可引起生殖器尖锐湿疣，传染性强，在性传播疾病中具有重要的地位。

人乳头瘤病毒分型检测适用于：

① 优生优育，孕前体检，保证生育质量。

② 宫颈癌筛查，高危型 HPV 持续感染是宫颈癌的主要病因。

③ 宫颈癌患者宫颈细胞学检查异常合并 HPV 阳性，提示预后不佳，需积极治疗并随诊。

④ 外阴、内生殖道、肛周新生物性质鉴定，尖锐湿疣诊断。

⑤ 不同基因型 HPV 致癌能力不同，通过分型检测，对患者进行个体化评估，预测宫颈病变发生的风险度，从而决定筛查的间隔、处理方案的制订等。

🩺 新型冠状病毒核酸检测

❀ 什么是新型冠状病毒核酸检测？

新型冠状病毒（2019-nCoV）是 2019 年新发并分离鉴定的新型病毒，属于 β 属的冠状病毒，有包膜，颗粒呈圆形或椭圆形，直径 60～140nm。传染源主要是新型冠状病毒感染的患者和无症状感染者，在潜伏期即有传染性，发病后 5 天内传染性较强。新型冠状病毒对紫外线和热敏感，56℃ 30 分钟、乙醚、75％乙醇、含氯消毒剂、过氧乙酸和氯仿等脂溶剂均可有效灭活病毒，氯己定不能有效灭活病毒。新型冠状病毒核酸检测主要检测新型冠状病毒 RNA 中的 ORF1ab、N、E 等基因，为定性检测。

❀ 新型冠状病毒核酸检测的生物参考区间是多少？

PCR 法：2019-nCoV RNA 定性检测为阴性。

❀ 新型冠状病毒核酸检测异常有什么临床意义？

2019-nCoV RNA 检测阳性提示有新型冠状病毒感染，是诊断新型冠状病毒感染的金标准。新型冠状病毒主要传播途径是呼吸道飞沫和密切接触传播，接触病毒污染的物品也可造成感染。在相对封闭的环境中长时间暴露于高浓度气溶胶情况下存在经气溶胶传播的可能。由于粪便、尿液中可分离到新型冠状病毒，应警惕因环境污染造成的接触传播或气溶胶传播。新型冠状病毒感染的潜伏期为 1～14 天，多为 3～7 天，以发热、干咳、乏力为主要表现，部分患者首先出现嗅觉、味觉减退或丧失，少数患者伴有鼻塞、流涕、咽痛、结膜炎、肌痛和腹泻等症状。有流行病学史及相关临床表现的患者需立即前往发热门诊就诊，按照要求进行相应的筛查或隔离等。

新型冠状病毒抗体检测

什么是血清新型冠状病毒抗体检测？

新型冠状病毒感染后可刺激机体产生新型冠状病毒抗体，包括 2019-nCoV IgG 和 2019-nCoV IgM。血清新型冠状病毒抗体检测是确定血清中是否存在新型冠状病毒抗体，为定性检测。

血清新型冠状病毒抗体检测的生物参考区间是多少？

金标法：2019-nCoV IgM 为阴性；2019-nCoV IgG 为阴性。

血清新型冠状病毒抗体检测异常有什么临床意义？

2019-nCoV 核酸联合 2019-nCoV IgM、2019-nCoV IgG 抗体检测用于新型冠状病毒感染及病程的判断（表 15-1）。

表 15-1 新型冠状病毒核酸与抗体检测结果解读

序号	核酸	IgM	IgG	临床意义
1	+	+	+	患者处于感染活跃期，人体已对 2019-nCoV 产生一定的免疫能力
2	+	+	−	患者可能处于 2019-nCoV 感染早期，提示现症或新近感染，此时已产生抗体 IgM，暂未产生 IgG 或 IgG 含量未达到诊断试剂的检测下限
3	+	−	+	患者可能处于 2019-nCoV 感染中晚期
4	+	−	−	患者可能处于 2019-nCoV 感染"窗口期"，即感染的极早期，此时抗体可能未产生或已经产生但未达到试剂检测下限
5	−	+	+	患者近期曾感染 2019-nCoV 并处于恢复期，体内病毒被清除，IgM 尚未减低至检测下限，但需要继续监测抗体，以防复发感染
6	−	+	−	IgM 阳性提示可能处于 2019-nCoV 感染早期或进展期，需对患者进行抗体监测，若 IgG 转阳可确认感染且可能处于进展期，若结果不变考虑 IgM 假阳性情况；另也可能存在核酸检测假阴性，需进一步复查确认
7	−	−	+	提示患者可能既往感染 2019-nCoV，但已恢复或体内病毒被清除，免疫应答产生的 IgG 维持时间长，仍存在于血液中而被检测到
8	−	−	−	健康人群或感染潜伏期

第16章

性腺功能相关检测

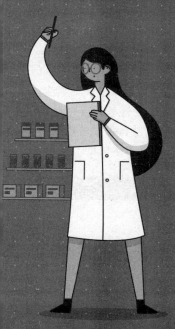

　　性腺主要指女性的卵巢、男性的睾丸。本章介绍的性腺功能相关检测主要涉及的是女性性腺功能相关检测，包括垂体分泌的促卵泡生成素（FSH）、促黄体生成素（LH）；卵巢分泌的雌二醇（E_2）、孕酮（Prog）；其他还包括睾酮（Testo）、绒毛膜促性腺激素（hCG）、雌三醇（E_3）、胎盘催乳素（PL）、催乳素（PRL）、抗缪勒管激素等。

　　女性激素的分泌水平呈周期性波动变化，与月经周期关系密切，故检验报告上必须注明受检者的末次月经时间，以便了解患者抽血时处于其月经周期的哪一天。患者应该严格按照医生要求的时间到医院采血。

　　性腺功能相关检测需采集空腹静脉血，但绒毛膜促性腺激素检测仅需采集静脉血即可，无需空腹。

促卵泡生成素

❖ 什么是血清促卵泡生成素检测?

促卵泡生成素（FSH）是由脑垂体分泌的激素。血清 FSH 检测是测定血清中 FSH 的含量，为定量测定，检测结果以每毫升血清中 FSH 的毫国际单位（mIU/ml）表示。

❖ 血清促卵泡生成素检测的生物参考区间是多少?

微粒子化学发光法：

（1）女性血清 FSH

① 卵泡期：3.85～8.78mIU/ml。

② 排卵期：4.54～22.51mIU/ml。

③ 黄体期：1.79～5.12mIU/ml。

④ 绝经期：16.74～113.59mIU/ml。

（2）男性血清 FSH

1.27～19.26mIU/ml。

❖ 血清促卵泡生成素检测异常有什么临床意义?

促卵泡生成素参与正常月经的形成。它的产生受下丘脑促性腺释放激素的控制，同时受卵巢雌激素（E_2）的反馈调控。FSH 对男女两性的性功能、生殖功能起决定性作用。通过血清 FSH 检测，可了解垂体内分泌功能，亦可间接了解下丘脑及卵巢的功能状态，对垂体或下丘脑型闭经的鉴别诊断很有帮助。

① FSH 水平增高提示女性卵巢功能高度低下，如先天性无卵巢或卵巢发育不全，如特纳（Turner）综合征、原发性闭经、原发性性腺功能低下、中枢神经性及垂体性早熟、卵巢性（性功能减退）肥胖等。此外，男性睾丸精原细胞瘤、更年期综合征或绝经期妇女也可发生 FSH 水平增高。

② FSH 水平降低提示病变可能在垂体或下丘脑，如席汉综合征、垂体嫌色细胞瘤、嗜碱性细胞瘤（库欣综合征）、嗜酸性细胞瘤（肢端肥大症）以及原发性垂体促性腺功能低下等；亦见于肥胖性生殖无能综合征、下丘脑病变（如闭经泌乳综合征、多囊卵巢综合征）等。此外，长期服用避孕药，大量应用性激素也可发生 FSH 水平降低。

促黄体生成素

❖ 什么是血清促黄体生成素检测?

促黄体生成素（LH）由腺垂体嗜碱性细胞分泌。LH 协同 FSH 共同作用，维持卵巢的月经周期，导致排卵与黄体形成。血清 LH 检测是测定血清中 LH 的含量，为定量测定，检测结果以每毫升血清中 LH 的毫国际单位（mIU/ml）表示。

医学检验结果导读（修订版）

❈ 血清促黄体生成素检测的生物参考区间是多少？

微粒子化学发光法：

（1）女性血清 LH

① 卵泡期：2.12～10.89mIU/ml。

② 排卵期：19.18～103.03mIU/ml。

③ 黄体期：1.20～12.86mIU/ml。

④ 绝经期：10.87～58.64mIU/ml。

（2）男性血清 LH

1.24～8.62mIU/ml。

❈ 血清促黄体生成素检测异常有什么临床意义？

① 血清 LH 与 FSH 联合检测，对女性主要用于鉴别原发性（卵巢性）闭经或继发性（垂体性）闭经，后者出现血清 LH 降低。血清 LH 与 FSH 联合检测，对男性用于鉴别原发性或继发性睾丸功能低下。

② 血清 LH 检测可鉴别青春期前儿童真性性早熟或假性性早熟。

③ 在月经周期中，LH 高峰一经出现，预示 24～36 小时卵巢排卵，因此在月经中期监测血清 LH 峰值，可以确定最佳受孕时间。

④ 血清 LH 增高见于多囊卵巢综合征（持续性无排卵及雄激素过多等）、Turner 综合征、原发性性腺功能低下、卵巢功能早衰、卵巢切除后以及更年期综合征或绝经期妇女。

⑤ 长期服用避孕药、使用激素替代治疗后，LH 也可下降。

❈ 做血清促黄体生成素检测时应注意什么？

① 为通过血清 LH 检测了解是否排卵时，应在月经中期采血。

② 脑垂体分泌 LH 呈脉冲式，为避免单次抽血检测的误差，可在 1 小时内多次采血，再将多次采集的血样混合后送检。

雌二醇

❈ 什么是血清雌二醇检测？

雌二醇（E_2）是雌激素，主要由女性卵巢分泌，男女肾上腺皮质也都能微量分泌。血清 E_2 检测是测定血清中 E_2 的含量，为定量测定，检测结果以每毫升血清中 E_2 的皮克数（pg/ml）表示。

❈ 血清雌二醇检测的生物参考区间是多少？

微粒子化学发光法：

（1）女性血清 E_2

卵泡早期：15.16～127.81pg/ml。

卵泡中期：19.86～148.13pg/ml。

排卵高峰期：29.42～442.62pg/ml。

黄体中期：30.34～274.24pg/ml。

绝经后女性：＜25.10pg/ml。

（2）男性血清 E_2

＜38.95pg/ml。

❀ 血清雌二醇检测异常有什么临床意义？

E_2 不仅促进和调节女性性器官的发育并促使乳腺等副性征的出现，还参与体内的脂代谢、骨代谢以及神经系统和心血管系统等的生理功能。雌激素的测定对研究性腺功能、诊断某些内分泌疾病及计划生育有着重要意义。以下情况可出现血清 E_2 检测异常。

（1）血清 E_2 增高

① 男性女性化，如男性乳腺发育。

② 女性性早熟，无排卵型功能失调性子宫出血。

③ 卵巢肿瘤，如卵巢浆液性囊腺癌等。

④ 肝硬化患者。

⑤ 使用雌激素、促性腺激素、促排卵药，妊娠期妇女，多胎妊娠。

（2）血清 E_2 降低

① 原发性或继发性卵巢功能不全，如 Turner 综合征，垂体性或卵巢性闭经。

② 卵巢切除术后或化疗使卵巢功能受损。

③ 下丘脑病变，脑垂体前叶功能减退症。

④ 更年期综合征或绝经期妇女。

⑤ 口服避孕药。

孕 酮

❀ 什么是血清孕酮检测？

孕酮（Prog）由卵巢合成分泌，主要生理功能是促使子宫内膜增殖，为受精卵着床做准备。血清 Prog 检测是测定血清中的孕酮含量，为定量测定，检测结果以每毫升血清中孕酮的纳克数（ng/ml）表示。

❀ 血清孕酮检测的生物参考区间是多少？

微粒子化学发光法：

（1）女性非孕妇血清 Prog

① 卵泡期：0.31～1.52ng/ml。

② 黄体期：5.16～18.56ng/ml。

③ 绝经期：0.08～0.78ng/ml。

（2）女性孕妇血清 Prog

① 第一孕三月：4.73～50.74ng/ml。

② 第二孕三月：19.41～45.30ng/ml。

（3）男性血清 Prog

0.14～2.06ng/ml。

✤ 血清孕酮检测异常有什么临床意义？

① 月经黄体期检测孕酮如在正常值范围内，证实有排卵。

② 血清 Prog 增高可见于肾上腺皮质功能亢进症、肾上腺肿瘤、妊娠妇女、多胎妊娠、葡萄胎、某些卵巢肿瘤等。

③ 孕 10 周之内如果血清 Prog 水平持续下降，是妊娠终止的信号。流产后或胎儿发育不良 Prog 水平也会下降。原发性或继发性闭经、排卵障碍（如多囊卵巢综合征、无排卵型功能失调性子宫出血）、卵巢功能减退症、黄体功能不全、闭经泌乳综合征、卵巢切除术后或化疗使卵巢功能受损、长期口服避孕药、应用雌激素替代治疗等情况下，血清 Prog 水平会下降。

✤ 做血清孕酮检测时应注意什么？

为测定是否排卵或了解黄体功能时，应在经期的前 1 周采集血标本。

🩺 睾　酮

✤ 什么是血清睾酮检测？

睾酮（Testo）是人体内主要性激素之一。男性体内睾酮由成人睾丸间质细胞分泌出来，并主要受促黄体生成素（LH）的影响；女性体内的睾酮在卵巢、肾上腺和外周脂肪组织中产生，且血清浓度比男性约小 10 倍。血清睾酮检测是测定血清中睾酮的含量，为定量测定，检测结果以每毫升血清中睾酮的纳克数（ng/ml）表示。

✤ 血清睾酮检测的生物参考区间是多少？

微粒子化学发光法：男性：1.75～7.81ng/ml。

女性（21～46 岁）：＜0.1～0.92ng/ml。

女性（＞46）：0.1～0.75ng/ml。

✤ 血清睾酮检测异常有什么临床意义？

① 女性患男性化肿瘤、女性两性畸形、睾丸间质细胞瘤、先天性肾上腺皮质增生症（20-羟化酶和 11-羟化酶缺陷）、肾上腺肿瘤、多囊卵巢综合征、Turner 综合征、肥胖、注射睾酮或促性腺激素等情况下都可出现血清睾酮增高。睾酮升高，结合 LH、FSH 结果，可鉴别青春期前儿童性早熟类型。

② 男性睾酮异常低下提示性腺功能减退（先天性睾丸发育不全或不发育、隐睾、睾丸炎、睾丸间质细胞瘤等）和脑垂体前叶功能减退。与血清 LH、FSH 检测结果结合分析，可鉴别原发性或继发性睾丸功能低下。此外，甲状腺功能亢进症、肝硬化、肾功能损伤严重（尿毒症等）和严重创伤者也可出现血清睾酮水平低下。

绒毛膜促性腺激素-β 亚基

什么是血清绒毛膜促性腺激素-β 亚基检测?

  绒毛膜促性腺激素（hCG）是一种糖蛋白激素，由受精卵胚胎合体滋养层细胞（其后形成胎盘）分泌。hCG 分子含有 α 和 β 两个亚基，绒毛膜促性腺激素-β 亚基（β-hCG）测定不与垂体激素（LH、TSH、FSH）发生交叉反应，能较准确地反映 hCG 在血、尿中的水平。血清 β-hCG 检测是测定血清中 β-hCG 的含量，为定量测定，检测结果以每毫升血清中 β-hCG 的毫国际单位数（mIU/ml）表示。

血清绒毛膜促性腺激素-β 亚基检测的生物参考区间是多少?

1. 微粒子化学发光法（定量）
（1）男性和非妊娠妇女
血清 β-hCG＜5 mIU/ml。
（2）妊娠期妇女
血清 β-hCG 水平随孕周增加而升高。
① ＜孕 1 周：5～50mIU/ml。
② 第 2 周：50～500mIU/ml。
③ 第 3 周：100～10000mIU/ml。
④ 第 4 周：1000～30000mIU/ml。
⑤ 第 5 周：3500～115000mIU/ml。
⑥ 第 6～8 周：12000～270000mIU/ml。
⑦ 第 12 周：15000～220000mIU/ml。
2. 胶体金免疫渗滤法（定性）
非妊娠妇女尿 β-hCG 为阴性。

血清绒毛膜促性腺激素-β 亚基检测异常有什么临床意义?

  ① 卵细胞受精后 7～10 天的孕妇尿中即可检出 β-hCG 的变化，因此，血清 β-hCG 检测可用于诊断早孕、异位妊娠（宫外孕）。完全流产、胎死宫内者血清 β-hCG 水平可恢复正常，不全流产者血清 β-hCG 水平仍高于正常值。

  ② 患葡萄胎、绒毛膜上皮癌以及生殖系统恶性肿瘤、异位 hCG 分泌肿瘤（如胃癌、胰腺癌、肺癌、结肠癌、肝癌、卵巢癌、消化系统类癌等）等，可出现血清 β-hCG 增高。

 雌三醇

什么是血清雌三醇检测?

  雌三醇（E₃）是雌酮（E₁）和雌二醇（E₂）的代谢产物。血清 E_3 检测是测定血清中的 E_3 含量，为定量测定，检测结果以每毫升血清中 E_3 的纳克数（ng/ml）表示。

❀ 血清雌三醇检测的生物参考区间是多少？

ELISA 法：
① 妊娠 0～12 周血清 E_3：0.3～1.0ng/ml。
② 妊娠 24～25 周血清 E_3：2.9～17.0ng/ml。
③ 妊娠 36～37 周血清 E_3：7.2～29.0ng/ml。
④ 妊娠 40～42 周血清 E_3：8.0～39.0ng/ml。

❀ 血清雌三醇检测异常有什么临床意义？

正常妊娠妇女血清中 90% 的雌激素为 E_3，主要由胎盘和胎儿肝脏产生，故检测血清 E_3 水平可以作为判断胎儿和胎盘功能状态的良好指标。胎儿宫内生长迟缓、过期妊娠、胎儿宫内窒息、葡萄胎、胎儿先天畸形都可出现 E_3 水平降低。发生妊娠高血压综合征、先兆子痫、孕妇肝肾功能损害等情况时也可出现 E_3 水平降低。

胎儿先天性肾上腺皮质功能亢进症、母儿血型不合可发生血清 E_3 水平升高。

🩺 胎盘催乳素

❀ 什么是血清胎盘催乳素检测？

胎盘催乳素（PL）是由受精卵胚胎合体滋养层细胞产生的一种蛋白质激素，妊娠 6 周出现于血中，在第 34 周左右达高峰，并维持这一水平至分娩。血清 PL 检测是测定血清中 PL 的含量，为定量测定，检测结果以每升血清中 PL 的毫克数（mg/L）表示。

❀ 血清胎盘催乳素检测的生物参考区间是多少？

ELISA 法：
① 妊娠 10～12 周血清 PL：0.05～1.00mg/L。
② 妊娠 24～26 周血清 PL：1.6～6.7mg/L。
③ 妊娠 36～38 周血清 PL：4.3～11.2mg/L。
④ 妊娠 40～42 周血清 PL：4.3～11.6mg/L。

❀ 血清胎盘催乳素检测异常有什么临床意义？

胎盘催乳素具有通过母体促进胎儿生长发育的作用，并可促进母体乳腺腺泡发育，为泌乳做好准备。通过血清 PL 检测可了解胚胎发育情况。

① 血清 PL 水平低于同期孕周正常水平，而其 β-hCG 却明显升高，提示患有胚胎滋养层细胞病，如葡萄胎、绒毛膜上皮癌。

② 如妊娠 35 周后多次检查血清 PL 水平均低于 $4\mu g/ml$，提示有胎盘功能减退、胎儿发育不良。

🩺 催乳素

❀ 什么是血清催乳素检测？

催乳素（PRL）是脑垂体分泌的一种蛋白激素。血清 PRL 检测是测定血清中 PRL

的含量，为定量测定，检测结果以每毫升血清中 PRL 的纳克数（ng/ml）表示。

❧ 血清催乳素检测的生物参考区间是多少？

微粒子化学发光法：

（1）女性血清 PRL

① 绝经前：3.34～26.72ng/ml。

② 绝经后：2.74～19.64ng/ml。

（2）男性血清 PRL

2.64～13.13ng/ml。

❧ 血清催乳素检测异常有什么临床意义？

催乳素主要功能是直接作用于乳腺，使其发育完全和具备泌乳条件，维持产后泌乳。

患垂体肿瘤（垂体嫌色细胞瘤、嗜酸性细胞瘤、颅咽管瘤等）和一些其他器官的恶性肿瘤（支气管肺癌、卵巢癌、绒毛膜上皮癌）、甲状腺疾病（原发性甲状腺功能减退症等）、闭经泌乳综合征、多囊卵巢综合征、卵巢早衰、黄体功能欠佳等疾病时，血清 PRL 可升高。神经精神受到刺激和服用某些药物（盐酸氯丙嗪、利血平、口服避孕药、大剂量雌激素）也可致 PRL 水平升高。

患席汉综合征、广泛垂体功能低下和垂体摘除后等可出现血清 PRL 降低。

血清 PRL 对月经紊乱、不育症的诊断也有重要作用。

❧ 做血清催乳素检测时应注意什么？

受检者需在检测当天上午 8:00～10:00 静息状态下采集空腹静脉血。

🩺 抗缪勒管激素

❧ 什么是抗缪勒管激素？

抗缪勒管激素（AMH）是一种糖蛋白，属于转化生长因子-β 家族。对于女性，AMH 是早期卵泡的直接产物，对于卵泡发育具有重要的调节作用；成年女性的 AMH 浓度反映了进入生命周期生长阶段的小卵泡数量，该数量与卵巢内存在的原始卵泡数量或卵巢储备成比例。在男性中，AMH 是由睾丸的塞尔托利氏细胞分泌的。在青春期之前 AMH 的浓度较高，之后慢慢减少。

❧ 抗缪勒管激素检测的生物参考区间是多少？

女性：18～25 岁　0.96～13.34ng/mL

　　　26～30 岁　0.17～7.37ng/mL

　　　31～35 岁　0.07～7.35ng/mL

　　　36～40 岁　0.03～7.15ng/mL

　　　41～45 岁　0.00～3.27ng/mL

≥46 岁　0.00～1.15ng/mL

男性：＞18 岁　0.73～16.05ng/mL

❧ 抗缪勒管激素检测异常有什么临床意义?

　　血清 AMH 水平不受垂体促性腺激素的影响，在整个月经周期中数值变化不大，相对于目前常用的预测卵巢储备及卵巢反应性的传统方法而言，血清 AMH 可更早期、更准确地预测妇女卵巢储备的变化，是目前评估储备功能的较好的内分泌指标。另外，该指标在监测卵巢储备力、诊断卵巢相关疾病［多囊卵巢综合征（PCOS）、卵巢早衰等］、预测试管婴儿成功率等方面具有临床意义。

第17章

甲状腺功能相关检测

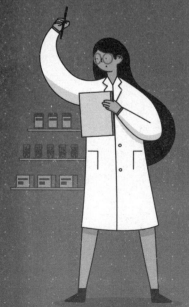

　　甲状腺是人体内最大的内分泌腺体，分泌甲状腺激素，即甲状腺素（T_4）和3,5,3-三碘甲状腺原氨酸（T_3）。

　　甲状腺激素对人体的糖、脂肪、蛋白质、水、电解质等各种代谢有重要作用，甲状腺激素水平异常会引起机体的各种代谢障碍，最常见的就是甲状腺功能亢进和甲状腺功能减退。甲状腺功能相关检测对甲状腺疾病的诊断和治疗十分重要。

　　接受甲状腺功能相关检测需采集静脉血。

游离 T_4

❖ 什么是血清游离 T_4 检测?

甲状腺素 (T_4) 由甲状腺合成并分泌。在血液中，T_4 仅有 $0.03\% \sim 0.05\%$，呈游离状态，称游离 T_4 (FT_4)。血清 FT_4 检测是测定血清中 FT_4 的含量，为定量测定，检测结果以每分升血清中 FT_4 的纳克数 (ng/dl) 表示。

❖ 血清游离 T_4 检测的生物参考区间是多少?

电化学发光法：血清 FT_4 为 $0.93 \sim 1.70$ng/dl。

❖ 血清游离 T_4 检测异常有什么临床意义?

血清 FT_4 能更客观地反映甲状腺功能，是诊断甲状腺功能减退症的最灵敏指标，对疑似甲状腺功能减退的患者有突出的诊断价值。甲状腺功能减退时，血清 FT_4 减低。可以引起甲状腺功能减退的疾病包括慢性淋巴细胞性甲状腺炎（桥本甲状腺炎）、垂体功能减退或下丘脑病变等。此外，甲状腺功能减退症患者应用 T_3 进行治疗时期及剧烈活动血清 FT_4 也有可能降低。

甲状腺功能亢进症、急性或亚急性甲状腺炎以及甲状腺素药物治疗期可见血清 FT_4 升高。

总 T_4

❖ 什么是血清总 T_4 检测?

甲状腺滤泡细胞分泌的 T_4 进入血液循环中后，除极微量以游离 T_4 形式存在外，其余均与甲状腺结合球蛋白 (TBG) 结合，称为结合 T_4，结合 T_4 与游离 T_4 (FT_4) 的总和即为总 T_4 (TT_4)。血清总 T_4 检测是测定血清中 TT_4 的含量，为定量测定，检测结果以每分升血清中 TT_4 的微克数 (μg/dl) 表示。

❖ 血清总 T_4 检测的生物参考区间是多少?

电化学发光法：血清 TT_4 为 $5.1 \sim 14.1\mu$g/dl。

❖ 血清总 T_4 检测异常有什么临床意义?

血清 TT_4 测定可作为甲状腺功能状态的一种体外筛选试验，对甲状腺功能亢进症诊断较灵敏，但对 T_3 型甲状腺功能亢进症（仅 T_3 增高，T_4 不增高）则不能诊断。患甲状腺功能亢进症时，血清 TT_4 升高。

除甲状腺功能亢进症外，患急性或亚急性甲状腺炎、甲状腺结合球蛋白增多症、急性肝炎等疾病时也可出现血清 TT_4 升高。此外，应用甲状腺素药物进行治疗和妊娠、服用雌激素或避孕药后血清 TT_4 可升高。

血清 TT_4 降低可见于甲状腺功能减退症（如桥本甲状腺炎）、肾病综合征、慢性肝病、蛋白丢失性肠病导致的低甲状腺结合球蛋白血症及遗传性低甲状腺结合球蛋白血症、脑垂体功能减退症或下丘脑病变等疾病。此外，甲状腺功能减退症患者应用 T_3 进行治疗时期也可出现血清 TT_4 降低。

游离 T_3

❖ 什么是血清游离 T_3 检测？

绝大部分 T_3 是由 T_4 转变而来的。在血液中不与甲状腺结合球蛋白（TBG）结合而呈游离状态的 T_3 就是游离 T_3（FT_3），仅占 T_3 总量的 0.3%。血清 FT_3 检测是测定血清中 FT_3 的含量，为定量检测，结果以每毫升血清中 FT_3 的皮克数（pg/ml）表示。

❖ 血清游离 T_3 检测的生物参考区间是多少？

电化学发光法：血清 FT_3 为 2.0～4.4pg/ml。

❖ 血清游离 T_3 检测异常有什么临床意义？

血清 FT_3 是诊断甲状腺功能亢进症的最灵敏指标，对疑似甲状腺功能亢进症患者有突出的诊断价值。甲状腺功能亢进症患者血清 FT_3 升高。

血清 FT_3 降低见于甲状腺功能减退症、低 T_3 综合征（各种严重感染、慢性消耗性疾病以及慢性心、肾、肝、肺功能衰竭等）。

总 T_3

❖ 什么是血清总 T_3 检测？

血液中与甲状腺结合球蛋白结合的 T_3 和游离 T_3（FT_3）的总和就是总 T_3（TT_3）。血清 TT_3 检测是测定血清中 TT_3 的含量，为定量测定，检测结果以每分升血清中 FT_3 的纳克数（ng/dl）表示。

❖ 血清总 T_3 检测的生物参考区间是多少？

电化学发光法：血清 TT_3 为 80～200ng/dl。

❖ 血清总 T_3 检测异常有什么临床意义？

TT_3 是诊断甲状腺功能亢进症的敏感指标，发生甲状腺功能亢进时，以 TT_3 升高为主。T_3 型甲状腺功能亢进症可以仅有 T_3 增高而 T_4 正常。

高甲状腺结合球蛋白血症、妊娠、口服避孕药时 TT_3 也有可能轻微增高。

血清 TT_3 降低见于甲状腺功能减退症、低 T_3 综合征（各种严重感染、慢性消耗性疾病以及慢性心、肾、肝、肺功能衰竭等）、低甲状腺结合球蛋白血症；严格限制饮食时。

促甲状腺激素

❖ 什么是血清促甲状腺激素检测？

促甲状腺激素（TSH）是由脑垂体前叶（腺垂体）分泌的激素之一，其主要功能是控制、调节甲状腺的活动，如促进甲状腺的增生及甲状腺素的合成与释放。血清 TSH 检测是测定血清中的 TSH 含量，为定量测定，检测结果以每毫升血清中 TSH 的微国际单位数（$\mu IU/ml$）表示。

❀ 血清促甲状腺激素检测的生物参考区间是多少？

电化学发光法：血清 TSH 为 $0.27 \sim 4.2 \mu IU/ml$。

❀ 血清促甲状腺激素检测异常有什么临床意义？

血清 TSH 检测是甲状腺疾病诊断和治疗中的一个很重要的指标。对 TSH 检测结果的分析比较复杂，需结合 TT_4、TT_3、FT_4、FT_3 检测结果综合分析。可以引起血清 TSH 检测结果异常情况如下。

（1）血清 TSH 增高

① 原发性甲状腺功能减退症、单纯性甲状腺肿、亚急性甲状腺炎恢复期或慢性淋巴细胞性甲状腺炎。

② 垂体前叶功能亢进症、局限性垂体 TSH 腺瘤、异位 TSH 分泌综合征（异位 TSH 瘤）。

③ 妊娠妇女可能有 TSH 升高。

（2）血清 TSH 降低

① 甲状腺功能亢进症、垂体前叶功能减退症、继发性（垂体性或下丘脑性）甲状腺功能减退症。

② 催乳素瘤和肢端肥大症等。

③ 某些危急重症患者 T_3、T_4 减低的同时 TSH 也降低，此时难与垂体性或下丘脑性甲状腺功能减退症鉴别。

⚕ 反-三碘甲状腺原氨酸

❀ 什么是血清反-三碘甲状腺原氨酸检测？

正常人体内，约 97% 的反-三碘甲状腺原氨酸（反 T_3 或 rT_3）由少量的 T_4 在外周组织中脱碘转化而来。血清 rT_3 检测是测定血清中 rT_3 的含量，为定量测定，检测结果以每升血清中 rT_3 的纳摩尔数（nmol/L）表示。

❀ 血清反-三碘甲状腺原氨酸检测的生物参考区间是多少？

放射免疫法：血清 rT_3 为 $0.2 \sim 0.8 nmol/L$。

❀ 血清反-三碘甲状腺原氨酸检测异常有什么临床意义？

血清反 T_3 对甲状腺功能亢进症的诊断、甲状腺疾病的药物治疗监测是一个较敏感的指标。

甲状腺功能亢进时，血清反 T_3 作为诊断指标比血清 T_3、T_4 灵敏，诊断符合率为 100%。血清反 T_3 对轻型或亚临床型甲状腺功能减退症的诊断，优于血清 T_3、T_4

检测。

其他可以引起血清反 T_3 检测结果异常的情况如下。

① 在非甲状腺的急、重症疾病，如恶性肿瘤、急性心肌梗死、肾功能衰竭、严重的肝炎、糖尿病等所伴发的低 T_3 综合征中，FT_3、TT_3 降低，T_4 和 TSH 一般正常，而此时 rT_3 升高则提示为低 T_3 综合征的可能。

② 非甲状腺疾病，如急性心肌梗死、脑血管疾病、糖尿病、肝硬化、尿毒症、胃癌等以及应用某些药物（如胺碘酮）时血清 rT_3 也可增高。

③ 接受抗甲状腺药物治疗时，血清 rT_3 下降较 T_3 缓慢，当 rT_3、T_4 均低于正常值时，提示药物使用过量。

甲状腺结合球蛋白

❖ 什么是血清甲状腺结合球蛋白检测？

甲状腺结合球蛋白（TBG）是血清中主要的结合甲状腺素的蛋白质，能结合血中 $70\%\sim75\%$ 的 T_3、T_4。血清 TBG 检测是测定血清中 TBG 的含量，为定量测定，检测结果以每升血清中 TBG 的纳摩尔数（nmol/L）表示。

❖ 血清甲状腺结合球蛋白检测的生物参考区间是多少？

放射免疫法：血清 TBG 为 $0.2\sim0.8$nmol/L。

❖ 血清甲状腺结合球蛋白检测异常有什么临床意义？

可以引起血清 TBG 异常的情况如下。

① 血清 TBG 升高：见于遗传性 TBG 增多症，甲状腺功能减退症，妊娠、口服雌激素或避孕药治疗，急性传染性肝炎、肝硬化，服用海洛因。

② 血清 TBG 降低：见于遗传性 TBG 减少症、甲状腺功能亢进症、严重的肾病综合征等，应用雄激素、糖皮质激素治疗等。

第18章

脑垂体功能相关检测

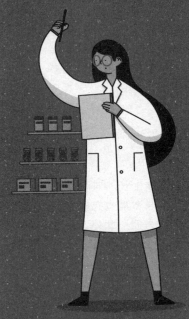

脑垂体位于脑的下部，是人体重要的内分泌器官。脑垂体分前叶和后叶，垂体前叶分泌促肾上腺皮质激素、促甲状腺激素、促性腺激素、催乳素、生长激素等激素。这些激素对代谢、生长、发育和生殖等有重要作用。脑垂体功能相关检测对脑垂体疾病的诊断十分重要，本章主要介绍促肾上腺皮质激素、生长激素、皮质醇等对诊断脑垂体相关功能特别重要的检查项目。

接受促肾上腺皮质激素检测需采集抗凝静脉血；接受生长激素、皮质醇检测需采集不抗凝静脉血。

促肾上腺皮质激素

什么是血浆促肾上腺皮质激素检测？

促肾上腺皮质激素（ACTH）是脑垂体前叶分泌的一种激素。血浆 ACTH 检测是测定血浆中 ACTH 的含量，为定量测定，检测结果以每升血浆中 ACTH 的皮摩尔数（pmol/L）表示。由于 ACTH 分泌呈昼夜节律性波动，一般在早晨 8:00 左右达高峰，晚上 11:00～12:00 为最低值，故受检者需分时段采血。

血浆 ACTH 检测的生物参考区间是多少？

化学发光法：

① 早上 8 点血浆 ACTH：2.2～22.0pmol/L（10～100pg/ml）。

② 午夜 12 点血浆 ACTH：1.1～4.4pmol/L（5～20pg/ml）。

③ 有昼夜节律性，二者比率＞2。

血浆 ACTH 检测异常有什么临床意义？

① 血浆 ACTH 增高：见于脑垂体腺瘤所致的肾上腺皮质功能亢进症、原发性肾上腺皮质功能减退症、严重应激状态（如手术、烧伤、低血糖）、异位 ACTH 综合征。

② 血浆 ACTH 减少：见于脑垂体前叶（腺垂体）功能受损，如产后大出血导致的席汉综合征，垂体手术后，肾上腺皮质肿瘤，大剂量糖皮质激素治疗时。

生长激素

什么是血清生长激素检测？

生长激素（GH）由脑垂体前叶（腺垂体）分泌，呈周期性脉冲式分泌，以夜间睡眠时最高。故检测血清 GH 的抽血时间以清晨起床前安静平卧时为宜。血清 GH 检测是测定血清中 GH 的含量，为定量测定，检测结果以每毫升血清中 GH 的纳克数（ng/ml）表示。

血清生长激素检测的生物参考区间是多少？

化学发光法：一般人血清 GH 为 0.06～5.0ng/ml；婴幼儿血清 GH 为 15～40ng/ml。

血清生长激素检测异常有什么临床意义？

GH 直接作用于全身组织细胞，可增加细胞体积和数量，促进机体生长。对骨及软骨有特殊的促进增生的作用。另外，在机体的脂代谢和糖代谢中，生长激素也有明显作用。故血清 GH 增高见于儿童时期的巨人症，及最后发展成的肢端肥大症；此外，严重营养不良、应用某些药物（如胰岛素、精氨酸等）及活动后、蛋白餐后、应激状态时，也可见 GH 增高。血清 GH 减低见于垂体性侏儒症、脑垂体前叶（腺垂体）功能减退症。

不能仅凭一次血清GH水平即作出诊断结论，需重复检测并结合临床及其他检查项目综合判断。

皮质醇

❖ 什么是血清皮质醇检测？

皮质醇（Cort.）是肾上腺皮质分泌的主要糖皮质激素，以氢化可的松为代表。血清Cort.检测是测定血清中Cort.的含量，为定量测定，检测结果以每分升血清中Cort.的微克数（μg/dl）表示。

皮质醇的分泌受ACTH的控制，由于ACTH分泌呈昼夜节律性波动，故Cort.分泌也有昼夜周期变化，其在血液中的含量以早晨8点最高，以后逐渐降低，午夜12点至次日2点最低。为此，受检者需分时段采血。

❖ 血清皮质醇检测的生物参考区间是多少？

微粒化学发光法：

① 上午8:00血浆Cort.：8.7～22.4μg/dl。

② 下午4:00血浆Cort.：＜10μg/dl。

③ 晚8:00血浆Cort.：低于早晨8:00时的50%。

❖ 血清皮质醇检测异常有什么临床意义？

观察皮质醇在血液中浓度的周期变化，有助于某些疾病的诊断。下述情况可以引起血清皮质醇检测异常。

(1) 血清Cort.增高

① 肾上腺皮质功能亢进症（如库欣综合征）、双侧肾上腺皮质增生或肿瘤（多为恶性肿瘤）、异位ACTH综合征等，以上疾病时，不仅血清皮质醇增高，且失去昼夜变化规律。

② 应激状态时，如手术、创伤、心肌梗死等也见增高，但应激解除后很快降至正常。

③ 与皮质醇结合的蛋白质增多时，如妊娠、雌激素治疗（如长期口服避孕药和雌激素替代治疗等）。

④ 单纯性肥胖。

(2) 血清Cort.减低

① 原发性或继发性肾上腺皮质功能减退症者（如艾迪生病）、肾上腺结核、肾上腺切除等。

② 脑垂体前叶（腺垂体）功能减退，如席汉综合征等，血清皮质醇减低，但其分泌节律基本正常。

③ 服用某些药物影响，如苯妥英钠、水杨酸等。

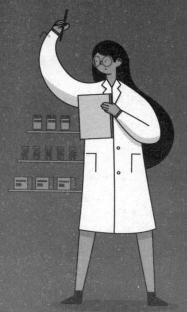

第19章

骨代谢疾病
相关检测

骨代谢疾病相关检测对于骨代谢疾病的诊断与治疗具有重要意义。本章介绍维生素D、甲状旁腺激素、骨钙素、吡啶啉-D、骨源性碱性磷酸酶、总Ⅰ型胶原氨基端延长肽、β-胶原特殊系列的检测。骨代谢疾病相关检测中的尿吡啶啉-D检测需采集清晨空腹尿，β-胶原特殊系列等骨代谢疾病相关检测建议采集空腹静脉血。

维生素 D 检测

什么是维生素 D?

维生素 D 是一种类固醇衍生物,属脂溶性维生素,又称抗佝偻维生素。维生素 D 作用于骨矿物质代谢系统,它首次被确认为可以治疗佝偻病。现在维生素 D 被认为是一种能维护身体健康的多功能激素原。维生素 D_3(胆钙化醇)和维生素 D_2(麦角钙化醇)是维生素 D 在体内最丰富的结构形式。维生素 D_3 由皮肤下的 7-脱氢胆固醇在阳光的作用下转化而成。维生素 D_3 最好的营养来源是多脂鱼类(如三文鱼和鲭鱼)。维生素 D_2 的营养来源是一些蔬菜、酵母和真菌类食物,素食中含有丰富的维生素 D_2。维生素 D(维生素 D_3、维生素 D_2 和代谢物)在肝脏中转换成 25-羟基维生素 D。在血清或血浆中 25-羟基维生素 D 的含量是维生素 D 营养状态的最好指示。维生素 D 的生物学作用包括:促进小肠钙吸收;促进肾小管对钙、磷的重吸收;调节血钙平衡;对骨细胞呈现多种作用;调节基因转录作用。

维生素 D 检测的生物参考区间是多少?

血清 25-羟基维生素 D[25(OH)D]:

正常:≥20ng/ml。

不足:≥12~<20ng/ml。

缺乏:<12ng/ml。

维生素 D 检测异常有什么临床意义?

(1)维生素 D 减低

① 骨质软化症:临床表现为骨质软化,腰腿部骨疼痛、易变形等。

② 骨质疏松症:常见于老人,可有自发性骨折。也可引起肌肉痉挛、小腿抽搐等。

③ 佝偻病。

(2)维生素 D 升高

常由于过量摄入维生素 D 引起,临床可表现为疲劳、无力、食欲缺乏、恶心、呕吐、腹泻等,严重者可有生长发育迟缓、高热、脱水、癫痫发作等,可引起肾、脑、肺、胰腺等脏器异位钙化灶和肾结石。

做维生素 D 检测时应注意什么?

采不抗凝静脉血(建议空腹,但不做要求),及时送检,避免溶血。

甲状旁腺激素

什么是血清甲状旁腺激素检测?

甲状旁腺激素(PTH)是甲状旁腺分泌的激素。血清 PTH 检测是测定血清中 PTH 的含量,为定量测定,检测结果以每毫升血清中 PTH 的皮克数(pg/ml)表示。

❖ 血清甲状旁腺激素检测的生物参考区间是多少？

化学发光法：血清 PTH 为 12～88pg/ml。

❖ 血清甲状旁腺激素检测异常有什么临床意义？

血清 PTH 可用于甲状旁腺疾病的诊断。原发性或继发性甲状旁腺功能亢进症，血清 PTH 增高；甲状旁腺功能减退症，血清 PTH 降低。

患维生素 D 代谢障碍、女性闭经后骨质疏松症等疾病时，血清 PTH 可增高；恶性肿瘤骨转移时，血清 PTH 可降低。

血清甲状旁腺激素测定对鉴别高钙血症和低钙血症有一定价值，同时对于血液透析的监测也有重要意义。

骨钙素

❖ 什么是血清骨钙素检测？

骨钙素（BGP 或 OST）是由人体骨骼内的成骨细胞合成和分泌的一种非胶原骨蛋白。血清 BGP 检测是测定血清中 BGP 的含量，为定量测定，检测结果以每毫升血清中 BGP 的纳克数（ng/ml）表示。

❖ 血清骨钙素检测的生物参考区间是多少？

① RIA 法：血清 BGP 为 4～10ng/ml。

② ELISA 法：血清 BGP 为 4～7ng/ml。

❖ 血清骨钙素检测异常有什么临床意义？

BGP 的作用是调节和维持骨钙，血清 BGP 检测是了解骨组织更新情况和掌握骨代谢暂时变化的一个灵敏、特异、简便的生化指标。骨损伤早期骨质合成时，血清 BGP 可以升高。

甲状腺功能减退症，血清 BGP 降低；甲状腺功能亢进症，血清 BGP 升高。

此外，糖尿病、垂体性侏儒症患者，血清 BGP 水平降低；肢端肥大症等患者，血清 BGP 水平升高，慢性肾功能不全患者，尤其在尿毒症期血清 BGP 也升高。

吡啶啉-D

❖ 什么是尿吡啶啉-D 检测？

正常的骨代谢过程由骨降解过程（骨的吸收）及构建过程（骨的形成）组成，且两者之间处于平衡状态。吡啶啉-D 是骨吸收过程中的产物。尿吡啶啉-D 检测是测定尿中吡啶啉-D 的浓度。检测中，同时测定尿中肌酐的浓度。尿吡啶啉-D 检测结果以尿液中每排出 1mmol/L 肌酐的同时排出吡啶啉-D 的纳摩尔数（nmol/mmol）表示。

❀ **尿吡啶啉-D 检测的生物参考区间是多少?**

ELISA(竞争法):女性(22~44岁)为 16.0~37.0nmol/mmol;男性(25~55岁)为 12.8~25.6nmol/mmol。

❀ **尿吡啶啉-D 检测异常有什么临床意义?**

当骨吸收过度时,尿液中吡啶啉-D 水平升高,因此检测尿液中的吡啶啉-D 浓度能准确反映骨吸收率。存在骨质疏松症,如突发性骨质疏松症、妇女更年期后骨质疏松症、老年性骨质疏松症时,尿液中吡啶啉-D 水平升高。由于丢失的骨量不能恢复,而吡啶啉-D 可以在骨量明显丢失前评估骨吸收的情况,该指标在预防骨质疏松症中具有重要意义。

此外,患甲状腺功能亢进症、甲状旁腺功能亢进症、类风湿关节炎、变形性骨炎、多发性骨髓瘤以及服用某些药物(大剂量糖皮质激素、含铝抗酸药、促性腺激素释放药等)时都会发生尿液中吡啶啉-D 水平升高。

🩺 骨源性碱性磷酸酶

❀ **什么是血清骨源性碱性磷酸酶检测?**

骨源性碱性磷酸酶(BAP)由成骨细胞合成。血清 BAP 检测是测定血清中 BAP 的含量,为定量测定,检测结果以每升血清中 BAP 的单位数(U/L)表示。

❀ **血清骨源性碱性磷酸酶检测的生物参考区间是多少?**

ELISA 法:女性 BAP 为 10~22U/L;男性 BAP 为 12~33U/L。

❀ **血清骨源性碱性磷酸酶检测异常有什么临床意义?**

血清 BAP 和血清 BGP、尿吡啶啉-D 一样是评价骨形成及骨吸收的敏感指标之一。青春生长期血清 BAP 水平最高,小儿血清 BAP 较同年龄段小儿的血清 BAP 升高提示有可能存在骨软化症、佝偻病,经维生素 D 治疗血清 BAP 可逐渐下降。骨折愈合期可见血清 BAP 升高。

血清 BAP 水平与甲状旁腺功能有关,原发性或继发性甲状旁腺功能亢进症患者血清 BAP 升高。

此外,变形性骨炎、恶性骨肿瘤(成骨细胞肉瘤)可导致血清 BAP 明显增高。

🩺 总 Ⅰ 型胶原氨基端延长肽

❀ **什么是总 Ⅰ 型胶原氨基端延长肽(Total-P1NP)?**

骨基质的有机成分中,Ⅰ 型胶原的含量超过 90%。Ⅰ 型前胶原在其氨基端(N 端)和羧基端(C 端)存在延伸肽链。这些延伸肽链(前肽)在前胶原转化为胶原的过程中将被特异性的蛋白酶切割。当成熟的胶原形成后会沉积于骨基质中。Ⅰ 型前胶原氨基末端肽（P1NP）是氨基端的延长肽链。血清中总Ⅰ型胶原氨基端延长肽的检测反映的是Ⅰ型胶原的沉积情况，因此作为一项骨形成标志物。

❖ 总Ⅰ型胶原氨基端延长肽检测的生物参考区间是多少？

电化学发光法：

① 男性：20～76ng/ml。

② 女性：绝经前为 15.13～58.59ng/ml；绝经后为 20.25～76.32ng/ml。

❖ 总Ⅰ型胶原氨基端延长肽检测有什么临床意义？

Total-P1NP 为骨形成标志物，应用于骨质疏松症、原发性或继发性甲状旁腺功能亢进症或其他骨病的药物疗效观察。

β-胶原特殊系列

❖ 什么是 β-胶原特殊系列（β-Crosslaps)？

骨基质的有机成分中，Ⅰ型胶原的含量超过 90%。Ⅰ型胶原分解片段包括 C 端肽（CTx）。在骨成熟过程中，C 端肽的 α-天冬氨酸转变成 β 型（β-Crosslaps）。此 C 端肽的同分异构体是Ⅰ型胶原降解所特异的。

❖ β-胶原特殊系列检测的生物参考区间是多少？

电化学发光法：

① 男性：30～49 岁：<0.584ng/ml；50～70 岁：<0.704ng/ml；>70 岁：<0.851ng/ml。

② 女性：绝经前：<0.573ng/ml；绝经后：<1.008ng/ml。

❖ β-胶原特殊系列检测有什么临床意义？

β-Crosslaps 为骨吸收标志物，检测血清 β-Crosslaps 可用于监测骨质疏松症或其他骨病的抗吸收治疗疗效。

第20章

肿瘤标志物
相关检测

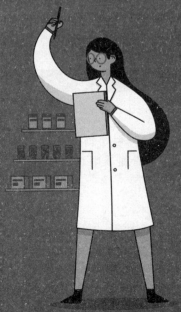

肿瘤标志物（TM）是机体或肿瘤组织产生的、存在于体液中的生化物质，这些生化物质可在实验室中被检测到。肿瘤标志物检测可帮助鉴别肿瘤的存在或判断产生的部位。肿瘤标志物检测的价值取决于检测方法的灵敏度和特异性，从目前情况来看，肿瘤标志物的检测多用于监测肿瘤复发和疗效观察，而用于肿瘤早期诊断的项目为数不多。

本章介绍的血清肿瘤标志物检测需采集静脉血。

甲胎蛋白

❖ 什么是血清甲胎蛋白检测？

甲胎蛋白（AFP）是胎儿肝脏合成的一种糖蛋白，可从妊娠期母体和刚出生的婴儿体内检测到，胎儿出生后 1 年内基本降至正常。血清 AFP 检测是测定血清中 AFP 的含量，为定量测定，检测结果以每毫升血清中 AFP 的纳克数（ng/ml）表示。

❖ 血清甲胎蛋白检测的生物参考区间是多少？

化学发光法：血清 AFP≤7ng/ml。

❖ 血清甲胎蛋白检测异常有什么临床意义？

① 发生非精原细胞瘤睾丸癌和原发性肝细胞癌时 AFP 会明显升高。非精原细胞瘤睾丸癌病例中，AFP 水平的升高与疾病分期成正比，也可见于确诊为具有非精原细胞瘤特点的精原细胞瘤患者。在非精原细胞瘤睾丸癌治疗中，治疗后临床缓解的患者 AFP 水平通常会下降，治疗后没有恢复至正常水平，则强烈提示存在残存瘤。在疾病恶化前，肿瘤复发经常伴随着 AFP 水平的升高。70％以上原发性肝细胞癌患者的血清 AFP 水平都会升高。需要注意的是，AFP 对诊断肝癌的特异性并不强，患其他恶性肿瘤，如胚胎细胞瘤、胃癌、肠道癌、胆管细胞癌、胰腺癌和肺癌时，血清 AFP 也可增高。

② AFP 水平升高偶见于在共济失调的毛细管扩张、遗传的酪氨酸血症以及良性肝脏疾病（如恶性病毒性肝炎、慢性活动性肝炎以及肝硬化）。

③ 产前检查：妇女妊娠期间可有血清 AFP 升高，妊娠约 13 周时达到高峰，之后迅速降低，妊娠约 22 周后逐渐下降，直至分娩。孕妇血清中 AFP 异常升高，应考虑有胎儿神经管畸形（脊柱裂、无脑畸形）、肾脏缺陷、食管闭锁、先兆流产、早产甚至死胎的可能性。多胎妊娠以及低估胎龄的正常单胎妊娠中也可见母体 AFP 水平升高。孕妇血清中 AFP 水平降低可见于葡萄胎、过期流产、假孕、高估的胎龄以及唐氏综合征。

癌胚抗原

❖ 什么是血清癌胚抗原检测？

癌胚抗原（CEA）是存在于恶性肿瘤细胞表面的一种可溶性酸性糖蛋白。血清 CEA 检测是测定血清中 CEA 的含量，为定量测定，检测结果以每毫升血清中 CEA 的纳克数（ng/ml）表示。

❖ 血清癌胚抗原检测的生物参考区间是多少？

化学发光法：血清 CEA＜5ng/ml。

❖ 血清癌胚抗原检测异常有什么临床意义？

① 血清 CEA 测定主要用于大肠癌、胰腺癌、胃癌、乳腺癌、肺癌、肝细胞癌及甲

状腺髓质癌患者手术和化疗的疗效观察及预后判断。一般情况下，术后和化疗中病情好转时血清 CEA 下降，病情恶化时血清 CEA 升高。患绒毛膜癌、骨癌、前列腺癌和卵巢癌时，也可发生血清 CEA 升高，但无早期诊断价值，与其他肿瘤标志物项目联合检测，可以提高肿瘤诊断的阳性率。

② 患肠梗阻、胆道梗阻、胰腺炎、溃疡性结肠炎、肝硬化、肺炎、支气管炎、结核病、肺气肿和自身免疫病等时血清 CEA 也可有轻度到中度升高，但一般均为间断性，病情改善后趋于消失。

③ 经常与动物或动物血清产品接触的患者，其检测结果可能出现假性的升高。

④ 部分吸烟者 CEA 水平会有轻度升高。

糖类抗原 19-9

什么是血清糖类抗原 19-9 检测？

糖类抗原 19-9（CA19-9）是一种与消化系统恶性肿瘤相关的抗原。血清糖类抗原 19-9 检测是测定血清中 CA19-9 的含量，为定量测定，检测结果以每毫升血清中 CA19-9 的单位数（U/ml）表示。

血清糖类抗原 19-9 检测的生物参考区间是多少？

化学发光法：血清 CA19-9≤43U/ml。

血清糖类抗原 19-9 检测异常有什么临床意义？

① 患胰腺癌、胆囊癌、胆管壶腹癌时，血清 CA19-9 水平明显升高，胰腺癌晚期患者血清 CA19-9 浓度可达 40 万 U/ml。患胃癌、结肠癌、肝癌时，血清 CA19-9 浓度也可升高。血清 CA19-9 是消化系统恶性肿瘤的重要辅助诊断指标，常用于鉴别良性与恶性胰腺肿瘤。单独应用血清 CA19-9 的临床价值有限，与其他肿瘤标志物项目（CEA、CA125 等）联合检测，可以提高肿瘤诊断的敏感性和特异性。

② CA19-9 在转移性疾病及非恶性疾病患者的血清中也可表现不同程度升高，如患急性胰腺炎、胆囊炎、胆汁淤积性胆管炎、肝硬化、肝炎等。

③ 经常与动物或动物血清产品接触的患者，其检测结果可能出现假性的升高。

糖类抗原 50

什么是血清糖类抗原 50 检测？

糖类抗原 50（CA50）是一种非特异性的广谱肿瘤标志物。血清糖类抗原 50 检测是测定血清中 CA50 的含量，为定量测定，检测结果以每毫升血清中 CA50 的国际单位数（IU/ml）表示。

血清糖类抗原 50 检测的生物参考区间是多少？

化学发光法：血清 CA50 <25IU/ml。

❀ 血清糖类抗原 50 检测异常有什么临床意义？

患胰腺癌、结肠癌、直肠癌、胃癌等恶性肿瘤时，血清 CA50 升高，患胰腺癌升高最为明显。故血清 CA50 检测主要用于胰腺癌、大肠癌、胃癌的辅助诊断和监测肿瘤的进展。患肝癌、肺癌、子宫癌、卵巢癌、肾癌、乳腺癌等癌症时，血清 CA50 也可见升高。

患溃疡性结肠炎、肝硬化、黑色素瘤、淋巴瘤、自身免疫性疾病等，也有 CA50 升高现象。

🩺 糖类抗原 72-4

❀ 什么是血清糖类抗原 72-4 检测？

糖类抗原 72-4 （CA72-4）是存在于多种器官恶性肿瘤（主要是消化系统肿瘤）中的高分子量糖类抗原。血清 CA72-4 检测是测定血清中 CA72-4 的含量，为定量测定，检测结果以每毫升血清中的 CA72-4 单位数（U/ml）表示。

❀ 血清糖类抗原 72-4 检测的生物参考区间是多少？

电化学发光法：血清 CA72-4 < 6.9U/ml。

❀ 血清糖类抗原 72-4 检测异常有什么临床意义？

① 血清 CA72-4 检测目前在临床上被用作对已确诊或怀疑消化系统恶性肿瘤及妇科肿瘤患者诊断的辅助手段，同时用以监测肿瘤治疗的效果及肿瘤的复发等。对诊断胃癌具有较高的特异性，胰腺癌、结肠癌、肝癌、食管癌、上皮性卵巢癌、子宫内膜癌、乳腺癌以及非小细胞肺癌患者都可见血清 CA72-4 升高。对黏液样卵巢癌的诊断灵敏度高于 CA125。由于目前 CA72-4 的检测对早期肿瘤诊断其阳性率较低，配合其他有关项目同时检测可以提高诊断的敏感性。

② 血清 CA72-4 升高可见于以下良性疾病：胰腺炎、肝硬化、肺病、风湿病、妇科病、卵巢良性疾病、卵巢囊肿、乳腺病和胃肠道良性功能紊乱等。与其他标志物相比，CA72-4 对良性疾病的诊断特异性较高。

🩺 糖类抗原 125

❀ 什么是血清糖类抗原 125 检测？

糖类抗原 125 （CA125）是一种糖蛋白，由子宫、宫颈、输卵管以及胸腔、腹腔的内壁表面产生。血清 CA125 检测是测定血清中 CA125 的含量，为定量测定，检测结果以每毫升血清中 CA125 的单位数（U/ml）表示。

❀ 血清糖类抗原 125 检测的生物参考区间是多少？

化学发光法：

男性：≤43U/ml。

女性：18～49 岁：≤47U/ml；≥50 岁：≤22U/ml。

❧ 血清糖类抗原 125 检测异常有什么临床意义？

① 卵巢癌患者的血清 CA125 水平明显升高，故血清 CA125 是卵巢癌重要的辅助诊断指标，但不能作为早期的筛查指标。卵巢癌患者在手术和化疗治疗有效时，其血清 CA125 水平会很快下降；若有复发，CA125 水平升高可先于临床症状的出现，故血清 CA125 在监测肿瘤复发和治疗效果方面作用更显重要。

② 患其他恶性肿瘤，如宫颈癌、乳腺癌、胰腺癌、胃癌、肝癌、胆管癌、肺癌等的一定比例的患者，其血清 CA125 也会升高。

③ 非恶性肿瘤，如子宫内膜异位症、盆腔炎、卵巢囊肿、胰腺炎、肝炎、肝硬化等疾病患者血清 CA125 也可有不同程度升高。

糖类抗原 15-3

❧ 什么是血清糖类抗原 15-3 检测？

糖类抗原 15-3（CA15-3）是一种糖蛋白，是与乳腺癌相关的抗原。血清 CA15-3 检测是测定血清中 CA15-3 的含量，为定量测定，检测结果以每毫升血清中 CA15-3 的单位数（U/ml）表示。

❧ 血清糖类抗原 15-3 检测的生物参考区间是多少？

化学发光法：血清 CA15-3≤20U/ml。

❧ 血清糖类抗原 15-3 检测异常有什么临床意义？

① 乳腺癌患者常有血清 CA15-3 升高，但在初期敏感性较低，中晚期才明显升高，转移性乳腺癌阳性率可达 80%。故血清 CA15-3 与其他相关检测指标联合应用，有助于乳腺癌的诊断，同时也有助于监测患者接受化疗、手术治疗的疗效及治疗后肿瘤的复发、转移。

② 患其他恶性肿瘤，如肺癌、结肠癌、胰腺癌、卵巢癌、宫颈癌和子宫内膜癌等时，也可见血清 CA15-3 有不同程度的升高。

③ 患乳腺及卵巢的良性肿瘤、结核病、自身免疫病等疾病时，也会有血清 CA15-3 升高，阳性率一般低于 10%。

总前列腺特异抗原

❧ 什么是血清总前列腺特异抗原检测？

前列腺特异抗原（PSA）是一种由前列腺上皮细胞分泌的蛋白酶。血清总前列腺特异抗原（t-PSA）中有 80% 的 PSA 以各种结合形式存在，20% 的 PSA 以未结合的形式存在，称为游离 PSA（f-PSA）。血清 t-PSA 检测是测定血清中 t-PSA 的含量，为定量测定，检测结果以每毫升血清中 t-PSA 的纳克数（ng/ml）表示。

🍀 血清 t-PSA 检测的生物参考区间是多少？

化学发光法：

① 血清 t-PSA≤4ng/ml。

② 前列腺癌的诊断临界值为 4ng/ml。

🍀 血清 t-PSA 检测异常有什么临床意义？

① 前列腺癌患者可见血清 t-PSA 持久性升高，且血清 t-PSA 浓度随病程的进展而增高。若总前列腺特异抗原（t-PSA）、游离 PSA（f-PSA）升高，而 f-PSA/t-PSA 比值降低，则前列腺癌的可能性大，应提早做进一步检查（如前列腺活检）以确定诊断，提高前列腺癌诊断的特异性和正确性。前列腺癌手术后，t-PSA 血清浓度可逐渐降至正常，若手术后 t-PSA 浓度不降或下降后再次升高，提示肿瘤转移或复发。

② 前列腺肥大、前列腺炎、肾脏和泌尿生殖系统的疾病，也可见血清 t-PSA 水平轻度升高，应结合其他检查进行鉴别。

③ 血清 t-PSA 一过性升高见于近期内行前列腺穿刺、前列腺内药物注射、尿道狭窄扩张术、长时间尿道内留置导尿管、直肠指检等。当致病因素消除后，1 个月左右可恢复正常。

🍀 做血清 t-PSA 检测时应注意什么？

① 受检者在采集血标本前，应避免进行前列腺按摩，以防导致血清 t-PSA 升高。

② 受检者如近期（1 个月）内做过经尿道放置导尿管、前列腺活检、机械性尿道扩张术、经尿道前列腺摘除术，或近 1 周内做过直肠指诊者，不宜立即抽血。

🩺 游离前列腺特异抗原

🍀 什么是血清游离前列腺特异抗原检测？

在血液中以游离形式存在的前列腺特异抗原称为游离前列腺特异抗原（f-PSA）。血清 f-PSA 是检测血清中 f-PSA 的含量，为定量测定，检测结果以每毫升血清中 f-PSA 的纳克数（ng/ml）表示。

🍀 血清 f-PSA 检测的生物参考区间是多少？

化学发光法：血清 f-PSA＜0.93ng/ml。

🍀 血清 f-PSA 检测异常有什么临床意义？

单独使用血清 t-PSA 或血清 f-PSA 诊断前列腺癌时，都不能排除前列腺肥大对前列腺癌诊断的影响，特别是当血清 t-PSA 在 4.0～10.0ng/ml 时。而血清 f-PSA 和血清 t-PSA 的比值（f-PSA/t-PSA）则对前列腺癌诊断更有价值。文献报道，f-PSA/t-PSA 小于 0.1，提示为前列腺癌；f-PSA/t-PSA 比值大于 0.25，提示为前列腺增生。

酸性磷酸酶

什么是血清酸性磷酸酶检测?

酸性磷酸酶（ACP）是一组磷酸单脂酶，主要来源于前列腺。血清 ACP 检测是测定血清中 ACP 的含量，为定量测定，检测结果以每升血清中 ACP 的单位数（U/L）表示。

37℃以上 ACP 很快会失去活性，因此高热患者应避免做该项检测。

血清酸性磷酸酶检测的生物参考区间是多少?

酶连续检测法：血清 ACP 0～7.0U/L。

血清酸性磷酸酶检测异常有什么临床意义?

成年男子血清中的 ACP 有 1/3～1/2 来自前列腺，发生前列腺癌时，特别是发生癌转移时，血清 ACP 明显增高，因此，血清 ACP 测定可以用于前列腺癌的辅助诊断及疗效观察。

患溶血性疾病、变形性骨炎、急性尿潴留及近期做过直肠检查者，此酶亦可轻度增高。

神经元特异性烯醇化酶

什么是血清神经元特异性烯醇化酶检测?

神经元特异性烯醇化酶（NSE）存在于神经元细胞和神经内分泌组织中。血清 NSE 检测是测定血清中 NSE 的含量，为定量测定，检测结果以每毫升血清中 NSE 的纳克数（ng/ml）表示。

血清 NSE 检测的生物参考区间是多少?

电化学发光法：血清 NSE<16.3ng/ml。

血清 NSE 检测异常有什么临床意义?

起源于神经内分泌细胞的肿瘤可产生过量的 NSE，导致血液中 NSE 浓度升高，因此，血清 NSE 可以用于源自神经内分泌细胞的肿瘤的辅助诊断，还可用于对肿瘤复发及对治疗反应的监测。脑部肿瘤（如神经胶质瘤、脑脊膜瘤、纤维神经瘤和神经瘤）仅偶尔有血清 NSE 值升高。

60%～81%小细胞肺癌病例 NSE 浓度升高。

神经系统和肺部的良性疾病可有血清 NSE 轻度的升高，如脑脊膜炎、弥漫性脑膜炎、脊髓与小脑退化、脑梗死、脑血肿、蛛网膜下腔出血、脑外伤、脑炎、器质性癫痫、精神分裂症等。

细胞角蛋白 19 片段

❖ 什么是血清细胞角蛋白 19 片段检测?

细胞角蛋白 19 片段是存在于上皮细胞的一种角蛋白,根据其被两个单克隆抗体识别的位点被命名为 Cyfra 21-1。血清 Cyfra 21-1 检测是测定血清中 Cyfra 21-1 的含量,为定量测定,检测结果以每毫升血清中 Cyfra 21-1 的纳克数 (ng/ml) 表示。

因唾液污染后会使血清 Cyfra 21-1 结果明显升高,故留取标本时应避免其被唾液污染。

❖ 血清 Cyfra 21-1 检测的生物参考区间是多少?

电化学发光法:血清 Cyfra 21-1 < 3.3ng/ml。

❖ 血清 Cyfra 21-1 检测异常有什么临床意义?

上皮细胞发生癌变时,血清 Cyfra 21-1 水平升高。因此,血清 Cyfra 21-1 可以作为上皮组织恶性肿瘤的一种标志物辅助该类恶性肿瘤的诊断及病程发展与疗效的监测。血清 Cyfra 21-1 是非小细胞肺癌辅助诊断的首选指标,但因敏感性较低一般不作为筛查指标。患肺鳞癌、膀胱癌,血清 Cyfra 21-1 升高;患胃癌、结肠癌,血清 Cyfra 21-1 可轻度升高;患良性肝病、肾功能衰竭时,血清 Cyfra 21-1 可有轻度升高。

鳞状上皮细胞癌抗原

❖ 什么是血清鳞状上皮细胞癌抗原检测?

鳞状上皮细胞癌抗原 (SCC) 是一种糖蛋白。血清 SCC 检测是测定血清中 SCC 的含量,为定量测定,检测结果以每毫升血清中 SCC 的纳克数 (ng/ml) 表示。

因唾液污染后会使血清 SCC 结果升高,故留取标本时应避免其被唾液污染。

❖ 血清 SCC 检测的生物参考区间是多少?

化学发光法:血清 SCC < 1.5ng/ml。

❖ 血清 SCC 检测异常有什么临床意义?

鳞状上皮细胞癌患者的血清 SCC 明显升高,因此,血清 SCC 是鳞状上皮细胞癌肿瘤的特异性诊断标志物,还可监测这类肿瘤的疗效、复发、转移以及预后评价。宫颈癌、非小细胞肺癌、口腔癌、食管癌、子宫体癌、阴道癌等患者血清 SCC 有明显增高,且其浓度随病期的加重而增高。

肝炎、肝硬化、肾功能衰竭、肺部疾病 (肺炎、肺结核、支气管囊肿等)、皮肤病 (湿疹、银屑病等) 患者的血清 SCC 也可有不同程度的升高。

β₂ 微球蛋白

什么是血清 β₂ 微球蛋白和尿 β₂ 微球蛋白检测?

β₂ 微球蛋白（β_2-MG）主要由淋巴细胞合成，存在于几乎所有的有核细胞膜上，脱落后进入血液中。血液中的 β_2-MG 分子量小，可经肾小球滤过进入尿液，故尿液中也存在 β_2-MG。血清 β_2-MG 检测是测定血清中 β_2-MG 的含量；尿 β_2-MG 检测是测定尿中 β_2-MG 的含量。血清 β_2-MG 和尿 β_2-MG 检测皆为定量测定，检测结果以每升血清或尿中 β_2-MG 的毫克数（mg/L）表示。

血清 β₂-MG 和尿 β₂-MG 检测的生物参考区间是多少?

散射比浊法：

① 血清 β_2-MG：18～59 岁为 1.0～2.3mg/L，≥60 岁为 1.3～3.0mg/L。随着年龄增加，β_2 微球蛋白水平有升高趋势，不同年龄组有其各自的生物参考区间。

② 尿 β_2-MG：<0.2mg/L。

血清 β₂-MG 和尿 β₂-MG 检测异常有什么临床意义?

发生某些恶性肿瘤时血液和尿液中 β_2-MG 会明显增加，肾小管疾病时发生重吸收障碍，尿液的 β_2-MG 也会增加。因此在一定条件下，血清 β_2-MG 可以作为肿瘤标志物，也可用于评价肾小球滤过功能；尿 β_2-MG 检测除作为肿瘤标志物外，还可用于评价肾小管重吸收功能。

① 血、尿 β_2-MG 均升高，常见于恶性肿瘤（如恶性淋巴瘤、多发性骨髓瘤、原发性肝癌、肺癌等）、自身免疫性疾病（如活动性系统性红斑狼疮、类风湿关节炎、干燥综合征、溶血性贫血等）、慢性肝炎、糖尿病等。

② 血清 β_2-MG 升高，而尿 β_2-MG 正常，见于急性肾炎、慢性肾炎、肾功能衰竭等。

③ 血清 β_2-MG 正常，而尿 β_2-MG 升高，见于各种原因引起的肾近曲小管功能缺陷，如范可尼综合征、慢性镉中毒、肾移植后排异反应等。

做血清 β₂-MG 和尿 β₂-MG 检测时应注意什么?

① 接受血清 β_2-MG 检测需采集静脉血，受检者无需空腹。

② 接受尿 β_2-MG 检测者应于清晨起床后排空膀胱，饮清水 500ml，1 小时后留取尿液标本约 30ml。盛放标本的容器应清洁干燥，女性患者应避开月经期，男性患者应避免前列腺液、精液的污染。

降钙素

什么是血清降钙素检测?

降钙素（CT）是由甲状腺 C 细胞分泌的肽类激素。血清 CT 检测是测定血清中 CT

的含量，为定量测定，检测结果以每毫升血清中 CT 的皮克数（pg/ml）表示。

❧ 血清降钙素检测的生物参考区间是多少？

化学发光法：
① 男性血清 CT：0～18.5pg/ml。
② 女性血清 CT：0～11.5pg/ml。

❧ 血清降钙素检测异常有什么临床意义？

测定血清降钙素的意义主要在于对相关肿瘤的疗效观察和预后判断。如果甲状腺癌或肺癌手术后，血清 CT 仍持续升高，说明有残余的肿瘤组织，预后较差；对于家族性甲状腺髓样癌（MTC），降钙素水平测定有助于对肿瘤侵犯程度的预测和手术切除范围的决定。

发生急性肾功能不全、慢性肾功能不全、原发性甲状腺功能亢进症等，血清降钙素亦可升高；发生原发性甲状腺功能减退症，可见血清降钙素降低。

🩺 胃蛋白酶原Ⅰ、Ⅱ

❧ 什么是胃蛋白酶原Ⅰ、Ⅱ？

胃蛋白酶原（PG）是胃液中胃蛋白酶的非活性前体，免疫学上可分为两型：胃蛋白酶原Ⅰ（PGⅠ）和胃蛋白酶原Ⅱ（PGⅡ）。PGⅠ由胃底腺分泌，PGⅡ由胃底腺、贲门腺、幽门腺和 Brunner 腺分泌。

❧ 胃蛋白酶原Ⅰ、Ⅱ的结果怎样判读？

当 PGⅠ<70ng/ml 和 PGⅠ/PGⅡ 比率<3.0 作为临界值时，胃底腺黏膜萎缩性疾病的诊断率最高。

❧ 胃蛋白酶原Ⅰ、Ⅱ检测异常有什么临床意义？

胃底腺黏膜萎缩的过程中，分泌 PGⅠ 的胃主细胞减少，幽门腺细胞增多，从而造成 PGⅠ/PGⅡ 比率降低。因此，PGⅠ/PGⅡ 比率可以作为胃底腺黏膜萎缩的指征，检测 PGⅠ、PGⅡ 水平并结合 PGⅠ/PGⅡ 比率可用于筛查胃底腺黏膜萎缩性疾病。与胃底腺黏膜萎缩性疾病相关的疾病中，特别是萎缩性胃炎与胃癌有关。

🩺 胃泌素 G-17

❧ 什么是胃泌素 G-17?

胃泌素 G-17 由 17 个氨基酸组成，仅由胃窦部的 G 细胞分泌，主要以酰胺化的形式存在。其生理作用如下：促进胃酸分泌，与胃酸负相关，即当胃酸分泌过多时，G-17 降低；当胃酸分泌较少时（胃体萎缩时），G-17 升高。维持食管下段括约肌（LES）张力，防止胃食管反流。促进胃肠道黏膜细胞的生长，改善胃黏膜的营养和供血。

❀ 胃泌素 G-17 检测的生物参考区间是多少?

化学发光法:1.7～7.6pmol/L

❀ 胃泌素 G-17 检测异常有什么临床意义?

① G-17 降低:在高胃酸状态和胃窦萎缩、胃食管反流等疾病时 G-17 降低。肠型胃癌的发病过程遵循"萎缩→肠化→增生→胃癌"规律,故部分胃癌患者表现为低胃泌素血症。

② G-17 升高:胃体萎缩、胃幽门螺杆菌感染可引起 G-17 增高;胃癌(瘤变)可引起 G-17 升高。药物影响(如服用制酸药物等)、糖尿病、肝肾功能不全、甲状腺或甲状旁腺功能亢进影响代谢,也可引起 G-17 升高。

胃泌素释放肽前体

❀ 什么是胃泌素释放肽前体?

胃泌素释放肽前体(ProGRP)是胃肠道产生的一种促胃泌素释放肽的前体,该促胃泌素释放肽可以通过自分泌或者是细胞与细胞之间的相互作用从而刺激肿瘤生长,参与其中的转移过程。由于促胃泌素释放肽在体内的半衰期很短,目前检查方法很难检测到其血清水平。相反,血清中的 ProGRP 比较稳定,更加容易检测到其水平的变化。

❀ 胃泌素释放肽前体检测的生物参考区间是多少?

化学发光法:ProGRP≤37.7pg/ml。

❀ 胃泌素释放肽前体检测异常有什么临床意义?

ProGRP 为神经内分泌源性组织和肿瘤相关分子,在小细胞肺癌、类癌、甲状腺髓样癌等疾病中表达增高;有助于鉴别小细胞肺癌与非小细胞肺癌,与其他肿瘤标志物联合检测也有助于监测小细胞肺癌的治疗。

BRCA1/2 基因检测

❀ 什么是 BRCA1/2 基因检测?

BRCA1/2 基因检测是指对人外周血基因组 DNA 中 *BRCA1* 基因和 *BRCA2* 基因全编码区、外显子及启动子区突变位点进行检测,为乳腺癌、卵巢癌等发病风险和用药指导提供临床参考。检测方法为测序法。

❀ BRCA1/2 基因检测异常有什么临床意义?

BRCA1 基因和 *BRCA2* 基因均是常染色体显性遗传的肿瘤抑制基因,在调节人体细胞的复制、遗传物质 DNA 损伤修复、细胞的正常生长等方面有重要作用。如果 *BRCA1/2* 基因的结构发生了突变,那么其所具有的抑制肿瘤发生的功能就会受影响。携带 *BRCA1/2* 基因突变的女性不仅乳腺癌发病风险增加,其他如卵巢癌、输卵管癌、

胃肠癌及黑色素瘤等发病风险也增加，男性罹患乳腺癌、前列腺癌风险增加。《中国乳腺癌患者 *BRCA1/2* 基因检测与临床应用专家共识》提出，伴有 *BRCA1/2* 基因突变的晚期或复发转移性乳腺癌患者，可以选择 PARP 抑制剂作为化疗方案的替代方案。

第21章

免疫功能检测

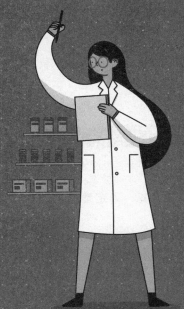

免疫功能是指机体识别和排除抗原性异物的功能，即机体区分自身与异己的功能。人体的免疫功能具有使机体保持相对的自身稳定，帮助人体抵抗外界病原体侵害的作用。

免疫功能检测对许多疾病，例如系统性红斑狼疮、类风湿关节炎、自身免疫性疾病等的诊断和治疗具有重要意义。

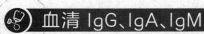

❖ 什么是血清 IgG、IgA、IgM 检测?

免疫球蛋白（Ig）是人体血液中的一组具有抗体活性的球蛋白的总称。它是机体受到抗原（如细菌、病毒、异体蛋白、变性的自身抗原等）刺激后由浆细胞制造的，包括 IgG、IgA、IgM、IgD、IgE 五类及若干亚类。血清 IgG、IgA、IgM 检测是测定血清中 IgG、IgA、IgM 的含量，为定量检测，检测结果以每升血清中 IgG、IgA、IgM 的克数（g/L）表示。

❖ 血清 IgG、IgA、IgM 检测的生物参考区间是多少?

免疫散射比浊法：
① 成人血清 IgG：8.6～17.4g/L。
② 成人血清 IgA：1.0～4.2g/L。
③ 成人血清 IgM：男性为 0.3～2.2g/L，女性为 0.5～2.8g/L。
不同年龄组有其各自的生物参考区间。

❖ 血清 IgG、IgA、IgM 检测异常有什么临床意义?

有许多疾病，特别是免疫性疾病，其 Ig 含量常发生变化，因此检测体液中 Ig 的水平对这些疾病的诊断有一定意义。

① 免疫球蛋白 IgG、IgA、IgM 均升高，常见于各种慢性感染、慢性肝病、淋巴瘤和某些自身免疫性疾病，如系统性红斑狼疮、类风湿关节炎等。但单一免疫球蛋白增高，同时其他免疫球蛋白降低，主要见于免疫增殖性疾病。

② 免疫球蛋白降低，常见于各类先天性或获得性免疫缺陷综合征、联合免疫缺陷病或长期使用免疫抑制药的患者。

❖ 做血清 IgG、IgA、IgM 检测时应注意什么?

① 接受检测需采集空腹静脉血。
② 近期内应用人胎盘球蛋白或人血球蛋白者，不宜检测血清 IgG。

血清 IgE

❖ 什么是血清 IgE 检测?

血清 IgE 又称"反应素"。血清 IgE 检测是测定血清中 IgE 的含量，为定量测定，检测结果以每升血清中 IgE 的微克数（μg/L）表示。

接受血清 IgE 检测需采集空腹静脉血。

❖ 血清 IgE 检测的生物参考区间是多少?

微粒子化学发光法：血清 IgE 为 3～397μg/L。

❖ 血清 IgE 检测异常有什么临床意义?

① 血清 IgE 与某些速发型过敏反应性疾病的发病有关, 如花粉等过敏引起的支气管哮喘、变应性鼻炎、荨麻疹、特应性皮炎、青霉素过敏等时可见血清 IgE 升高。

② 患免疫增殖性疾病 (浆细胞病, 如 IgE 型多发性骨髓瘤)、急性肝炎、慢性肝炎、系统性红斑狼疮、类风湿关节炎、嗜酸性细胞增多症、嗜酸性肉芽肿性血管炎、寄生虫感染等疾病, 有时也可见血清 IgE 升高。

③ 免疫缺陷综合征患者可见血清 IgE 降低。

血清 IgD

❖ 什么是血清 IgD 检测?

血清 IgD 由扁桃体及腺样组织中的浆细胞分泌。血清 IgD 检测是测定血清中 IgD 的含量, 为定量测定, 检测结果以每升血清中 IgD 的克数 (g/L) 表示。血清 IgD 含量因检测方法不同及年龄不同有很大差别。

接受血清 IgE 检测需采集空腹静脉血。

❖ 血清 IgD 检测的生物参考区间是多少?

ELISA 法: 血清 IgD 为 0.001~0.004g/L。

❖ 血清 IgD 检测异常有什么临床意义?

血清 IgD 可能与某些过敏性疾病有关。

① 血清 IgD 升高主要见于 IgD 型多发性骨髓瘤。患流行性出血热、过敏性哮喘、桥本甲状腺炎、特应性皮炎时血清 IgD 也可升高。大量吸烟者可见生理性升高。

② 患原发性无丙种球蛋白血症可见血清 IgD 降低。

血清 IgG4

❖ 什么是血清 IgG4 检测?

血清 IgG 包括 4 种亚型: IgG1、IgG2、IgG3 和 IgG4, 其中 IgG4 含量约占总 IgG 的 5%, 与其他亚型相比拥有独特的结构和生理功能, 调节机体免疫作用。在 IgG 亚型中 IgG4 临床应用最广泛, 特别是在 IgG4 相关性疾病的诊断和治疗监测中具有重要的临床意义。血清 IgG4 检测是测定血清中 IgG4 的含量, 检测结果以每升血清中 IgG4 的克数 (g/L) 表示。

❖ 血清 IgG4 检测的生物参考区间是多少?

免疫比浊法: ≤ 2.01g/L。

❖ 血清 IgG4 检测异常有什么临床意义?

① 病理性增高: 多见于 IgG4 相关性疾病, 表现为患者血清 IgG4 浓度升高, 一个

或多个组织出现纤维化肿大病变，组织中 IgG4 阳性浆细胞、组织细胞等明显增多，可累及肝脏、胰腺、肺、肾脏等多个器官和系统，如 IgG4 相关性硬化性胆管炎、自身免疫性胰腺炎等。慢性炎症、免疫增殖性疾病如多发性骨髓瘤时 IgG4 也可升高。

② 病理性降低：见于免疫缺陷、大量蛋白流失如肾病综合征等疾病。

免疫球蛋白轻链

什么是血清和尿免疫球蛋白轻链检测？

免疫球蛋白轻链又称凝溶蛋白，包括 Ig/L-κ 和 Ig/L-λ。血清和尿免疫球蛋白轻链检测是测定血清或尿液中 Ig/L-κ 和 Ig/L-λ 的含量，均为定量测定。血清免疫球蛋白轻链检测结果以每升血清中 Ig/L-κ 和 Ig/L-λ 的克数（g/L）表示；尿免疫球蛋白轻链检测结果以每升尿中 Ig/L-κ 和 Ig/L-λ 的毫克数（mg/L）表示。

接受血清免疫球蛋白轻链检测需采集空腹静脉血；接受尿免疫球蛋白轻链检测需留取随机尿。

血清和尿免疫球蛋白轻链检测的生物参考区间是多少？

① 血清 Ig/L-κ 为 1.7～3.7g/L。
② 血清 Ig/L-λ 为 0.9～2.1g/L。
③ 尿 Ig/L-κ＜7.91mg/L。
④ 尿 Ig/L-λ＜4.09mg/L。

血清和尿免疫球蛋白轻链检测异常有什么临床意义？

正常状态下，免疫球蛋白分子中 κ 和 λ 含量的比例大概为 2∶1。如果 κ 和 λ 比例发生改变，其中一种轻链占有绝对优势时，常提示为多发性骨髓瘤。所以，血清和尿免疫球蛋白轻链检测用于诊断多发性骨髓瘤，动态检测血清和尿免疫球蛋白轻链还可以密切观察该病的病程以及评价治疗效果。

总补体溶血活性

什么是血清总补体溶血活性试验？

补体是存在于血清中的具有酶活性的球蛋白，已知补体有 11 种，总补体（CH50）溶血活性试验评价血清中 9 种补体成分（C1～C9）综合水平以及补体系统活化的活性程度，为定量测定，检测结果以每毫升血清中补体的单位数（U/ml）表示。

接受血清总补体溶血活性试验需采集空腹静脉血。

血清总补体溶血活性试验的生物参考区间是多少？

脂质体免疫检测法：CH50 为 23～46U/ml。

血清总补体溶血活性试验异常有什么临床意义？

总补体溶血活性试验对某些疾病的诊断与疗效观察有极其重要的意义。

① 患各种急性炎症、急性组织损伤、恶性肿瘤以及妊娠时可见 CH50 水平升高。

② 患急性肾小球肾炎、自身免疫性疾病（如系统性红斑狼疮、类风湿关节炎活动期）、亚急性感染性心内膜炎、慢性肝病、肝硬化、获得性免疫缺陷综合征（艾滋病）、严重烧伤、冷球蛋白血症以及重度营养不良和遗传性补体成分缺乏症等时，可见 CH50 水平降低。

血清补体 C3、C4

什么是血清补体 C3、C4 检测?

已知血清中的 11 种补体包括补体 C3、C4，补体 C3 是血清中含量最高的补体成分。血清补体 C3 和 C4 检测是测定血清中补体 C3 和 C4 的含量，为定量测定，检测结果以每升血清中补体 C3 和 C4 的克数（g/L）表示。

接受血清补体 C3、C4 检测需采集空腹静脉血。

血清补体 C3、C4 检测的生物参考区间是多少?

(1) 单向免疫扩散法

① C3：0.8～1.6g/L。

② C4：0.43～0.64g/L。

(2) 免疫散射比浊法

① C3：0.9～1.8g/L。

② C4：成人 0.1～0.4g/L。不同年龄组有其各自的生物参考区间。

血清补体 C3、C4 检测异常有什么临床意义?

补体 C3、C4 对某些疾病的诊断与疗效观察的意义与总补体溶血活性试验相同，故血清补体 C3、C4 常与血清 CH50 同时检测，用以综合评价补体功能。

血清蛋白电泳

什么是血清蛋白电泳检测?

血清蛋白电泳检测（PE）利用不同蛋白质所带负电荷量不同，从而在电场中泳向正极的速度不同的原理，在实验中将白蛋白（A）、α_1-球蛋白（α_1）、α_2-球蛋白（α_2）、β-球蛋白（β）、γ-球蛋白（γ）这五种蛋白区分开来，以了解血清主要蛋白的相对含量和筛查血清中异常蛋白的存在。检测结果以各种蛋白所占百分比（%）表示。

接受血清蛋白电泳检测需采集空腹静脉血。

血清蛋白电泳检测的生物参考区间是多少?

醋酸纤维膜法：血清蛋白电泳各区带正常值见表 21-1。

表 21-1　醋酸纤维膜法血清蛋白电泳各区带正常值

电泳区带	各区带比例
PE-A	57.4%~71.7%
PE-α_1	1.7%~4.4%
PE-α_2	4.0%~8.2%
PE-β	6.7%~11.3%
PE-γ	11.8%~22.9%

❖ 血清蛋白电泳检测异常有什么临床意义?

(1)肝脏疾病

① 慢性肝炎患者 PE-A、PE-α_2、PE-β 减低，PE-γ 增高；急性肝炎基本无变化。

② 肝硬化时 PE-A 明显降低，PE-β、PE-γ 增加。

③ 原发性肝癌患者 PE-A 明显降低，PE-α_1、PE-α_2 都增高，有时可见在 PE-A 和 PE-α_1 之间出现甲胎蛋白（AFP）区带。甲胎蛋白的出现对原发性肝癌有重要的辅助诊断价值。

(2)肝外疾病

① 肾病综合征患者 PE-A 减少，PE-α_2、PE-β 增高，PE-γ 常减低。

② 慢性炎症及自身免疫性疾病，如系统性红斑狼疮、干燥综合征、类风湿关节炎等，PE-α_2 和 PE-γ 都增高。

③ 多发性骨髓瘤、巨球蛋白血症、良性单克隆高 γ-球蛋白血症的患者，检验结果可见 PE-γ 明显增高，且在 PE-β、PE-γ 之间或 PE-γ 区出现 M 蛋白区带。

免疫固定电泳

❖ 什么是免疫固定电泳?

免疫固定电泳是一种包括琼脂凝胶蛋白电泳和免疫沉淀两个过程的操作。基本原理是待测蛋白质在凝胶介质上经电泳分离后，将抗血清加入已分离的蛋白质泳道上或将已加抗血清的滤纸贴于其上，经孵育后，在适当位置产生抗原-抗体复合物并沉淀下来，它具有高特异性及高分辨率的特点。

❖ 免疫固定电泳检测的生物参考区间是多少?

IgGκ、IgGλ、IgMκ、IgMλ、IgAκ、IgAλ：阴性。

❖ 免疫固定电泳检测异常有什么临床意义?

阳性多见于多发性骨髓瘤、巨球蛋白血症、意义不明的单克隆丙种球蛋白病、慢性淋巴细胞性白血病、蕈样霉菌病等疾病。

淋巴细胞转化试验

❖ 什么是淋巴细胞转化试验?

人体血液中的 T 淋巴细胞在体外培养时，受到有丝分裂原的刺激后，可转化为体积大的母细胞,部分细胞发生有丝分裂,计数发生转化的淋巴细胞百分比的这一过程,称为淋巴细胞转化试验(LTT)。淋巴细胞转化试验结果以 T 淋巴细胞中发生转化的 T 淋巴细胞所占百分比(%)表示。

接受淋巴转化率检测需采集静脉血,受检者无需空腹。

❖ 淋巴细胞转化率检测的生物参考区间是多少?

转化细胞形态学计数法:淋巴细胞转化率为 $50\%\sim70\%$。

❖ 淋巴细胞转化率检测异常有什么临床意义?

① T 淋巴细胞转化率降低,常见于细胞免疫缺陷或细胞免疫功能低下者,如恶性肿瘤、淋巴瘤、淋巴肉芽肿、重症结核、重症真菌感染、瘤型麻风、运动失调性毛细血管扩张症以及慢性肝炎、肝硬化等患者;接受放射治疗或使用免疫抑制药治疗的患者,T 淋巴细胞转化率也降低。T 淋巴细胞转化率增高,常见于唐氏综合征。

② 淋巴细胞转化试验也可用于估计疾病治疗的疗效与预后。恶性肿瘤、慢性活动性肝炎等经转移因子治疗后,如见 T 淋巴细胞转化率升高至正常,则提示治疗有效,反之则疗效差,预后不良。慢性淋巴细胞白血病患者经治疗后,T 淋巴细胞转化率上升,则存活时间较长。

🩺 植物血凝素试验

❖ 什么是植物血凝素试验?

植物血凝素试验是在受检者前臂掌侧皮内注射植物血凝素(PHA),18 小时及 24 小时后观察皮肤是否出现红斑。植物血凝素试验为定性测量。

近期内应用过免疫抑制药者,不宜接受植物血凝素试验。

❖ 植物血凝素试验的生物参考区间是多少?

① 用 $5\mu g$ PHA 皮试后 18 小时及 24 小时,皮肤局部红肿直径 $8.5mm\pm0.1mm$ 为阳性。

② 用 $10\mu g$ PHA 皮试后 18 小时及 24 小时,皮肤局部红肿直径 $11.2mm\pm0.4mm$ 为阳性。

③ 植物血凝素试验结果阳性为正常。

❖ 植物血凝素试验结果异常有什么临床意义?

植物血凝素试验是一种测定非特异性细胞免疫较有价值的方法,试验结果阴性说明细胞免疫功能低下,见于细胞免疫缺陷病、部分麻风病以及病情严重的急性和慢性肝炎、亚急性肝坏死、麻疹、结核病、艾滋病(AIDS)、晚期实体瘤、慢性淋巴细胞白血病等患者。

结核菌素试验

❖ 什么是结核菌素试验?

结核菌素试验是在受检者前臂掌侧皮内注射结核菌素（OT，为结核分枝杆菌的菌体成分）后 48～72 小时观察注射局部的皮肤是否出现红斑、硬结。注射物也可用结核分枝杆菌纯化的蛋白衍生物（PPD）代替，临床意义相同。本试验为定性检测。

❖ 结核菌素试验的生物参考区间是多少?

OT 皮试后 72 小时:

① 阴性: 红斑硬结直径＜4mm。

② 阳性: 红斑硬结直径 5～9mm。

③ 强阳性: 局部同时出现水疱。

❖ 结核菌素试验结果异常有什么临床意义?

① 90％以上正常人群（包括已接种卡介苗者）OT 试验为阳性；强阳性提示可能有活动性结核病。

② OT 试验阴性表示未接触过结核分枝杆菌，多见于幼儿或青少年。OT 试验阴性反应也表示免疫功能低下，如晚期肿瘤、病毒或细菌感染（如粟粒性结核、艾滋病等）的急性期或活动期以及使用免疫抑制药过程中。

③ 有些患者在进行转移因子治疗前后做 OT 实验，如果皮试结果由阴性转为阳性，说明转移因子可增强受检者的免疫力。

❖ 做结核菌素试验时应注意什么?

① 3 个月内曾做过 OT 试验者不可连续再做。

② 近期内应用过免疫抑制药者，不宜马上做 OT 试验。

自然杀伤细胞活性

❖ 什么是自然杀伤细胞活性检测?

自然杀伤（NK）细胞最主要的功能特征是对肿瘤细胞及其他靶细胞具有非特异的杀伤力，这种杀伤效应不依赖体内的抗体与补体，其在机体早期抗肿瘤和抗感染免疫中发挥重要作用。自然杀伤细胞活性检测是测定血液中 NK 细胞的活性，检测结果以％（百分数）表示。

接受自然杀伤细胞活性检测需采集静脉血，受检者无需空腹。

❖ 自然杀伤细胞活性检测的生物参考区间是多少?

(1) ^{51}Cr 释放法

① 自然释放率: ＜10％～15％。

② 自然杀伤率：47.6%～76.8%。

③ ^{51}Cr 利用率：6.5%～47.8%。

（2）流式细胞术法

NK 细胞 7.9%～19.7%。

❀ 自然杀伤细胞活性检测异常有什么临床意义？

① NK 细胞活性升高，见于某些病毒感染的早期、唐氏综合征、接受器官移植或骨髓移植的患者等；还可见于使用干扰素及干扰素诱导物等免疫增强药治疗的患者。

② NK 细胞活性降低，常见于恶性肿瘤、重症联合免疫缺陷病、艾滋病（AIDS）和免疫抑制药使用者等；也见于妊娠、酒精性肝硬化、慢性肝炎等。

③ 大肠癌、鼻咽癌等实体瘤患者机体免疫功能受损，NK 细胞活性下降，经过治疗后若 NK 细胞活性上升，则提示治疗有效。

淋巴细胞亚群分析

❀ 什么是淋巴细胞亚群分析？

淋巴细胞亚群分析是指借助各种荧光染料标记的单克隆抗体测定各类淋巴细胞膜或胞内独特的分化抗原，对淋巴细胞的各个亚群进行分析，是目前流式细胞术临床应用最广泛的检测项目，常规检测包括 T 细胞（CD3⁺）、辅助性 T 细胞（CD3⁺CD4⁺）、杀伤性 T 细胞（CD3⁺CD8⁺）、B 细胞（CD3⁻CD19⁺）、NK 细胞（CD3⁻CD16⁺CD56⁺）等。

❀ 淋巴细胞亚群分析的生物参考区间是多少？

由于不同仪器、试剂、地域、民族、年龄和性别等因素，淋巴细胞亚群的参考范围会有差别，建议实验室根据本地健康人确定本实验室的参考范围，或国内同一地区多家实验室联合建立统一的参考范围，并每年进行验证和调整，每次验证不少于 20 例健康人标本。

❀ 淋巴细胞亚群分析异常有什么临床意义？

淋巴细胞亚群分析是评价细胞免疫和体液免疫功能的重要指标。

（1）T 细胞（CD3⁺）

① 增高：提示 T 细胞免疫功能增强，见于慢性活动性肝炎、重症肌无力、自身免疫性疾病等。

② 降低：提示 T 细胞免疫功能减弱，见于恶性肿瘤、放化疗后免疫抑制、自身免疫性疾病、先天性免疫缺陷病等。

（2）辅助性 T 细胞（CD3⁺CD4⁺）

① 增高：主要见于细菌感染性疾病。

② 降低：主要见于病毒感染性疾病（以 HIV 感染时减少最为明显）、肿瘤、应用免疫抑制剂（如环孢素 A，FK506 等）、γ 免疫球蛋白缺乏症、胸腺发育不良、严重联合免疫缺陷病、严重创伤、大手术等。

（3）杀伤性 T 细胞（CD3$^+$CD8$^+$）

① 增高：见于传染性单核细胞增多症急性期、自身免疫性疾病、慢性活动性肝炎、肿瘤及感染等。

② 降低：见于 γ 免疫球蛋白缺乏症、严重联合免疫缺陷病、肿瘤、胸腺发育不良、类风湿关节炎、糖尿病等。

（4）CD4$^+$/CD8$^+$ 比值

① 增高：可以是 CD4$^+$ 淋巴细胞增加所致，见于肺腺癌、扁平上皮癌、类风湿关节炎、1 型糖尿病等。CD4$^+$/CD8$^+$ 比值还可用于监测器官移植的排斥反应，若移植后 CD4$^+$/CD8$^+$ 较移植前明显增高，则可能发生排异反应。

② 降低：可以是 CD4$^+$ 减少或 CD8$^+$ 增加所致，见于系统性红斑狼疮、传染性单核细胞增多症、急性巨细胞病毒感染、骨髓移植恢复期等。艾滋病患者比值显著降低，比值常<0.5。

（5）B 细胞（CD3$^-$CD19$^+$）

① 增高：提示 B 细胞增殖，见于自身免疫性疾病、B 细胞恶性增殖性疾病，如急性淋巴细胞白血病、慢性淋巴细胞白血病、多发性骨髓瘤、系统性红斑狼疮等。

② 降低：提示存在体液免疫功能低下，如原发性 B 细胞免疫缺陷病（如 X 连锁无丙种球蛋白血症），重症联合免疫缺陷及传染性单核细胞增多症，常规肿瘤手术、放疗和化疗后免疫功能恢复慢或严重低下。

（6）NK 细胞（CD3$^-$CD16$^+$CD56$^+$）

可作为判断机体抗肿瘤和抗病毒感染的指标之一。

① 增高：见于宿主抗移植物反应者。

② 降低：见于先天性 NK 细胞缺陷、血液系统肿瘤、实体瘤、免疫缺陷病及某些病毒感染等。

✿ 做淋巴细胞亚群分析应注意什么？

① 采集标本应在室温（18～25℃）环境下尽快送检并检测。

② 建议采用单平台方法进行绝对计数检测，以避免多台仪器间的系统误差。

③ 淋巴细胞亚群结果判读中要同时注意绝对计数和相对计数的变化。淋巴细胞亚群的变化与临床疾病之间不是一一对应的关系，与临床疾病往往是一对多或多对一的，在应用中需结合临床情况。

🩺 白细胞介素-1β（IL-1β）

✿ 什么是白细胞介素-1β（IL-1β）检测？

IL-1β 由单核巨噬细胞、淋巴细胞、血管内皮细胞及平滑肌细胞产生，是 IL-1 的分泌形式，能够诱导下游多种炎症介质的合成表达，具有促进细胞间的黏附、吸引相关炎症细胞聚集、刺激血管平滑肌细胞增殖等多种生物学效应。IL-1β 检测是测定血清或血浆中 IL-1β 的含量，为定量测定，检测结果以每毫升血清或血浆中的 IL-1β 皮克数（pg/ml）表示。

❀ 白细胞介素-1β（IL-1β）检测的生物参考区间是多少？

各实验室应建立自己的参考区间，如引用文献或说明书提供的参考区间，使用前要加以验证。

❀ 白细胞介素-1β（IL-1β）检测异常有什么临床意义？

IL-1β 水平升高可见于类风湿关节炎、败血症、恶病质、白血病、炎性肠病、艾滋病和移植反应等情况；较高的水平与心肌梗死的风险增加有关。IL-1β 作为脓毒血症的特征性细胞因子之一，其在血清中含量高低可间接提示脓毒血症的严重程度。短时间低剂量 IL-1β 能诱导胰岛 B 细胞合成胰岛素，而长时间高浓度 IL-1β 可导致胰岛素 B 细胞被破坏引起机体胰岛素水平的下降。

白细胞介素-2（IL-2）

❀ 什么是白细胞介素-2（IL-2）检测？

IL-2 是在淋巴细胞增殖分化过程中重要的细胞生长因子，可提高人体对病毒、细菌、真菌和原虫等感染的免疫应答；可增加抗体和干扰素等细胞因子的分泌，是一种免疫增强剂，具有抗病毒、抗肿瘤和提高机体免疫功能等作用。IL-2 检测是测定血清或血浆中 IL-2 的含量，为定量测定，检测结果以每毫升血清或血浆中的 IL-2 皮克数（pg/ml）表示。

❀ 白细胞介素-2（IL-2）检测的生物参考区间是多少？

各实验室应建立自己的参考区间，如引用文献或说明书提供的参考区间，使用前要加以验证。

❀ 白细胞介素-2（IL-2）检测异常有什么临床意义？

IL-2 检测异常没有疾病特异性，可作为相关疾病诊断、预后及疗效观察的评价指标。

① IL-2 升高：患有肿瘤、心血管疾病、肝病等疾病时 IL-2 水平升高，在器官移植后早期排斥反应时 IL-2 水平也出现升高。

② IL-2 降低：在多种原发性免疫缺陷病和继发性免疫缺陷病时均可伴有 IL-2 水平降低，如系统性红斑狼疮、麻风、艾滋病等。

白细胞介素-4（IL-4）

❀ 什么是白细胞介素-4（IL-4）检测？

IL-4 是由活化的 T 细胞和肥大细胞产生的细胞因子，可作用于多种细胞系；可促进 B 细胞分泌多种抗体；可增强单核巨噬细胞 MHC Ⅱ 类抗原的表达；可协同 IL-3 共同刺激肥大细胞增殖以及活化细胞毒性 T 细胞；对 T 细胞、B 细胞的发育以及体液免疫反应、抗体产生都有重要作用。IL-4 检测是测定血清或血浆中 IL-4 的含量，为定量测定，检测结果以每毫升血清或血浆中的 IL-4 皮克数（pg/ml）表示。

❀ 白细胞介素-4（IL-4）检测的生物参考区间是多少？

各实验室应建立自己的参考区间，如引用文献或说明书提供的参考区间，使用前要加以验证。

❀ 白细胞介素-4（IL-4）检测异常有什么临床意义？

IL-4 检测缺乏疾病特异性，但对于相关疾病的诊断有一定的参考意义。IL-4 检测异常能反映机体免疫功能的失衡，在硬皮病、多发性硬化、自身免疫甲状腺疾病、支气管哮喘等变态反应过敏性疾病中，IL-4 水平显著增加。

白细胞介素-5（IL-5）

❀ 什么是白细胞介素-5（IL-5）检测？

IL-5 又名 T 细胞替代因子、嗜酸性粒细胞集落刺激因子 1、嗜酸性粒细胞分化因子等，主要由 T 淋巴细胞产生。主要功能有促进嗜酸性粒细胞分化、成熟、活化、迁移、存活以及促进 B 细胞生长，增加免疫球蛋白的分泌。IL-5 检测是测定血清或血浆中 IL-5 的含量，为定量测定，检测结果以每毫升血清或血浆中的 IL-5 皮克数（pg/ml）表示。

❀ 白细胞介素-5（IL-5）检测的生物参考区间是多少？

各实验室应建立自己的参考区间，如引用文献或说明书提供的参考区间，使用前要加以验证。

❀ 白细胞介素-5（IL-5）检测异常有什么临床意义？

IL-5 与嗜酸性粒细胞增多症以及某些变态反应性疾病的发病有关，寄生虫感染和变态反应发作时 IL-5 水平增高。抗 IL-5 人源化抗体治疗哮喘等过敏性疾病未见明显效果，但可减少嗜酸性粒细胞增多症患者嗜酸性粒细胞的循环数量。IL-5 是嗜酸性粒细胞的趋化剂，上调其黏附分子的表达，促进嗜酸性粒细胞同内皮细胞的黏附，此作用可能与慢性变态反应疾病所发生的组织损伤有关。

白细胞介素-6（IL-6）

❀ 什么是白细胞介素-6（IL-6）检测？

IL-6 主要由巨噬细胞、T 细胞、B 细胞和血管内皮细胞等多种细胞产生。IL-6 能促进 B 细胞分泌抗体、促进 T 细胞生长和 IL-2 的产生；具有调节免疫应答、急性期反应及造血功能。IL-6 检测是测定血清或血浆中 IL-6 的含量，为定量测定，检测结果以每毫升血清或血浆中的 IL-6 皮克数（pg/ml）表示。

✿ 白细胞介素-6（IL-6）检测的生物参考区间是多少？

各实验室应建立自己的参考区间，如引用文献或说明书提供的参考区间，使用前要加以验证。

✿ 白细胞介素-6（IL-6）检测异常有什么临床意义？

IL-6 检测缺乏疾病特异性，在多种疾病中均有明显改变，其水平与疾病的活动期、肿瘤的发展变化、排斥反应程度以及治疗效果密切相关。IL-6 升高可见于某些肿瘤（如浆细胞瘤、慢性淋巴细胞白血病、急性髓系白血病、多发性骨髓瘤、霍奇金淋巴瘤）、术后、烧伤、急性感染、器官移植排斥反应等。

白细胞介素-8（IL-8）

✿ 什么是白细胞介素-8（IL-8）检测？

IL-8 又称中性粒细胞因子，是炎症性疾病的重要介质，在炎症信号刺激下由巨噬细胞、内皮细胞和其他细胞产生，能够调节 T、B 淋巴细胞成熟分化，对特异性和非特异性的免疫细胞具有强烈的趋化作用。IL-8 检测是测定血清或血浆中 IL-8 的含量，为定量测定，检测结果以每毫升血清或血浆中的 IL-8 皮克数（pg/ml）表示。

✿ 白细胞介素-8（IL-8）检测的生物参考区间是多少？

各实验室应建立自己的参考区间，如引用文献或说明书提供的参考区间，使用前要加以验证。

✿ 白细胞介素-8（IL-8）检测异常有什么临床意义？

IL-8 检测缺乏疾病特异性，可作为相关疾病诊断、鉴别诊断和预后判断的评价指标。

IL-8 升高可见于感染和某些自身免疫疾病；在某些与中性粒细胞积聚有关炎症和呼吸系统疾病中可明显升高，如肺纤维化、呼吸窘迫综合征、慢性支气管炎和支气管扩张；在败血症休克、内毒素血症、输血溶血反应、酒精性肝炎、胃炎、炎症性结肠炎和急性脑膜炎球菌感染等疾病中升高水平与局部组织的炎症细胞浸润相一致。

白细胞介素-10（IL-10）

✿ 什么是白细胞介素-10（IL-10）检测？

IL-10 是一种多功能负性调节因子，主要由 Th2 细胞、活化的 B 细胞、单核细胞和巨噬细胞产生。IL-10 参与免疫细胞、炎症细胞和肿瘤细胞等多种细胞的生物调节，具有下调炎症介质、拮抗炎症介质的作用。IL-10 检测是测定血清或血浆中 IL-10 的含量，为定量测定，检测结果以每毫升血清或血浆中的 IL-10 皮克数（pg/ml）表示。

✿ 白细胞介素-10（IL-10）检测的生物参考区间是多少？

各实验室应建立自己的参考区间，如引用文献或说明书提供的参考区间，使用前要加以验证。

✿ 白细胞介素-10（IL-10）检测异常有什么临床意义？

IL-10 检测缺乏疾病特异性，可作为相关疾病诊断、鉴别诊断和预后判断的评价指标。

IL-10 在肾小球疾病、慢性肾衰竭患者中明显升高，且透析后较透析前明显增加，可能提示肾功能改善；在某些肿瘤细胞中升高，如黑色素瘤细胞、卵巢癌细胞、结肠癌细胞、肺癌细胞；在类风湿关节炎患者中升高；IL-10 参与调节移植排斥反应，其表达水平与移植物存活时间呈正相关。

白细胞介素-12（IL-12）

✿ 什么是白细胞介素-12（IL-12）检测？

IL-12 主要由活化的巨噬细胞、单核细胞和树突状细胞产生，是由 IL-12 p35 和 IL-12 p40 形成具有生物学活性的 IL-12 p70，是参与天然免疫和适应性免疫应答的桥梁分子。IL-12 检测是测定血清或血浆中 IL-12 的含量，为定量测定，检测结果以每毫升血清或血浆中的 IL-12 皮克数（pg/ml）表示。

✿ 白细胞介素-12（IL-12）检测的生物参考区间是多少？

各实验室应建立自己的参考区间，如引用文献或说明书提供的参考区间，使用前要加以验证。

✿ 白细胞介素-12（IL-12）检测异常有什么临床意义？

IL-12 缺乏可以使机体发生免疫缺陷，导致机体容易遭受结核分枝杆菌、沙门菌或假丝酵母菌等的感染。IL-12 与自身免疫性疾病和炎症性疾病密切相关。有研究表明在肿瘤微环境中调控 IL-12 的表达可以提高 T 细胞对肿瘤的治疗效果。

白细胞介素-17（IL-17）

✿ 什么是白细胞介素-17（IL-17）检测？

IL-17 由活化的记忆性 CD4[+] T 淋巴细胞分泌，具有招募中性粒细胞、促进多种细胞释放炎症因子、促进细胞增殖及肿瘤细胞生长等多种生物学作用。IL-17 检测是测定血清或血浆中 IL-17 的含量，为定量测定，检测结果以每毫升血清或血浆中的 IL-17 皮克数（pg/ml）表示。

✿ 白细胞介素-17（IL-17）检测的生物参考区间是多少？

各实验室应建立自己的参考区间，如引用文献或说明书提供的参考区间，使用前要加以验证。

✿ 白细胞介素-17（IL-17）检测异常有什么临床意义？

IL-17 与多种炎症反应和自身免疫性疾病的发生、发展有重要关联。在类风湿关节炎、多发性硬化、哮喘、系统性红斑狼疮以及移植排斥中均升高。

肿瘤坏死因子-α（TNF-α）

❖ 什么是肿瘤坏死因子-α（TNF-α）检测？

TNF-α 是一种重要的促炎症细胞因子，主要由单核巨噬细胞、中性粒细胞、NK 细胞以及活化的 T 淋巴细胞等产生。TNF-α 生物学活性复杂，能够增强细胞毒性 T 细胞的作用，抑制多种肿瘤细胞和病毒感染细胞。INF-α 检测是测定血清或血浆中 INF-α 的含量，为定量测定，检测结果以每毫升血清或血浆中的 INF-α 皮克数（pg/ml）表示。

❖ 肿瘤坏死因子-α（TNF-α）检测的生物参考区间是多少？

各实验室应建立自己的参考区间，如引用文献或说明书提供的参考区间，使用前要加以验证。

❖ 肿瘤坏死因子-α（TNF-α）检测异常有什么临床意义？

正常情况下，血浆中有低水平的 TNF-α，具有增强抗病毒、抗肿瘤、抗感染能力的作用。TNF-α 在炎症反应、免疫系统的发展、细胞凋亡及脂质代谢中起着重要作用，与哮喘、克罗恩病、自身免疫性疾病、神经性疼痛、糖尿病及肿瘤等密切相关。TNF-α 检测不具有疾病特异性，可作为疾病病情变化、治疗效果、预后判断的评价指标。

α 干扰素（IFN-α）

❖ 什么是 α 干扰素（TNF-α）检测？

IFN-α 属于 I 型干扰素，主要由单核巨噬细胞和病毒感染的细胞产生，具有免疫调节、抗病毒和抗肿瘤的作用。IFN-α 检测是测定血清或血浆中 IFN-α 的含量，为定量测定，检测结果以每毫升血清或血浆中的 IFN-α 皮克数（pg/ml）表示。

❖ α 干扰素（TNF-α）检测的生物参考区间是多少？

各实验室应建立自己的参考区间，如引用文献或说明书提供的参考区间，使用前要加以验证。

❖ α 干扰素（TNF-α）检测异常有什么临床意义？

健康人群含有微量 IFN-α，是应对病毒感染非常重要的免疫保护性细胞因子。天然的干扰素的抗病毒作用具有滞后性和暂时性的特点，儿童免疫功能尚不成熟，病毒更易抑制 IFN-α 的产生，导致儿童容易发生病毒感染性疾病。系统性红斑狼疮患者 IFN-α 升高，并且与疾病的严重程度和活动度高度相关。慢性乙型肝炎患者血清 IFN-α 水平在一定程度上反映了机体免疫清除的能力，可作为选择抗病毒治疗时机以及预测疗效的参考指标。

γ 干扰素（IFN-γ）

什么是 γ 干扰素（IFN-γ）检测?

IFN-γ 又名 II 型干扰素，主要由活化 T 细胞和 NK 细胞产生，具有广谱抗病毒、抗肿瘤和免疫调节功能。IFN-γ 检测是测定血清或血浆中 IFN-γ 的含量，为定量测定，检测结果以每毫升血清或血浆中的 IFN-γ 皮克数（pg/ml）表示。

γ 干扰素（IFN-γ）检测的生物参考区间是多少?

各实验室应建立自己的参考区间，如引用文献或说明书提供的参考区间，使用前要加以验证。

γ 干扰素（IFN-γ）检测异常有什么临床意义?

IFN-γ 升高可见于自身免疫性疾病，如类风湿关节炎、硬皮病、活动性红斑狼疮，可用于区分是否患自身免疫性疾病，了解疾病的活动期；恶性实体肿瘤患者和细胞免疫缺陷患者的 IFN-γ 水平降低。

第22章

自身抗体检测

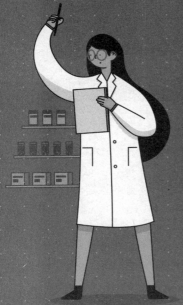

　　自身抗体是指机体免疫细胞（淋巴细胞）针对人体自身不同的组织成分产生的各种抗体。大部分自身免疫性疾病患者体内均可检测出多种自身抗体，故针对临床症状进行自身抗体检测对自身免疫性疾病的诊断与疗效观察是有价值的。

　　自身抗体常规检测包括非器官特异性自身抗体（如抗核抗体、抗磷脂抗体、类风湿因子等自身抗体）和器官组织相关自身抗体（如甲状腺、胰腺、肝脏、肾上腺等器官的自身抗体）。

　　接受血清自身抗体检测需采集空腹静脉血。

抗核抗体

什么是血清抗核抗体检测?

抗核抗体（ANA）是非器官特异性自身抗体，是机体针对自身组织细胞的细胞核成分产生的抗体（是针对自身组织细胞内所有抗原成分的自身抗体的总称）。血清 ANA 检测是确定血清中是否存在 ANA，检测血清 ANA 的滴度及核型。

血清抗核抗体检测的生物参考区间是多少?

（1）IIF-Hep2 细胞间接免疫荧光法（IIFT）

血清 ANA 为阴性。

（2）ANA 阳性时试验报告内容

① 抗体定性：阳性。

② 抗体滴度：1∶100、1∶320、1∶1000、1∶3200、1∶10000。

③ 抗体常见核型：斑点型（s）、核模型（m）、均质型（h）、核仁型（n）、着丝点型（ACA）、胞质型（p）（可有两种以上核型同时存在）。

血清抗核抗体检测异常有什么临床意义?

① 弥漫性结缔组织病患者可见血清 ANA 阳性。在弥漫性结缔组织病中，未经治疗的系统性红斑狼疮（SLE）患者的血清 ANA 阳性检出率高达 96％，故血清 ANA 检测是系统性红斑狼疮的标准筛查试验。活动性系统性红斑狼疮患者的血清 ANA 滴度一般在 1∶80 以上，核型常为核膜型、斑点型或均质型。而干燥综合征（SS）及类风湿关节炎（RA）患者的 ANA 核型多为斑点型；系统性硬化症患者的 ANA 核型多为核仁型或着丝点型等。

② 肺结核、慢性活动性病毒性肝炎、麻风病等各种传染性疾病患者及原发性胆汁性肝硬化患者、口服避孕药的妇女、少数健康老年人也可能会出现血清 ANA 阳性，但效价较低。

类风湿因子

什么是血清类风湿因子 IgM-RF 检测?

类风湿因子（RF）是一种非器官特异性自身抗体，是类风湿关节炎（RA）等自身免疫性疾病患者血中含有的抗变性 IgG 自身抗体。类风湿因子可分为 IgM、IgG、IgA、IgD 和 IgE 5 类，目前临床常规检测的多为 IgM-RF。血清 IgM-RF 检测可为定性检测，即确定血清是否存在 IgM-RF；也可为定量检测，即测定血清中 IgM-RF 的含量，结果以每毫升血清中 IgM-RF 的国际单位数（IU/ml）表示。

血清类风湿因子 IgM-RF 检测的生物参考区间是多少?

散射比浊法：0～15.9IU/ml。

✿ 血清类风湿因子 IgM-RF 检测异常有什么临床意义?

IgM-RF 检测阳性见于：未经治疗的类风湿关节炎、系统性红斑狼疮、系统性硬化症、结节性多动脉炎、干燥综合征、慢性肝炎、亚急性感染性心内膜炎、结核病、高球蛋白血症等。

约 4% 的正常人也可出现 RF 低效价阳性，尤以老年人多见。因此，必须结合临床表现来判断 RF 阳性的意义。

🩺 抗环瓜氨酸肽抗体

✿ 什么是血清抗环瓜氨酸肽抗体检测?

血清抗环瓜氨酸肽抗体（抗 CCP）是以环瓜氨酸肽为抗原的自身抗体。抗环瓜氨酸肽抗体检测是测定血清中抗环瓜氨酸肽抗体的浓度。

✿ 血清抗环瓜氨酸肽抗体检测的生物参考区间是多少?

化学发光法：血清抗 CCP < 5.0U/ml。

✿ 血清抗环瓜氨酸肽抗体检测异常有什么临床意义?

血清抗环瓜氨酸肽抗体检测是诊断类风湿关节炎的重要指标，同时也用于类风湿关节炎的活动性监测和预后评估。

🩺 抗角蛋白抗体

✿ 什么是血清抗角蛋白抗体检测?

抗角蛋白抗体（AKA）是类风湿关节炎的特异性抗体。血清 AKA 检测是确定血清是否存在 AKA，为定性检测。

✿ 血清抗角蛋白抗体检测的生物参考区间是多少?

IIF 法：血清 AKA 为阴性。

✿ 血清抗角蛋白抗体检测异常有什么临床意义?

约 50% 的类风湿关节炎患者疾病早期血清 AKA 检测结果为阳性；约 30% 的患者血清 AKA 检测结果为阴性，故血清 AKA 检测可作为类风湿关节炎的辅助诊断依据。

🩺 抗核周因子

✿ 什么是血清抗核周因子检测?

抗核周因子（APF）的靶抗原存在于颊黏膜上皮细胞核周胞质内，主要为 IgG，也含有 IgM 及 IgA 成分，是类风湿关节炎的特异性抗体。血清 APF 检测是确定血清是否存在 APF，为定性检测。

🍀 血清抗核周因子检测的生物参考区间是多少？

IIF 法：血清 APF 为阴性。

🍀 血清抗核周因子检测异常有什么临床意义？

抗核周因子对类风湿关节炎有较高的特异性和敏感性，可出现在类风湿关节炎早期，甚至在发病之前，并且与疾病严重程度密切相关，可作为类风湿关节炎早期诊断的指标之一，也有助于判断预后。

🩺 抗磷脂抗体

🍀 什么是血清抗磷脂抗体检测？

抗磷脂抗体（APL）是一种非器官特异性自身抗体。APL 有三种类型：IgG 型、IgA 型、IgM 型。其中，抗心磷脂抗体（ACA）最为重要。ACA 是以心磷脂为靶抗原的一种自身抗体，能干扰磷脂依赖性凝血过程，与凝血系统改变、血栓形成、心脑血管缺血性疾病等密切相关。血清 APL 检测是确定血清中是否存在 APL，为定性检测。

🍀 血清抗磷脂抗体检测的生物参考区间是多少？

ELISA 法：血清 APL 为阴性。

🍀 血清抗磷脂抗体检测异常有什么临床意义？

APL 对原发性或继发性磷脂抗体综合征（APS）的诊断有重要意义。磷脂抗体综合征在临床上可表现为动脉或静脉血栓、习惯性流产、血小板减少、系统性红斑狼疮等。患者血清中常可检出 IgG 型 APL。

干燥综合征、重症吉兰-巴雷综合征也常可检出 IgA 型 APL，老年人有时可见血清 APL 弱阳性。抗心磷脂抗体阳性见于系统性红斑狼疮、类风湿关节炎、干燥综合征、反复自发性流产、抗磷脂综合征（包括血栓形成、血小板减少）、肿瘤、脑卒中和心肌梗死等。

🍀 做血清抗磷脂抗体检测应注意什么？

空腹采不抗凝血，避免溶血和乳糜血。

🩺 抗胰岛细胞抗体

🍀 什么是血清抗胰岛细胞抗体检测？

抗胰岛细胞抗体（ICA）是器官组织相关自身抗体。血清 ICA 检测是确定血清中是否存在 ICA，为定性试验。

🍀 血清抗胰岛细胞抗体检测的生物参考区间是多少？

IIF 法：血清 ICA 为阴性；效价＞10 为阳性。

血清抗胰岛细胞抗体检测异常有什么临床意义?

血清 ICA 检测可用于糖尿病的诊断与分型。1 型糖尿病（IDDM），即胰岛素依赖型糖尿病患者可出现血清 ICA 阳性，效价在 10 以上的患者有临床意义。初发病的 1 型糖尿病患者的血清 ICA 阳性率为 60%～85%。

抗谷氨酸脱羧酶抗体

什么是血清抗谷氨酸脱羧酶抗体检测?

血清抗谷氨酸脱羧酶抗体（GAD）检测是确定血清中是否存在 GAD，为定性检测。

血清抗谷氨酸脱羧酶抗体检测的生物参考区间是多少?

IIF 法：血清 GAD 为阴性；效价>10 为阳性。

血清抗谷氨酸脱羧酶抗体检测异常有什么临床意义?

血清 GAD 用于糖尿病诊断与分型，适用于成年人迟发性自身免疫性糖尿病（LADA）的诊断，血清 GAD 效价在 10 以上，对患者有临床诊断意义。1 型糖尿病（IDDM），即胰岛素依赖型糖尿病患者血清 GAD 阳性率为 80%。

抗胰岛素自身抗体

什么是血清抗胰岛素自身抗体检测?

抗胰岛素自身抗体（IAA）是人体内特异的抗人胰岛素 IgG 抗体。血清 IAA 检测是确定血清中是否存在 IAA，为定性检测。

血清抗胰岛素自身抗体检测的生物参考区间是多少?

ELISA 法：血清 IAA 为阴性。

血清抗胰岛素自身抗体检测异常有什么临床意义?

检测血清 IAA 用于糖尿病的诊断与分型，可以辅助诊断 1 型糖尿病（IDDM）。初发病的 1 型糖尿病（IDDM）患者，血清 IAA 的阳性率为 10%～18%。

促甲状腺激素受体抗体

什么是血清促甲状腺激素受体抗体检测?

促甲状腺激素受体抗体（TRAb）是甲状腺的自身抗体，是针对甲状腺细胞表面的促甲状腺受体产生的自身抗体。血清 TRAb 检测是测定血清中 TRAb 的含量，为定量测定，检测结果以每毫升血清中 TRAb 的国际单位数（IU/L）表示。

❀ 血清促甲状腺激素受体抗体检测的生物参考区间是多少？

电化学发光法：血清 TRAb≤1.75IU/L。

❀ 血清促甲状腺激素受体抗体检测异常有什么临床意义？

TRAb 是直接导致甲状腺功能亢进的病因。血清 TRAb 是甲状腺功能亢进症（Graves 病）的特异标志物，临床上用于甲状腺功能亢进症的鉴别诊断，尤其对仅有双侧突眼症状的不典型病例诊断意义更大。血清 TRAb 还可用于甲状腺功能亢进症（Graves 病）的抗甲状腺药物治疗、放射性[131]碘治疗及手术治疗期间和治疗后的监测。治疗后如果 TRAb 水平减低，则提示病情缓解，可以调整或停止药物治疗。

❀ 做血清促甲状腺激素受体抗体检测应注意什么？

空腹采不抗凝血，避免溶血和乳糜血。

🩺 抗甲状腺球蛋白抗体

❀ 什么是血清抗甲状腺球蛋白抗体检测？

甲状腺球蛋白（TG）是由甲状腺滤泡细胞合成的糖蛋白，针对 TG 的抗体为抗甲状腺球蛋白抗体（Anti-Tg）。血清 Anti-Tg 检测是测定血清中 Anti-Tg 的含量，为定量测定，检测结果以每毫升血清中 Anti-Tg 的国际单位数（IU/ml）表示。

❀ 血清抗甲状腺球蛋白抗体检测的生物参考区间是多少？

电化学发光法：血清 Anti-Tg<115IU/ml。

❀ 血清抗甲状腺球蛋白抗体检测异常有什么临床意义？

血清 Anti-Tg 浓度升高常见于一些自身免疫性疾病引起的甲状腺炎。高浓度的 Anti-Tg 和 Anti-TPO 预示有慢性淋巴细胞浸润性甲状腺炎（桥本甲状腺炎），Anti-Tg 检测对于桥本甲状腺炎的病程监测和鉴别诊断非常重要。Graves 病患者中，Anti-Tg 的阳性率约 30%。Anti-Tg 阴性结果不能排除自身免疫性疾病的可能性。抗体滴度与疾病的临床活动性无关。在疾病的缓解期或经过漫长的病程之后原先升高的抗体滴度可转为阴性，如果抗体在缓解之后再次出现，那么可能是复发。

患甲状腺功能亢进症、甲状腺癌时，血清 Anti-Tg 明显升高。

患某些非甲状腺疾病，如弥漫性结缔组织病也可有血清 Anti-Tg 增高。少数正常人，尤其老年女性可有血清 Anti-Tg 轻度增高。

🩺 抗甲状腺过氧化物酶抗体

❀ 什么是血清抗甲状腺过氧化物酶抗体检测？

甲状腺过氧化物酶（TPO）是甲状腺素合成所必需的一种酶，针对它产生的自身抗体为抗甲状腺过氧化物酶抗体（Anti-TPO），曾被称为抗甲状腺微粒体抗体。血清

Anti-TPO 检测是测定血清中 Anti-TPO 的含量，为定量测定，检测结果以每毫升血清中 Anti-TPO 的国际单位数（IU/ml）表示。

❁ 血清抗甲状腺过氧化物酶抗体检测的生物参考区间是多少？

电化学发光法：血清 Anti-TPO < 34IU/ml。

❁ 血清抗甲状腺过氧化物酶抗体检测异常有什么临床意义？

血清 Anti-TPO 检测是诊断自身免疫性甲状腺疾病的重要指标。患桥本甲状腺炎、原发性甲状腺功能亢进症、原发性甲状腺功能减退症、亚急性甲状腺炎、甲状腺肿瘤等可见血清 Anti-TPO 增高。

患非甲状腺疾病，如弥漫性结缔组织病也可见血清 Anti-TPO 增高。10％正常人，尤其老年女性会有血清 Anti-TPO 轻度增高，很多情况下是 Anti-Tg、Anti-TPO 同时增高。

抗核糖体 P 蛋白抗体

❁ 什么是抗核糖体 P 蛋白抗体？

抗核糖体 P 蛋白抗体又称为抗 rRNP 抗体，靶抗原是胞质中核糖体大亚基上的 3 条分子量为 38kD、16.5kD、15kD 的磷酸化蛋白。

❁ 抗核糖体 P 蛋白抗体检测的生物参考区间是多少？

① 定性试验：阴性。

② 定量试验：各实验室应建立自己的参考区间，如引用文献或说明书提供的参考区间，使用前要加以验证。

❁ 抗核糖体 P 蛋白抗体检测异常有什么临床意义？

抗核糖体 P 蛋白抗体是系统性红斑狼疮（SLE）的特异性抗体，其在 SLE 的活动期会升高，与神经精神症状、肾脏受累、肝脏受累有关。

抗组蛋白抗体

❁ 什么是抗组蛋白抗体？

抗组蛋白抗体是针对组蛋白的一类复杂的自身抗体。组蛋白是一种与 DNA 结合的富含赖氨酸与精氨酸的碱性蛋白，由 H1、H2A、H2AB、H3 和 H4 五种亚单位构成。抗组蛋白抗体的主要线性自身抗原表位主要位于 H2A、H2B、H3 和 H4 的 N 末端以及 H3 和 H1 的 C 末端。

❁ 抗组蛋白抗体检测生物参考区间是多少？

① 定性试验：阴性。

② 定量试验：各实验室应建立自己的参考区间，如引用文献或说明书提供的参考

区间，使用前要加以验证。

🍀 抗组蛋白抗体检测异常有什么临床意义？

抗组蛋白抗体可见于系统性红斑狼疮和药物性狼疮，也可见于其他身免疫性疾病（如类风湿关节炎、原发性胆汁性胆管炎、多肌炎/皮肌炎和硬皮病）、神经系统疾病（如亚急性感觉神经病或阿尔茨海默病）以及一些感染性疾病（如 HIV 感染、感染性单核细胞增多症）。

🩺 抗核小体抗体

🍀 什么是抗核小体抗体？

抗核小体抗体是针对核小体的抗体。核小体由 146 个碱基对组成的 DNA 链包绕 8 个组蛋白分子（2 个 H2A-H2B 二聚体夹着 2 个 H3-H4 二聚体）构成。

🍀 抗核小体抗体检测的生物参考区间是多少？

① 定性试验：阴性。

② 定量试验：各实验室应建立自己的参考区间，如引用文献或说明书提供的参考区间，使用前要加以验证。

🍀 抗核小体抗体检测异常有什么临床意义？

抗核小体抗体是系统性红斑狼疮（SLE）的标志性抗体，与 SLE 的疾病活动度以及狼疮性肾炎（LN）相关性较高。

🩺 抗 dsDNA 抗体

🍀 什么是抗 dsDNA 抗体？

抗 DNA 抗体可分为两种类型：抗双链 DNA（dsDNA）抗体和抗单链 DNA（ssD-NA）抗体。dsDNA 和 ssDNA 上的决定簇都是 DNA 螺旋结构的短链区域或短的核苷酸序列。dsDNA 上的抗原表位由糖-磷酸骨架构成，与 dsDNA 反应的抗体主要识别的表位在双螺旋的脱氧核糖的（外侧）骨架。

🍀 抗 dsDNA 抗体检测的生物参考区间是多少？

① 定性试验：阴性。

② 定量试验：各实验室应建立自己的参考区间，如引用文献或说明书提供的参考区间，使用前要加以验证。

🍀 抗 dsDNA 抗体检测异常有什么临床意义？

抗 dsDNA 抗体是系统性红斑狼疮（SLE）的特征性抗体，抗 dsDNA 抗体阳性提示狼疮疾病处于活动期，并与狼疮肾炎紧密相关；对 SLE 的疾病活动性进行监测时，应定期使用同种定量检测方法。dsDNA 对 SLE 的诊断特异性高，但其敏感度较差，故阴性并不能排除 SLE。

抗增殖细胞核抗原抗体

❀ 什么是抗增殖细胞核抗原抗体?

抗增殖细胞核抗原抗体是针对增殖细胞核抗原的抗体。增殖细胞核抗原是一种分子量为 36kD 的蛋白质,为 DNA 多聚酶 delta 辅助蛋白,主要作用是参与细胞周期的调节。

❀ 抗增殖细胞核抗原抗体检测的生物参考区间是多少?

间接免疫荧光法、免疫印迹法:阴性。

❀ 抗增殖细胞核抗原抗体检测异常有什么临床意义?

抗增殖细胞核抗原抗体是系统性红斑狼疮(SLE)的标志性抗体,但其检测敏感度低。有研究表明,抗增殖细胞核抗原抗体可能与 SLE 患者发生弥漫性增殖性肾小球肾炎相关。

抗 Sm 抗体

❀ 什么是抗 Sm 抗体?

抗 Sm 抗体与 U1、U2、U4、U5、U6 RNPs 形成免疫沉淀物。Sm 是患者 Smith 的简称,Sm 的核心蛋白是由 B 或 B′、D1/D2/D3、E、F 和 G 七个蛋白组分构成的环形结构,Sm 属于核内小分子核糖核蛋白(snRNPs),snRNPs 由富含尿嘧啶核苷酸的 RNA (U1~U6) 和蛋白质组成。

❀ 抗 Sm 抗体检测的生物参考区间是多少?

① 定性试验:阴性。

② 定量试验:各实验室应建立自己的参考区间,如引用文献或说明书提供的参考区间,使用前要加以验证。

❀ 抗 Sm 抗体检测异常有什么临床意义?

抗 Sm 抗体几乎仅见于系统性红斑狼疮(SLE),是 SLE 的标志性抗体。由于其敏感度较低,故抗 Sm 抗体阴性时不能排除 SLE。

抗 U1RNP 抗体

❀ 什么是抗 U1RNP 抗体?

抗 U1RNP 抗体识别 U1RNP 形成免疫沉淀物。U1RNP 的特定蛋白是 A、C 及 U1-70kD,属于核内小分子核糖核蛋白(snRNPs),snRNPs 由富含尿嘧啶核苷酸的

RNA（U1～U6）和蛋白质组成。

❁ 抗 U1RNP 抗体检测的生物参考区间是多少？

① 定性试验：阴性。

② 定量试验：各实验室应建立自己的参考区间，如引用文献或说明书提供的参考区间，使用前要加以验证。

❁ 抗 U1RNP 抗体检测异常有什么临床意义？

抗 U1RNP 抗体可见于多种自身免疫性疾病中。若单独检出高滴度抗 U1RNP 抗体，且没有其他自身抗体，通常与混合性结缔组织病（MCTD）有关。此外 Sm 和 U1RNP 是同一分子复合物中的不同抗原位点，两种抗原具有相关性，抗 Sm 抗体阳性常伴有抗 U1RNP 抗体阳性。

🩺 抗 Scl-70 抗体

❁ 什么是抗 Scl-70 抗体？

Scl 是 Sclerosis 的缩写，70 是抗原分子量为 70kD，它是 DNA 拓扑异构酶Ⅰ的降解产物。抗 Scl-70 抗体是血清中与之发生反应的抗拓扑异构酶Ⅰ抗体。

❁ 抗 Scl-70 抗体检测的生物参考区间是多少？

① 定性试验：阴性。

② 定量试验：各实验室应建立自己的参考区间，如引用文献或说明书提供的参考区间，使用前要加以验证。

❁ 抗 Scl-70 抗体检测异常有什么临床意义？

抗 Scl-70 抗体是诊断和评估系统性硬化症患者病情严重程度的重要指标。抗 Scl-70 抗体阳性的患者通常病情较重，病程较长，皮肤和内脏器官损伤严重。有文献报道抗 Scl-70 抗体阳性的系统性硬化症患者较一般人群肺癌的发生率高。

🩺 抗 PM-Scl 抗体

❁ 什么是抗 PM-Scl 抗体？

抗 PM-Scl 抗体的靶抗原为由 11～16 个多肽组成的核仁复合物。

❁ 抗 PM-Scl 抗体检测的生物参考区间是多少？

间接免疫荧光法、免疫印迹法：阴性。

❁ 抗 PM-Scl 抗体检测异常有什么临床意义？

抗 PM-Scl 抗体主要见于系统性硬化症包括重叠综合征、多发性肌炎/系统性硬化症重叠综合征。抗 PM-Scl 抗体阳性还与关节炎、伴皲裂的手部湿疹和角化病相关。

🩺 抗 Jo-1 抗体

🍀 什么是抗 Jo-1 抗体?

抗 Jo-1 抗体的靶抗原是组氨酰 tRNA 合成酶,抗原表位在 55kD 多肽上。

🍀 抗 Jo-1 抗体检测的生物参考区间是多少?

① 定性试验:阴性。

② 定量试验:各实验室应建立自己的参考区间,如引用文献或说明书提供的参考区间,使用前要加以验证。

🍀 抗 Jo-1 抗体检测异常有什么临床意义?

抗 Jo-1 抗体多见于多发性肌炎或皮肌炎。抗 Jo-1 抗体阳性患者常合并肺间质纤维化,部分患者可出现多关节炎。因此,抗 Jo-1 抗体被认为是肺病相关肌炎的标志性抗体。

🩺 抗着丝点抗体

🍀 什么是抗着丝点抗体?

抗着丝点抗体(ACA)是指针对着丝点蛋白质的抗体。

🍀 抗着丝点抗体检测的生物参考区间是多少?

① 定性试验:阴性。

② 定量试验:各实验室应建立自己的参考区间,如引用文献或说明书提供的参考区间,使用前要加以验证。

🍀 抗着丝点抗体检测异常有什么临床意义?

抗着丝点抗体是慢性进展性局限性皮肤系统硬化症的血清学标志物。抗着丝点抗体阳性的系统性硬化症易并发肺动脉高压。该抗体可与抗 Ro 抗体(Ro 52kD、Ro 60kD)或抗线粒体抗体同时出现在原发性干燥综合征和原发性胆汁性胆管炎(PBC)中。

🩺 抗 Ro/SSA 抗体

🍀 什么是抗 Ro/SSA 抗体?

抗 Ro/SSA 抗体的靶抗原包括 60kD 和 52kD 两种蛋白质。60kD 的 Ro/SSA 抗原是一种核糖体颗粒,不仅包含 60kD 的蛋白,也包含数个小的富含尿苷酸和茎环结构的核糖核苷酸(RNA)。52kD 的 Ro/SSA 也被称为 TRIM21,参与干扰素下调的负反馈环节。

🍀 抗 Ro/SSA 抗体检测的生物参考区间是多少?

① 定性试验:阴性。

② 定量试验：各实验室应建立自己的参考区间，如引用文献或说明书提供的参考区间，使用前要加以验证。

❀ 抗 Ro/SSA 抗体检测异常有什么临床意义？

干燥综合征患者抗 Ro/SSA 抗体的阳性率可高达 80%～90%（采用敏感性高的方法），约 50% 系统性红斑狼疮患者抗 Ro/SSA 抗体为阳性，少数其他疾病如类风湿关节炎或原发性胆汁性胆管炎患者也有抗 Ro/SSA 抗体。抗 Ro/SSA 抗体在系统性红斑狼疮或干燥综合征的临床症状出现前数十年就会出现。在干燥综合征患者中，抗 Ro/SSA 抗体阳性与腺体外表现相关，也预示淋巴瘤的风险。抗 Ro/SSA 抗体可能与先天性心脏传导阻滞有关，是通过获得性被动免疫所致。

抗 SSB 抗体

❀ 什么是抗 SSB 抗体？

抗 SSB 抗体是与干燥综合征相关的另一个重要抗体，因首先在患者 La 血清中检测获得，又称抗 La 抗体。靶抗原是 RNA 多聚酶转录中的小 RNA 磷酸蛋白质。

❀ 抗 SSB 抗体检测的生物参考区间是多少？

① 定性试验：阴性。

② 定量试验：各实验室应建立自己的参考区间，如引用文献或说明书提供的参考区间，使用前要加以验证。

❀ 抗 SSB 抗体检测异常有什么临床意义？

抗 SSB 抗体通常与抗 SSA 抗体（抗 Ro60 抗体）相伴出现。抗 SSB 抗体诊断原发性干燥综合征（SS）较为特异，欧洲 SS 诊断标准研究组织将抗 SSB 抗体纳入 SS 诊断标准。抗 SSB 抗体也可于系统性红斑狼疮、类风湿关节炎患者中检出，表达该抗体的目前容易使新生儿患新生儿狼疮综合征。

抗线粒体抗体

❀ 什么是抗线粒体抗体？

抗线粒体抗体（AMA）是调节不同人体的器官、组织以及非人类物种线粒体的蜂窝线粒体的抗原。AMA 的靶抗原是真核细胞线粒体膜上的多种蛋白，现已发现有 9 种抗原亚型（M1～M9）。

❀ 抗线粒体抗体检测的生物参考区间是多少？

间接免疫荧光法：阴性。

❀ 抗线粒体抗体检测异常有什么临床意义？

AMA 是原发性胆汁性胆管炎（PBC）的诊断标志物之一，在 90%～95% 的病例中可出现 AMA。

抗线粒体抗体亚型

什么是抗线粒体抗体亚型?

抗线粒体抗体的靶抗原是真核细胞线粒体膜上的多种蛋白,现已发现有 9 种抗原亚型 (M1~M9)。M1 为线粒体外膜的心磷脂;M2 是线粒体内膜上的丙酮酸脱氢酶复合体,包括丙酮酸脱氢酶复合物 E2 亚单位、E1 亚单位、X 蛋白、支链 α-丙酮酸脱氢酶 E2 亚单位和酮戊二酸脱氢酶复合物 E2 亚单位;M3 位于线粒体外膜,本质尚不清楚;M4 为亚硫酸盐氧化酶;M5 可能是心磷脂复合物;M6、M8 均位于线粒体外膜,性质不明;M7 为一种心肌特异的肌氨酸脱氢酶;M9 是一种糖原磷酸化酶。间接免疫荧光法是 AMA 筛选方法,当 AMA 阳性时,须用纯化的抗原作为包被抗原的免疫条带法或 ELISA 法进行线粒体抗体分型。

抗线粒体抗体亚型检测的生物参考区间是多少?

① 定性试验:阴性。

② 定量试验:各实验室应建立自己的参考区间,如引用文献或说明书提供的参考区间,使用前要加以验证。

抗线粒体抗体亚型检测异常有什么临床意义?

抗 M2 抗体对原发性胆汁性胆管炎 (PBC) 的敏感性为 $95\%~98\%$,特异性约为 $70\%~80\%$。抗 M2 抗体还可见于其他慢性肝病,如慢性活动性肝炎、进行性全身性硬化症等,但以低滴度为主。抗 M4 抗体在 PBC 患者中的阳性率高达 55%,多见于活动期、晚期患者,常与抗 M2 抗体同时阳性,该抗体可能是疾病迅速发展的风险指标。抗 M9 抗体主要见于 PBC 疾病早期抗 M2 抗体阴性患者 (阳性率为 82%),其中大约有 90% 为 IgM 型。当抗 M2 抗体为阳性时,抗 M9 抗体的阳性率下降为 37%,因此抗 M9 抗体有助于 PBC 的早期诊断。此外,抗 M9 抗体亦可见于其他急、慢性肝炎患者 $(3\%~10\%)$。

抗胃壁细胞抗体

什么是抗胃壁细胞抗体?

抗胃壁细胞抗体由 Taylor 等首次于恶性贫血患者血清中发现,其靶抗原定位于胃壁细胞表面,为 H^+/K^+-ATP 酶,与盐酸产生有关。

抗胃壁细胞抗体检测的生物参考区间是多少?

① 定性试验:阴性。

② 定量试验:各实验室应建立自己的参考区间,如引用文献或说明书提供的参考区间,使用前要加以验证。

♣ 抗胃壁细胞抗体检测异常有什么临床意义?

抗胃壁细胞抗体标志着自身免疫性胃炎的存在，其中 90%合并有恶性贫血。该抗体能够预测无症状患者发展为症状明显的自身免疫性胃炎的可能性。抗胃壁细胞抗体的定量测定是监测自身免疫性胃炎临床表型随时间变化的重要工具。在正常人群中，自身免疫性胃炎发病率随着年龄的增长而升高，从 2.5%到 12%。在患有其他自身免疫性疾病的患者中其发病率会更高，尤其合并自身免疫性甲状腺疾病及 1 型糖尿病的患者。

🩺 抗肝肾微粒体抗体

♣ 什么是抗肝肾微粒体抗体?

抗肝肾微粒体抗体（LKM）是由 Rizzetto 等于 1973 年在自身免疫性慢性活动性肝炎患者血清中发现，其靶抗原为 P450 酶复合物和 UDP-葡萄糖醛酸转移酶。

♣ 抗肝肾微粒体抗体检测的生物参考区间是多少?

① 定性试验：阴性。

② 定量试验：各实验室应建立自己的参考区间，如引用文献或说明书提供的参考区间，使用前要加以验证。

♣ 抗肝肾微粒体抗体检测异常有什么临床意义?

抗 LKM 抗体有 3 型（靶抗原分别为 LKM-1、LKM-2 和 LKM-3），其中以抗 LKM-1 抗体最有意义。抗 LKM-1 抗体是Ⅱ型自身免疫性肝炎（AIH）的标志抗体，Ⅱ型 AIH 患者多为青年女性伴高免疫球蛋白血症，病情较重，抗 LKM-1 抗体阳性率可达 90%。此外，抗 LKM-1 抗体也可见于 2%～10%的慢性丙型病毒性肝炎患者。抗 LKM-2 抗体仅见于替尼酸诱发的肝炎患者，靶抗原是细胞色素 P450 ⅡC9（CYP2C9）。抗 LKM-3 抗体的靶抗原是尿嘧啶核苷二磷酸葡萄糖醛酸基转移酶，此抗体在Ⅱ型 AIH 患者中的阳性率为 10%（这些患者抗 LKM-1 抗体也阳性），也可见于 10%～15%的慢性丁型病毒性肝炎患者。

🩺 抗平滑肌抗体

♣ 什么是抗平滑肌抗体?

抗平滑肌抗体（ASMA）是以机体平滑肌组织为抗原的一种自身抗体，无器官及种属特异性，主要为 IgG 和 IgM 类型。ASMA 靶抗原为肌动蛋白（actin），肌动蛋白可以以单体（G-肌动蛋白）或聚合体（F-肌动蛋白）形式存在于微丝中。

♣ 抗平滑肌抗体检测的生物参考区间是多少?

间接免疫荧光法：阴性。

❈ 抗平滑肌抗体检测异常有什么临床意义？

抗平滑肌抗体为Ⅰ型自身免疫性肝炎（AIH）的血清学标志抗体，高滴度的IgG类抗平滑肌抗体对诊断AIH的特异性可达100%。IgG和IgM类抗平滑肌抗体同时出现主要见于AIH与原发性胆汁性胆管炎（PBC）重叠的患者。低滴度的ASMA（IgM类抗G-肌动蛋白）见于酒精性肝硬化，而低滴度的ASMA（IgM类抗非肌动蛋白成分）与病毒性肝炎等疾病相关。此外，抗平滑肌抗体亦可见于支原体肺炎、传染性单核细胞增多症、麻风、梅毒、干燥综合征、类风湿关节炎、肿瘤和病毒感染者。

抗中性粒细胞胞浆抗体

❈ 什么是抗中性粒细胞胞浆抗体？

抗中性粒细胞胞浆抗体（ANCA）是以中性粒细胞及单核细胞胞浆成分为靶抗原的自身抗体，两种主要类型的ANCA分别是胞浆型（cANCA）和核周型（pANCA）。

❈ 抗中性粒细胞胞浆抗体检测的生物参考区间是多少？

间接免疫荧光法：阴性。

❈ 抗中性粒细胞胞浆抗体检测异常有什么临床意义？

抗中性粒细胞胞浆抗体作为小血管炎的生物学标志物，主要见于ANCA相关血管炎，如显微镜下多血管炎（MPA）、肉芽肿性多血管炎（GPA）及嗜酸性肉芽肿性多血管炎（EGPA）。ANCA可见于炎性肠病、自身免疫性肝病等其他自身免疫病，也可见于淋巴瘤、药物诱导性血管炎及感染性疾病。

抗髓过氧化物酶抗体

❈ 什么是抗髓过氧化物酶抗体？

抗髓过氧化物酶抗体的靶抗原为髓过氧化物酶（MPO），MPO是pANCA的主要靶抗原，约占中性粒细胞蛋白总量的5%，是中性粒细胞杀灭吞噬微生物的重要物质。

❈ 抗髓过氧化物酶抗体检测的生物参考区间是多少？

① 定性试验：阴性。

② 定量试验：各实验室应建立自己的参考区间，如引用文献或说明书提供的参考区间，使用前要加以验证。

❈ 抗髓过氧化物酶抗体检测异常有什么临床意义？

在恰当的临床证据支持下，抗髓过氧化物酶抗体对于特发性微小血管炎有高度特异性，尤其是显微镜下多血管炎。在大约70%原发性血管炎患者中，抗MPO抗体水平的变化与疾病的活动度有关。

抗蛋白酶 3 抗体

什么是抗蛋白酶 3 抗体？

抗蛋白酶 3 抗体的靶抗原是蛋白酶 3（PR3），PR3 是 cANCA 的主要靶抗原，属于丝氨酸蛋白酶的胰蛋白酶家族。

抗蛋白酶 3 抗体检测的生物参考区间是多少？

① 定性试验：阴性。

② 定量试验：各实验室应建立自己的参考区间，如引用文献或说明书提供的参考区间，使用前要加以验证。

抗蛋白酶 3 抗体检测异常有什么临床意义？

抗蛋白酶 3 抗体主要见于肉芽肿性多血管炎（GPA）患者，也可见于冷球蛋白血症血管炎、溃疡性结肠炎、药物诱导性综合征等情况。抗蛋白酶 3 抗体水平与疾病活动度有关。在缺乏临床证据，单有抗蛋白酶 3 抗体阳性不足以诊断 GPA 或其他 ANCA 相关血管炎。

抗心肌抗体

什么是抗心肌抗体？

抗心肌抗体是机体产生针对自身心肌蛋白分子抗体的总称，常见的有抗线粒体腺嘌呤核苷异位酶（ANT）抗体（即抗线粒体 ADP/ATP 载体抗体）、抗肾上腺素能 β_1 受体（β_1AR）抗体、抗胆碱能 M2 受体（M2R）抗体、抗肌球蛋白重链（MHC）抗体和抗 L-型钙通道（L-CaC）抗体。

抗心肌抗体的生物参考区间是多少？

① 定性试验：阴性。

② 定量试验：各实验室应建立自己的参考区间，如引用文献或说明书提供的参考区间，使用前要加以验证。

抗心肌抗体检测异常有什么临床意义？

抗心肌抗体检测阳性反映患者体内存在自身免疫损伤，常见于病毒性心肌炎（VMC）及其演变的扩张型心肌病（DCM）患者。2016 年 1 月欧洲心脏病学会（ESC）将抗心肌抗体列为 DCM 早期筛查标记物。抗 L-CaC 抗体和抗 β_1AR 抗体阳性对于充血性心力衰竭死亡和扩张型心肌病猝死有独立预测价值。

冷球蛋白

什么是血清冷球蛋白检测？

冷球蛋白（CG）是存在于血清中的一种球蛋白，因其具有遇冷（4℃）沉淀，遇热

（37℃）后又溶解的特性，故此得名。CG 分三型：Ⅰ型为单克隆型，Ⅱ型为混合型，Ⅲ型为多克隆型。血清 CG 检测是测定血清中 CG 的含量，为定量测定，检测结果以每毫升血清中 CG 的微克数（$\mu g/ml$）表示。

❧ 血清冷球蛋白检测的生物参考区间是多少？

分光光度计定量法：血清 CG $<80\mu g/ml$。

❧ 血清冷球蛋白检测异常有什么临床意义？

血清 CG 测定对一些自身免疫性疾病及肿瘤的诊断有价值。CG 增高见于以下几种情况。

① 淋巴瘤、多发性骨髓瘤、原发性巨球蛋白血症、慢性淋巴细胞白血病，血清 CG 多为Ⅰ型。

② 系统性红斑狼疮、类风湿关节炎、血管炎、干燥综合征、肾小球肾炎等自身免疫性疾病，血清 CG 多为Ⅱ型。

③ 丙型病毒性肝炎、传染性单核细胞增多症等感染性疾病，恶性肿瘤等，血清 CG 多为Ⅲ型。

🩺 抗 β_2-糖蛋白1（β_2-GP1）抗体检测

❧ 什么是抗 β_2-糖蛋白1抗体检测？

β_2-糖蛋白1（β_2-GP1）是抗心磷脂抗体的辅助分子，抗 β_2-糖蛋白1抗体是以 β_2-GP1（载脂蛋白 H）为靶抗原的自身抗体，通常采用 ELISA 法检测。

❧ 抗 β_2-糖蛋白1抗体检测的生物参考区间是多少？

阴性。

❧ 抗 β_2-糖蛋白1抗体检测异常有什么临床意义？

抗 β_2-GP1 抗体检测对诊断抗磷脂综合征（APS）有重要意义。在 APS 患者中，抗 β_2-GP1 抗体阳性率为 30%～60%，对 APS 诊断敏感性约为 54%。抗 β_2-GP1 抗体与动静脉血栓形成具有相关性。抗 β_2-GP1 抗体作为自身免疫性血栓的标志物，为区分自身免疫性疾病和感染性疾病提供血清学的证据。同时检测抗 β_2-GP1 抗体和抗心磷脂抗体，可使抗磷脂综合征的诊断率达 95%。

❧ 抗 β_2-糖蛋白1抗体检测应注意什么？

① ELISA 法敏感性高，受手工操作、环境及设备影响较大，检测过程中要注意加样准确、洗涤充分、控制反应时间。

② 检测阳性不一定发生血栓，一些药物、恶性肿瘤亦可出现阳性。

第23章

骨髓形态学检查及染色体核型分析

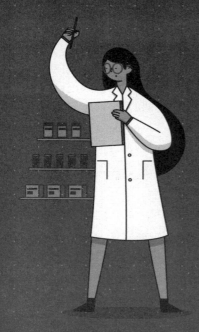

　　骨髓是正常情况下唯一的产生红系、粒系和巨核系三系细胞的场所，同时也能生产淋巴细胞和单核细胞。从胚胎后期至出生后终身，骨髓成为人体主要的造血器官。

　　骨髓涂片检查除常规形态学检查，必要时需结合细胞分类情况进行细胞化学染色，包括碱性磷酸酶染色、过氧化物酶染色、糖原染色、铁染色等。

骨髓形态学检查

什么是骨髓形态学检查?

在髂骨、棘突、胸骨（儿童）等部位，抽取 0.2ml 骨髓液涂片，利用普通光学显微镜观察，判断骨髓造血情况以及骨髓中细胞数量和质量的变化。对于血液系统疾病的诊断、鉴别诊断、评估恶性肿瘤的骨髓浸润以及对患者观察疗效、判断预后具有重要意义。

骨髓形态学检查的生物参考区间（成人）是多少?

① 粒红比值：$(2\sim4):1$。

② 粒细胞系统：$40\%\sim60\%$。

③ 红细胞系统：$15\%\sim25\%$。

④ 淋巴细胞：$20\%\sim25\%$。

⑤ 单核细胞：$<4\%$。

⑥ 浆细胞：$<2\%$。

⑦ 巨核细胞：在 $1.5cm\times3cm$ 的血膜上，巨核细胞 $7\sim35$ 个。

⑧ 其他细胞：如组织细胞、成骨细胞、吞噬细胞、分裂细胞少见，不见寄生虫及异常细胞。

骨髓形态学检查有什么临床意义?

(1) 骨髓象分析

① 粒红比值改变：升高见于粒细胞急性白血病、类白血病反应、纯红细胞再生障碍性贫血；减低见于粒细胞缺乏症、各种增生性贫血、红白血病等。

② 粒细胞系统数量改变：中性粒细胞升高见于急性粒细胞白血病各亚型、慢性粒细胞白血病、药物中毒、严重烧伤、急性失血、大手术后等；嗜酸性粒细胞升高见于过敏性疾病、寄生虫感染、恶性淋巴瘤、嗜酸性粒细胞白血病等；嗜碱性粒细胞升高见于慢性粒细胞白血病等；粒细胞减少见于粒细胞缺乏症、再生障碍性贫血等。

③ 红细胞系统数量改变：红系细胞升高见于急性红白血病、各种增生性贫血等，减少见于纯红细胞再生障碍性贫血、急性粒细胞白血病等。

④ 淋巴细胞数量改变：升高见于急、慢性淋巴细胞白血病、再生障碍性贫血、传染性单核细胞增多症等。

⑤ 单核细胞数量改变：升高见于急性单核细胞白血病、急性粒单细胞白血病、某些感染等。

⑥ 巨核细胞数量改变：升高见于骨髓增生性疾病、特发性血小板减少性紫癜（ITP）等；减少见于再生障碍性贫血、急性白血病等。

(2) 骨髓诊断意见

① 肯定性诊断：骨髓呈特异性变化，临床表现典型者，如各种白血病、巨幼细胞贫血、多发性骨髓瘤、骨髓转移癌、戈谢病、尼曼-皮克病。

② 支持性诊断：血常规、骨髓象有形态改变，可解释临床表现，如缺铁性贫血、再生障碍性贫血、溶血性贫血等，同时可建议做相应的检查。

③ 可疑性诊断：骨髓象有部分变化或出现少量异常细胞，临床表现不典型，可能为某种疾病的早期或前期，如难治性贫血等，要结合临床做相应的检查，并动态观察其变化。

④ 排除性诊断：如临床上怀疑为 ITP 的患者，其骨髓中血小板易见、巨核细胞无成熟障碍，即可排除 ITP 的可能性。

⑤ 形态学描写：骨髓象有些改变，但提不出上述性质诊断意见，可简述其形态学检查的主要特点，并建议动态观察，尽可能提出进一步检查的建议。

⑥ 对于诊断已明确的疾病，经治疗后做骨髓细胞学检查，要与以前骨髓检查进行比较，得出疾病部分缓解、完全缓解、改善、退步、复发等意见。

🍀 做骨髓形态学检查时应注意什么？

① 骨髓涂片要求薄厚均匀、头体尾清晰并具有骨髓颗粒，同时送检外周血涂片，对骨髓的正确诊断具有参考价值。所有送检的涂片须放置在干燥、洁净的盒里，不能重叠堆放。

② 填写详细的骨髓申请单，内容包括：

a. 患者姓名、性别、年龄、所在科室、住院号、病床号。

b. 注明骨髓取材部位（左/右髂前、左/右髂后、胸骨、棘突）。

c. 患者相关的病历资料，包括症状、体征、血常规检查结果、临床诊断、治疗过程、检查目的。

d. 写明医师及采样日期。

碱性磷酸酶染色

🍀 什么是碱性磷酸酶染色？

在 pH 9.2～9.8 的碱性环境下，细胞中的碱性磷酸酶能将底物磷酸萘酚 AS-BI 水解，生成 α-萘酚，再以稳定的重氮盐与萘酚偶联生成不溶性有色偶氮染料沉淀，定位于细胞质中。

🍀 碱性磷酸酶染色的生物参考区间是多少？

健康成人的成熟中性粒细胞碱性磷酸酶积分值范围：13～130 分。

🍀 碱性磷酸酶染色有什么临床意义？

（1）生理变化

① 年龄变化：新生儿碱性磷酸酶活性增加，以后下降。儿童各年龄大致相似，成人较儿童活性降低，老年期更低。

② 应激状态下的变化：紧张、恐怖、激烈运动等，碱性磷酸酶活性增加。

③ 月经周期中的变化：经前期升高，行经后减低，经后期恢复。

④ 妊娠期的变化：妊娠 2～3 个月的 NAP 积分值轻度升高，以后逐月增高，分娩

时达高峰，产后则恢复正常。

（2）病理变化

① 积分增高：见于细菌性感染、再生障碍性贫血、某些骨髓增殖性疾病、慢性粒细胞白血病（加速期、急变期）、急性淋巴细胞白血病、恶性淋巴瘤、骨髓转移癌、肾上腺糖皮质激素及雄性激素治疗后等。

② 积分减低：慢性粒细胞白血病（慢性期）、阵发性睡眠性血红蛋白尿、骨髓增生异常综合征、恶性组织细胞病等。

做碱性磷酸酶染色时应注意什么？

① 选取新鲜干燥的骨髓、外周血涂片进行染色。

② 随着标本存放时间，酶活性将下降。通常需取新鲜标本染色，最迟不能超过 1 个月染色观察。

过氧化物酶染色

什么是过氧化物酶染色？

血细胞所含的过氧化物酶（POX）主要为髓过氧化物酶（MPO），MPO 是人类中性粒细胞含量最多的一种蛋白质。粒细胞和单核细胞中过氧化物酶分解过氧化物产生新生态的氧，后者与 KI（碘化钾）作用产生碘，碘与瑞-姬等显示剂中有效成分结合，形成有色颗粒定位于细胞质中。

过氧化物酶染色的生物参考区间是多少？

① 粒细胞系统：分化差的原粒细胞为阴性，分化好的原粒细胞至中性成熟粒细胞均呈阳性；且随着细胞的成熟，阳性分叶的程度逐渐增强。中性分叶核粒细胞为强阳性反应，但衰老的粒细胞阳性程度减弱甚至呈阴性；嗜酸性粒细胞阳性最强，其阳性颗粒粗大、有折光性；嗜碱性粒细胞为阴性。

② 单核细胞系统：大多数单核细胞系统的细胞呈阴性或弱阳性，阳性颗粒少而细小。

③ 其他细胞：淋巴细胞系统、红细胞系统、巨核细胞、浆细胞、组织细胞均呈阴性，吞噬细胞有的呈阳性。

过氧化物酶染色有什么临床意义？

过氧化物酶染色是临床上辅助判断急性白血病细胞类型首选、最重要的细胞化学染色。急性淋巴细胞白血病过氧化物酶染色阳性率＜3％；急性髓细胞白血病过氧化物酶染色阳性率＞3％。

做过氧化物酶染色时应注意什么？

① 选取新鲜干燥的骨髓涂片进行染色。

② 随着时间的推移，POX 阳性强度会减弱甚至阴性。

🩺 糖原染色

❖ 什么是糖原染色?

过碘酸是氧化剂,使含乙二醇的多糖类物质(糖原、黏多糖、黏蛋白、糖蛋白及糖脂等)氧化,形成双醛基。醛基与雪夫试剂中的无色品红结合,形成紫红色化合物,附着在含有多糖类的胞质中,红色的深浅与细胞内的乙二醇基的量成正比。

❖ 糖原染色的生物参考区间是多少?

① 粒细胞系统:分化差的原粒细胞为阴性,分化好的原粒细胞至中性分叶核粒细胞均呈阳性反应,并随着细胞的成熟反应程度逐渐增强,阳性呈细颗粒、均匀红色;嗜酸性粒细胞中的嗜酸性颗粒本身不着色,而颗粒之间的胞质呈红色;嗜碱性粒细胞中的嗜碱性颗粒呈阳性,而颗粒之间的胞质不着色。

② 红细胞系统:幼红细胞及红细胞均呈阴性。

③ 单核细胞系统:分化差的原单细胞呈阴性,其他为阳性,绝大多数阳性仅有少量细小颗粒。

④ 淋巴细胞系统:大多数淋巴细胞系统的细胞呈阴性,少数淋巴细胞呈阳性(阳性率<20%),阳性呈粗颗粒状或块状。

⑤ 巨核细胞系统的细胞(包括血小板):呈阳性,颗粒状或块状。

⑥ 其他细胞:浆细胞一般呈阴性,少数呈阳性,呈细颗粒状。

❖ 糖原染色有什么临床意义?

糖原染色在诊断恶性红细胞系统疾病中最有价值,但有时也呈阴性,所以阴性不能排除恶性红细胞系统疾病的可能性;而在大多数良性红细胞系统疾病中常呈阴性,少数患者也可出现阳性,但阳性率和反应强度均明显低于恶性红细胞系统疾病。在急性白血病中,如果糖原染色结果典型,可辅助细胞系列判断。

❖ 做糖原染色时应注意什么?

选取新鲜干燥、带有骨髓小粒的骨髓涂片进行染色。如骨髓取材、涂片不合格,则影响染色结果的判读。

🩺 铁染色

❖ 什么是铁染色?

健康人骨髓中的铁主要存在于骨髓小粒和幼红细胞中。骨髓中的铁在酸性环境下与亚铁氰化钾发生普鲁氏蓝反应,形成蓝色的亚铁氰化铁沉淀,定位于含铁的部位。

❖ 铁染色的生物参考区间是多少?

① 外铁:+~++。

② 内铁：幼红细胞阳性率为 12%～44%，多为 Ⅰ～Ⅱ型。

💠 铁染色有什么临床意义？

① 缺铁性贫血时的辅助性诊断。幼红细胞内铁、骨髓外铁均明显减低甚至阴性。

② 骨髓增生异常综合征：骨髓增生异常综合征伴环形铁粒幼红细胞增多的难治性贫血或伴原始细胞增多的难治性贫血（MDS-RAS/RCMD）时环形铁粒幼红细胞大于15%，细胞外铁也常增加。

③ 溶血性贫血、巨幼细胞贫血、再生障碍性贫血、多次输血后和白血病等，细胞外铁和内铁正常或增加。

④ 感染、肝硬化、慢性肾炎、尿毒症、血色病等，细胞外铁明显增加而铁粒幼红细胞可减少。

💠 做铁染色时应注意什么？

选取新鲜干燥、带有骨髓小粒的标本进行染色。如骨髓取材、涂片不合格，则影响染色结果的判读。

🩺 染色体核型分析

💠 什么是染色体检查？

在植物凝集素（PHA）的刺激下，成熟的淋巴细胞转变为具有细胞分裂能力的淋巴母细胞，重新进入细胞分裂周期，通过加入秋水仙素，从而获得中期染色体分裂象的标本。经固定、滴片、染色等步骤，可在显微镜下对染色体的数目、结构进行分析。

💠 染色体检查的生物参考区间是多少？

① 女性：46，XX。

② 男性：46，XY。

💠 染色体检查有什么临床意义？

染色体异常包括数目异常或结构异常。

① 染色体数目异常：包括 21 三体综合征（唐氏综合征）[47，XX（XY），＋21]、18 三体综合征 [47，XY（XX），＋18]、特纳综合征（45，X）等。临床表现有小儿生长发育迟缓，身材矮小，智力低下，多脏器畸形或外生殖器发育畸形；青春期第二性征发育差（女性原发性或继发性闭经）；不良孕产史（自然不孕者或自然流产，包括胎停育、死胎、畸形等）。

② 染色体结构异常：包括缺失[46，XY，del（5）（q13）]、倒位[46，XX，inv（3）（q21q26.2）]、易位[46，XY，t（2，5）（q21，q31）]、环状染色体[46，XX，r（7）（p22q36）]、等臂染色体[46，XX，I（17）（q10）]等。

💠 做染色体检查时应注意什么？

① 采用染色体核型分析基础 G 显带法，分辨率为 300～400 条带。存在实验方法局

限性，只能显示染色体较大片段异常引起的疾病。另外，由于细胞计数有限，可能会遗漏小比例的嵌合体。

② 染色体检查需体外细胞培养。在培养过程中可能因患者个体差异或无法预知因素，出现细胞培养不佳甚至失败等特殊情况。

③ 作为诊断参考，医务人员需要进行必要的遗传咨询。

第24章

变态反应性疾病检测

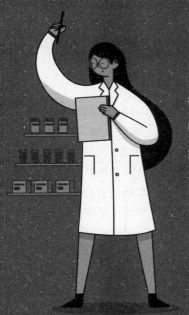

变态反应性疾病又称过敏性疾病，是由一种或多种变应原（过敏原）介导的Ⅰ型超敏反应。常见的变态反应性疾病包括支气管哮喘、变应性鼻炎、药物过敏、食物过敏、慢性复发性鼻窦炎、过敏性结膜炎、湿疹、荨麻疹等。临床上过敏原特异性抗体检测对于疾病的诊断和防治具有重要意义。本章主要针对过敏原特异性IgE、IgG检测进行介绍。

过敏原特异性 IgE 检测

❈ 什么是过敏原特异性 IgE 检测?

Ⅰ型超敏反应(速发型过敏反应)是最常见的过敏性疾病,通常在接触过敏原后迅速引发症状。最常见的症状有发热(鼻炎)、沙眼(结膜炎)、麻疹(风疹)、过敏性哮喘及其他危险的过敏反应(过敏性休克)。

引起Ⅰ型超敏反应的过敏原大多是来自自然环境的蛋白质,如植物花粉(豚草、艾蒿、法兰西菊、蒲公英、藜)、动物皮毛(猫皮屑、狗毛屑、马皮屑、牛皮屑)、食物(鸡蛋白、牛奶、小麦、海鲜、花生、大豆、坚果)、尘螨(户尘螨、粉尘螨)、霉菌(黄青霉、烟曲霉、长蠕孢霉、交链孢霉)和昆虫毒液。Ⅰ型超敏反应的显著特点是过敏原与特异性免疫球蛋白E(sIgE)相结合,不同过敏原诱发的过敏反应症状不同,其临床症状与患者的年龄、遗传因素以及对过敏原的暴露情况相关。过敏原特异性 IgE 检测是测定血清中某种过敏原特异性 IgE 的浓度。

❈ 血清过敏原特异性 IgE 检测的生物参考区间是多少?

荧光免疫法(供参考):<0.35kUA/L。

❈ 血清过敏原特异性 IgE 检测异常有什么临床意义?

检测 sIgE 是目前过敏诊断的重要手段。测定血清中不同过敏原的特异性 IgE 抗体可以辅助诊断某些症状是否由某种过敏原引起,监测过敏性疾病的发展进程。检测结果阳性或者阴性仅代表相应的 IgE 抗体检测结果阳性或阴性,须结合患者临床表现和其他实验室检测对病情进行综合分析。

过敏原特异性 IgG 检测

❈ 什么是过敏原特异性 IgG 检测?

食物不耐受指的是一种复杂的过敏性疾病,人体免疫系统针对进入体内的某种或多种食物,例如肉类(牛肉、鸡肉、猪肉、羊肉)、海鲜(龙虾、鱼、带鱼、扇贝、蛤、蟹)、水果(西瓜、橄榄、蓝莓、菠萝、橘子、桃、苹果、榴莲、芒果、香蕉、哈密瓜、葡萄、柚子、草莓)、坚果(腰果、花生)、豆制品、鸡蛋、菌类、谷物等食物产生过度的保护性免疫反应,引发Ⅲ型超敏反应,IgG 与食物颗粒形成免疫复合物,引起炎症反应,表现为全身各系统的症状与疾病。过敏原特异性 IgG 检测是测定血清中某种过敏原特异性 IgG 的浓度。

❈ 血清过敏原特异性 IgG 检测的生物参考区间是多少?

酶联免疫捕获法(供参考):<50U/mL。

✤ 血清过敏原特异性 IgG 检测异常有什么临床意义?

过敏原特异性 IgG 检测有助于检测出诱发 IgG 介导的食物不耐受症状的食物抗原。过敏原特异性 IgG 阳性可能是生理性反应,也可能是病理性反应介导Ⅲ型变态反应引发的食物过敏,须结合患者临床表现和其他实验室检测对病情进行综合分析。

第25章

基因检测

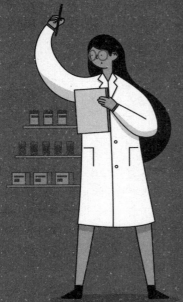

　　随着基因检测技术的飞速发展，该技术已被广泛应用于基因导向的个体化用药中。很多常见药物、例如华法林、他汀类降脂药、治疗高血压的各种药物等，同样疾病的患者在使用同样剂量时，在不良反应和疗效方面往往存在不同，这主要是由基因的个体差异导致的。故而对患者的基因进行个体化差异检测，有助于帮助患者选取正确的药物和给药剂量。本章将对部分药物的基因检测进行介绍。

人类 *CYP2C9* 和 *VKORC1* 基因检测

❖ 什么是人类 *CYP2C9* 和 *VKORC1* 基因检测?

人类 *CYP2C9* 和 *VKORC1* 基因检测是指检测全血样本中的 *CYP2C9* ＊3 位点和 *VKORC1* 基因 *VKORC1-1639*G＞A 位点的多态性,为华法林的个体化用药提供参考。检测方法为多重荧光探针 PCR 法。

❖ 人类 *CYP2C9* 和 *VKORC1* 基因检测有什么临床意义?

华法林是临床常用的口服抗凝血药,应用于多种疾病的抗凝治疗,但临床疗效和不良反应存在明显的个体差异。华法林由 *CYP2C9* 代谢,其突变体可使华法林代谢速率大大降低,用药个体在使用初期就有较高的出血危险性。华法林是维生素 K 环氧化物还原酶 VKORC1 的特异性抑制剂,VKORC1 启动子的基因多态性 (－1639G/A) 是影响华法林需求剂量中种族差异和个体差异的最主要因素。在我国华法林代谢酶基因 *CYP2C9* 基因＊3 位点多态性和华法林靶点基因 *VKORC1* 基因－1639G＞A 位点多态性与其抗凝疗效密切相关,不同基因型患者所需华法林剂量差异明显。临床可利用基因检测来调整不同个体患者的合理初始药剂量,从而达到辅助优化华法林使用的目的,降低出血危险。

CYP2C9 和 *VKORC1* 基因分型的判读及临床意义见表 25-1。

表 25-1 *CYP2C9* 和 *VKORC1* 基因分型的判读及临床意义

基因	分型结果	酶活性	用药建议
CYP2C9 ＊3	＊1/＊1	正常酶活性	正常剂量
	＊1/＊3	酶活性低	华法林清除慢,降低剂量
	＊3/＊3	酶活性极低	华法林清除极慢,进一步降低剂量
VKORC1-1639	－1639 GG	正常酶活性	华法林抵抗,正常剂量
	－1639 GA	酶活性低	华法林轻微抵抗,降低剂量
	－1639 AA	酶活性极低	对华法林很敏感,进一步降低剂量

人类 *CYP2C19* 基因检测

❖ 什么是人类 *CYP2C19* 基因检测?

人类 *CYP2C19* 基因检测是指检测全血样本中的 *CYP2C19* 基因 *CYP2C19* ＊2、*CYP2C19* ＊3、*CYP2C19* ＊17 三个位点的多态性,为氯吡格雷的个体化用药提供参考。检测方法为多重荧光探针 PCR 法。

❖ 人类 *CYP2C19* 基因检测有什么临床意义?

CYP2C19 是 CYP450 家族中最重要的药物代谢酶之一,许多内源性底物以及临床上大约 2% 的药物都由其催化代谢。研究发现 CYP2C19 可影响到氯吡格雷、奥美拉唑、地西泮、苯妥英钠等许多重要临床应用药物的代谢，而其基因多态性是引起个体间和种族间对同一药物表现出不同代谢能力的重要原因之一。

CYP2C19 基因野生型为 *CYP2C19 * 1/* 1* 型，中国人群中较常见的等位基因型是 *CYP2C19 * 2* 型、*CYP2C19 * 3* 型和 *CYP2C19 * 17* 型。其中 *CYP2C19 * 2* 型和 *CYP2C19 * 3* 型可引起 *CYP2C19* 基因编码的酶活性减弱，代谢底物的能力减弱，造成活性代谢产物不能生成，导致氯吡格雷抵抗，此基因型携带者称为弱代谢者。*CYP2C19 * 17* 型可引起 *CYP2C19* 基因编码的酶活性增强，代谢底物的能力增强，此基因型携带者称为强代谢者。临床可利用基因检测来调整不同个体患者的合理用药，从而达到辅助优化氯吡格雷使用的目的。

CYP2C19 基因分型的结果判读及临床意义见表 25-2。

表 25-2　*CYP2C19* 基因分型的结果判读及临床意义

基因型	代谢类型	临床特征	临床指导建议
* 1/* 17 * 17/* 17	超快代谢群	出血风险	患者对氯吡格雷较敏感，建议降低氯吡格雷初始剂量或缩短时间以防止出血性事件的发生，定期监测血小板功能
* 1/* 1	快代谢群	安全性、有效性好	使用正常剂量的氯吡格雷
* 1/* 2 * 1/* 3 * 2/* 17 * 3/* 17	中代谢群	氯吡格雷抵抗	① 评估血栓与出血风险后，可考虑较高剂量氯吡格雷或延长时间，之后用正常剂量至停药 ② 定期监测血小板功能
* 2/* 2 * 3/* 3 * 2/* 3	慢代谢群	氯吡格雷严重抵抗	氯吡格雷抵抗率大大增加 建议：①用新型抗血小板药物（如替格瑞洛）治疗；②换用其他抗血小板药物（如西洛他唑），双联抗血小板治疗改为三联治疗

人类 SLCO1B1 和 ApoE 基因检测

什么是人类 *SLCO1B1* 和 *ApoE* 基因检测？

人类 *SLCO1B1* 和 *ApoE* 基因检测是指检测全血样本中的 *SLCO1B1* 基因 *SLCO1B1 * 1b* 388A＞G、*SLCO1B1 * 5* 521T＞C 位点和 *ApoE* 基因 *ApoE2* 526C＞T、*ApoE4* 388T＞C 位点的多态性，为他汀类药物的个体化用药提供参考。检测方法为多重荧光探针 PCR 法。

人类 *SLCO1B1* 和 *ApoE* 基因检测有什么临床意义？

他汀类药物是临床上使用最广泛的降脂药之一，有机阴离子转运多肽 1B1（OATP1B1）在他汀类药物代谢中负责将血液中的药物转移至肝脏中直接发挥药效或代谢转化为有活性的物质，由定位在 12 号染色体上的 *SLCO1B1* 基因编码。研究表明 *SLCO1B1* 基因具有遗传多态性，其中 388A＞G、521T＞C 是两种常见的单核苷酸多态性，突变型 *SLCO1B1* 基因引起编码的 OATP1B1 转运蛋白活力减弱，表现为肝脏摄取药物能力降低，引起他汀类药物血药浓度上升，增加横纹肌溶解症或肌病的发生风险。

载脂蛋白 E（ApoE）通过多种途径参与机体的脂质代谢调节，是影响机体血脂水平的重要内在因素，主要有两种单核苷酸多态性 526C>T 和 388T>C，可形成 *ApoE3*（388T-526C）、*ApoE2*（388T-526T）、*ApoE4*（388C-526C）3 种单倍型。他汀类药物对 *ApoE4* 携带者疗效不佳或无疗效，而对 *ApoE2* 携带者的降脂作用最强。

SLCO1B1 基因分型的结果判读及临床意义见表 25-3。

表 25-3　*SLCO1B1* 基因分型的结果判读及临床意义

基因	基因型	提示
SLCO1B1	* 1a/ * 1a、* 1a/ * 1b、* 1b/ * 1b	服用他汀类药物,肌病和横纹肌溶解症风险正常,使用正常剂量
	* 1a/ * 5、* 1a/ * 15、* 1b/ * 15	服用他汀类药物,肌病和横纹肌溶解症风险增加,应减少用药剂量或者换药,必要时进行常规肌酸激酶(CK)检测
	* 5/ * 5、* 5/ * 15、* 15/ * 15	服用他汀类药物,肌病和横纹肌溶解症风险显著增加,应减少用药剂量或者换药,必要时进行常规肌酸激酶(CK)检测

ApoE 基因分型的结果判读及临床意义见表 25-4。

表 25-4　*ApoE* 基因分型的结果判读及临床意义

基因	基因型	提示
ApoE	E2/E2、E2/E3	他汀类药物降脂疗效较好,请结合临床
	E3/E3、E2/E4	他汀类药物降脂疗效正常,请结合临床
	E3/E4、E4/E4	他汀类药物降脂疗效较差,请结合临床

CYP2D6*10、CYP2C9*3、ADRB1 (1165G>C)、AGTR1 (1166A>C)、ACE(I/D) 基因检测

❖ 什么是 CYP2D6*10、CYP2C9*3、ADRB1 (1165G>C)、AGTR1 (1166A>C)、ACE(I/D) 基因检测?

*CYP2D6 * 10*、*CYP2C9 * 3*、*ADRB1*（1165G>C）、*AGTR1*（1166A>C）、*ACE*(I/D) 基因检测是指检测高血压患者外周血提取的人基因组 DNA 中 *CYP2D6 * 10*、*CYP2C9 * 3*、*ADRB1*（1165G>C）、*AGTR1*（1166A>C）、*ACE*（I/D）的基因型，为高血压药物的个体化用药提供参考。检测方法为 PCR 熔解曲线法。

❖ CYP2D6 * 10、CYP2C9 * 3、ADRB1 (1165G>C)、AGTR1 (1166A>C)、ACE(I/D) 基因检测有什么临床意义?

高血压是心脑血管疾病诸多危险因素中最重要的独立危险因素，但治疗高血压的药

物在临床上出现的个体反应差异十分普遍，其主要原因是与药物相关的药物代谢酶和受体发生了遗传变异有关。

CYP2C9 是细胞色素 P450 家族中的重要成员，该酶催化约 12% 的临床常用药物。*CYP2C9* 基因存在多态性，主要为 *CYP2C9 * 1*、*CYP2C9 * 2*、*CYP2C9 * 3*，其中 *CYP2C9 * 1* 为正常酶活性。我国人群中主要存在的遗传变异为 *CYP2C9 * 3*，该多态性导致酶活性降低，影响药物代谢。

CYP2D6 在肝脏总 CYP 中仅占 1%～2%，但经其催化代谢的药物多达 80 多种，在我国人群中最常见的多态性为 *CYP2D6 * 10*，该多态性导致酶活性降低，且极不稳定，影响药物代谢。

血管紧张素 Ⅱ 是肾素-血管紧张素系统的重要体液因子，其 90% 以上的效应通过血管紧张素 Ⅱ 的 1 型受体（AGTR1）介导。*AGTR1* 基因存在多态性，其中 *A1166C* 位点在高血压的药物治疗中具有重要意义。

β_1 肾上腺素受体属于 G 蛋白偶联受体超家族，由 *ADRB1* 基因编码，该基因 *G1165C* 多态性与高血压药物治疗相关。

血管紧张素转换酶是肾素-血管紧张素系统的关键酶，由 *ACE* 基因编码，该基因存在多种遗传多态性，其中第 16 内含子中存在的 287bp 的 Alu 插入片段（I）和缺失片段（D）的多态性与高血压药物治疗相关。

*CYP2D6 *10*、*ADRB1*（1165G＞C）、*CYP2C9 *3*、*AGTR1*（1166A＞C）、*ACE*（I/D）基因分型的结果判读及临床意义见表 25-5。

表 25-5　*CYP2D6 * 10*、*ADRB1*（1165G＞C）、*CYP2C9 * 3*、*AGTR1*（1166A＞C）、*ACE*（I/D）基因分型的结果判读及临床意义

基因	分型结果	表型	药物种类
*CYP2D6 * 10*	* 1/ * 1	代谢功能正常	β受体阻滞剂，如美托洛尔、阿替洛尔、比索洛尔、拉贝洛尔等
	* 1/ * 10	代谢功能略低	
	* 10/ * 10	代谢功能较低	
ADRB1（1165G＞C）	G/G	敏感性正常	
	G/C	敏感性略高	
	C/C	敏感性较高	
*CYP2C9 * 3*	* 1/ * 1	代谢功能正常	血管紧张素Ⅱ受体拮抗剂，如氯沙坦、伊贝沙坦、缬沙坦、坎地沙坦等
	* 1/ * 3	代谢功能略低	
	* 3/ * 3	代谢功能较低	
AGTR1（1166A＞C）	A/A	敏感性正常	
	A/C	敏感性略高	
	C/C	敏感性较高	

基因	分型结果	表型	药物种类
ACE(I/D)	I/I	敏感性正常	血管紧张素转换酶抑制剂,如贝那普利、依那普利、培哚普利等
	I/D	敏感性略高	
	D/D	敏感性较高	

人 *MTHFR* 基因检测

❖ 什么是人 *MTHFR* 基因检测?

人 *MTHFR* 基因检测是指检测人外周血基因组 DNA 中 *MTHFR* 基因 C677T 多态性位点。检测方法为荧光探针 PCR 法。

❖ 人 MTHFR 基因检测有什么临床意义?

人 *MTHFR* 基因是甲硫氨酸-叶酸代谢的关键酶。*MTHFR* 基因具有多态性,存在3 种基因型:CC 型 (野生型)、CT 型 (杂合突变型)、TT 型 (纯合突变型)。*MTHFR* 基因突变可导致其编码的叶酸代谢酶活性降低,引起叶酸代谢障碍,造成叶酸水平降低,导致高同型半胱氨酸血症和新生儿神经管缺陷等发病风险增高。检测 *MTHFR* 的C677T 位点的基因多态性,根据个人基因型评定风险等级,选择适合的补充方案,避免遗传因素造成的叶酸缺乏,降低胎儿出生缺陷的发生风险,同时降低血液同型半胱氨酸水平,降低脑卒中发生的风险。

人 *MTHFR* 基因分型的结果判读及临床意义见表 25-6。

表 25-6　人 *MTHFR* 基因分型的结果判读及临床意义

基因	分型结果	酶活性	叶酸转化能力	临床意义
MTHFR	CC	高	正常	高同型半胱氨酸血症风险低,孕龄期妇女叶酸制剂的摄入量正常
	CT	中	中等	高同型半胱氨酸血症风险中,孕龄期妇女适当增加叶酸制剂的摄入量
	TT	低	低下	高同型半胱氨酸血症风险高,孕龄期妇女适当增加叶酸制剂的摄入量

人 *HLA-B*5801* 基因检测

❖ 什么是人 HLA-B * 5801 基因检测?

人 *HLA-B * 5801* 基因检测是指检测全血样本中的 *HLA-B * 5801* 基因,为别嘌醇的个体化用药提供参考。检测方法为荧光 PCR 法。

🍀 人 HLA-B＊5801 基因检测有什么临床意义？

当血尿酸浓度过高时，单钠尿酸盐晶体就会在关节、软骨和肾脏等部位沉积，导致痛风发生。别嘌醇，作为治疗痛风和防止痛风性肾病、继发性高尿酸血症的经典药物，临床应用广泛，对于大部分的高尿酸血症及痛风患者均能起到很好的治疗作用，但也会对一些特定 HLA 基因型患者诱发皮肤不良反应，轻则引发轻微皮肤过敏，重则引起 Stevens-Johnson 综合征（SJS 综合征）、中毒性表皮坏死松解症（TEN）、剥脱性皮炎等。HLA-B＊5801 基因与别嘌醇引发的不良反应密切相关，HLA-B＊5801 基因的携带者易发生不良反应。通过对 HLA-B＊5801 基因的检测，可以预估患者服用别嘌醇引发超敏反应的风险，辅助临床选择治疗方案，提高用药安全性。

HLA-B＊5801 基因分型的结果判读及临床意义见表 25-7。

表 25-7　HLA-B＊5801 基因分型的结果判读及临床意义

检测结果	临床意义
HLA-B＊5801 阳性	携带 HLA-B＊5801 基因，服用别嘌醇发生超敏反应的风险高
HLA-B＊5801 阴性	不携带 HLA-B＊5801 基因，服用别嘌醇发生超敏反应的风险低

🩺 人 ALDH2 基因检测

🍀 什么是人 ALDH2 基因检测？

人 ALDH2 基因检测是指检测人外周血基因组 DNA 中 ALDH2 基因 c.1510 位点（G/A）的多态性，为硝酸甘油用药、酒精代谢能力评估提供临床参考。检测方法为荧光 PCR 法。

🍀 人 ALDH2 基因检测有什么临床意义？

人线粒体乙醛脱氢酶 ALDH2 基因具有遗传多态性，其中与亚洲人群最为密切的是 ALDH2 基因的 c.1510 位核苷酸存在 G/A 多态性。野生型为 G 等位基因（ALDH2＊1），突变型为 A 等位基因（ALDH2＊2），其编码的多肽链第 504 位氨基酸 Glu（谷氨酸）被 Lys（赖氨酸）取代，引起酶失活。

研究表明，临床抗冠心病、心绞痛急性发作药物硝酸甘油由 ALDH2 代谢，其突变体使硝酸甘油代谢速率大大降低，从而无法产生起舒张血管作用的一氧化氮（NO），难以发挥药效。

ALDH 是乙醇代谢途径中最重要的酶之一，突变型基因 ALDH2＊2 可导致 ALDH2 活力严重缺失，与过度饮酒导致的酒精依赖、酒精中毒、酒精性肝病、消化道癌症等疾病之间存在密切联系。

ALDH2 基因分型的结果判读及临床意义见表 25-8。

表 25-8　**ALDH2 基因分型的结果判读及临床意义**

ALDH2 基因型	硝酸酯酶活性	用药建议	乙醛脱氢酶活性	酒精代谢能力
Glu504Glu（＊1/＊1）	正常	可用硝酸甘油	正常	正常
Glu504Lys（＊1/＊2）	低	慎用硝酸甘油	低	差
Lys504Lys（＊2/＊2）	极低	不用硝酸甘油	极低	极差

GeneXpert 检测（MTB/RIF 检测）

什么是 GeneXpert 检测（MTB/RIF 检测）?

GeneXpert 检测（MTB/RIF 检测）是用巢式实时荧光定量 PCR 方法，可同时进行 MTB 及利福平（RIF）耐药检测，是集标本处理、PCR 扩增于一体的全封闭自动化分子检测平台。通过检测 MTB 编码 RNA 聚合酶 β 亚基的 *rpoB* 基因的 81bp 利福平耐药核心区间（PRDR）是否突变，进而辅助诊断结核分枝杆菌感染及利福平耐药，能在 2 小时内完成检测。

GeneXpert 检测（MTB/RIF 检测）的生物参考区间是多少?

阴性。

GeneXpert 检测（MTB/RIF 检测）异常有什么临床意义?

GeneXpert 检测（MTB/RIF 检测）阳性可明确结核分枝杆菌感染及利福平的耐药性。

第26章

其他检测

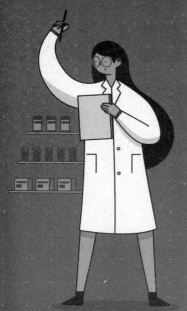

本章介绍的检测并不属于同一类检测，因很难归并入以上各章而在此单列一章给予介绍。本章介绍的检测项目包括TORCH试验、产前筛查、无创产前DNA检测、HLA-B27检测、地高辛血液浓度检测、他克莫司血液浓度检测、血清超氧化物歧化酶检测、支气管肺泡灌洗液检查。了解这些检测知识对相关者是必要的。

⚕ TORCH 试验

❁ 什么是 TORCH 试验?

TORCH 试验是分别检测血液中是否存在弓形虫（TOXO）、风疹病毒（RuV）、巨细胞病毒（CMV）、单纯疱疹病毒（HSV）这 4 种病原体的 IgM 抗体（TORCH-IgM）和 IgG 抗体（TORCH-IgG），为定性检测。

接受 TORCH 试验需采集空腹静脉血。

❁ TORCH 试验的生物参考区间是多少?

化学发光法：

① 血清 TOXO-IgG、TOXO-IgM：阴性。

② 血清 CMV-IgG、CMV-IgM：阴性。

③ 血清 HSV-IgG、HSV-IgM：阴性。

④ 血清 RuV-IgG、RuV-IgM：阴性。

❁ TORCH 试验异常有什么临床意义?

妇女怀孕期间，若受到弓形虫、单纯疱疹病毒、巨细胞病毒和风疹病毒这 4 种病原体中任何一种的感染，都可以通过胎盘屏障引起胎儿的感染，导致胎儿发育畸形。因此，妊娠前及孕期检测这些病原体的相应抗体，即接受 TORCH 试验，有利于早期诊断及预防孕期发生的初期感染，减少胎儿畸形的发生。

TORCH 试验中，所检测病原体的 IgM、IgG 皆为阴性，说明受检者体内不含相应抗体或效价很低；IgM、IgG 皆为阳性，说明受检者存在所检测病原体的现症感染或近期感染；仅 IgG 为阳性时，说明受检者曾发生过所检测病原体的感染，但已具有保护性抗体，不会再发生该种病原体的感染。

⚕ 产前筛查

❁ 什么是产前筛查?

产前筛查，又称"产前愚筛"，是指怀孕期间用来发现孕妇所怀胎儿是否可能患有出生缺陷或先天性遗传性疾病的检测方法。这些检测方法一般比较经济、简便，对孕妇和胎儿都不会造成什么危害。筛查结果以胎儿患上述疾病的高危或低危的形式报告。

❁ 产前筛查检测项目的生物参考区间是多少?

化学发光法：

① 唐氏综合征：低危。

② 18/13 三体综合征：低危。

③ 开放性神经管缺陷：低危。

🍀 产前筛查检测项目异常有什么临床意义?

产前筛查的结果可以提示胎儿患有严重出生缺陷或先天性遗传性疾病(唐氏综合征、18/13 三体综合征、开放性神经管缺陷)可能性的大小。孕早期(孕 8～13 周)进行产前筛查,严重出生缺陷或先天性遗传性疾病的检出率为 94%;孕中期(孕 14～23 周)检出率为 75%～85%,特异性为 95%;孕妇年龄越大检出率越高。通过产前筛查可以减少 75%～85%唐氏综合征患儿出生。

产前筛查仅可进行胎儿具有发生严重出生缺陷或先天性遗传性疾病的筛查,不能对其作出确诊。

产前筛查存在一定的假阳性和假阴性,低危孕妇生出唐氏综合征患儿的概率也有万分之几。

🍀 做产前筛查时应注意什么?

① 接受产前筛查需采集空腹静脉血。

② 受检者应准确提供末次月经时间,孕中期受检者还需接受 B 超检查,以便核准孕周,否则将会影响筛查结果。

🩺 无创产前 DNA 检测

🍀 什么是无创产前 DNA 检测?

无创产前 DNA 检测(NIPT),又称为无创 DNA 产前检测、无创胎儿染色体非整倍体检测等,通过采取孕妇静脉血,利用新一代 DNA 测序技术对母体外周血血浆中的游离 DNA 片段(包含胎儿游离 DNA)进行测序,并将测序结果进行生物信息分析,从中得到胎儿的遗传信息,判断胎儿是否患有 13 三体综合征、18 三体综合征和 21 三体综合征三大染色体疾病。

🍀 无创产前 DNA 检测的生物参考区间是多少?

母体外周血胎儿游离 DNA 高通量测序:

① 21 三体综合征:低风险。

② 18 三体综合征:低风险。

③ 13 三体综合征:低风险。

🍀 无创产前 DNA 检测异常有什么临床意义?

无创产前 DNA 检测可提示胎儿患有 13 三体综合征、18 三体综合征和 21 三体综合征三大染色体疾病的可能性大小。与羊水穿刺检测相比,NIPT 检测创伤性小,无流产风险,准确性可高达 99%以上,但检测费用也更高。在遗传咨询指导下,孕妇知情同意后,通过母亲年龄、家族史或其他筛查方法确定为高风险的孕妇,可进行 NIPT 检测。

🩺 HLA-B27 检测

🍀 什么是 HLA-B27 检测?

HLA 是人类白细胞抗原的英文缩写。HLA 有多种,HLA-B27 为其中的一种,存在于人的有核细胞和血小板表面。HLA-B27 检测是确定血液中是否存在 HLA-B27，为定性检测。

接受 HLA-B27 检测需采集静脉血，受检者无需空腹。

✿ HLA-B27 检测的生物参考区间是多少？

流式细胞法：HLA-B27 为阴性。

✿ HLA-B27 检测异常有什么临床意义？

血液中是否存在 HLA-B27 是由基因决定的，HLA-B27 检测阳性者为 HLA-B27 携带者。

研究发现，强直性脊柱炎（AS）患者90％以上均为 HLA-B27 携带者，而在正常人群中 HLA-B27 阳性者仅有 5％～10％。检测该项指标可以提高 AS 诊断的可靠性。但 HLA-B27 阳性者中患强直性脊柱炎的概率仅为 7.3％，因此，HLA-B27 阳性不能作为强直性脊柱炎的诊断标准。

HLA-B27 阳性与反应性银屑病性关节炎、幼年风湿性关节炎、急性虹膜睫状体炎等也具有较强的关联。

🩺 地高辛血液浓度检测

✿ 什么是地高辛血液浓度检测？

地高辛血液浓度检测是测定血液中地高辛及其代谢物的浓度，为定量测定，检测结果以每毫升血液中地高辛的纳克数（ng/ml）表示。

✿ 地高辛血液浓度检测的生物参考区间是多少？

微粒子化学发光法：服用地高辛患者血清有效治疗浓度为 0.8～2.0ng/ml。

✿ 地高辛血液浓度检测有什么临床意义？

地高辛是心血管内科常用于治疗心力衰竭的一种很有效的强心药，然而，该药有效治疗剂量的安全范围比较窄，即有效治疗剂量与药物中毒剂量之间非常接近，个体差异亦较大，若服用不当，极易发生中毒反应。

通过血液中地高辛浓度检测可以监测地高辛药物的血液浓度，这可以指导临床安全用药，在提高和保证地高辛疗效的前提下，避免患者发生药物中毒。

① 地高辛血液浓度<0.5ng/ml 时，提示地高辛用药剂量不足。

② 地高辛血液浓度>2.0ng/ml 时，提示地高辛用药过量。

③ 地高辛血液浓度>4.0ng/ml 时，提示已存在地高辛重度中毒。

✿ 做地高辛血液浓度检测时应注意什么？

① 接受地高辛血液浓度检测需采集静脉血，受检者无需空腹。

② 测定地高辛浓度需在用药后 6 小时抽血，此时血药浓度达到高峰。

他克莫司（FK506）血液浓度检测

什么是他克莫司（FK506）血液浓度检测？

他克莫司（FK506）血液浓度检测是测定血液中 FK506 及其代谢物的浓度，为定量测定，检测结果以每毫升血液中 FK506 的纳克数（ng/ml）表示。

FK506 血液浓度检测的生物参考区间是多少？

免疫竞争法：建议 FK506 的控制范围为 5～20ng/ml。

FK506 血液浓度检测有什么临床意义？

FK506 主要在肝移植中预防器官排异，同时也应用于肾移植、心脏和骨髓移植。尽管它具有强大的免疫抑制作用，但也有副作用，包括肾毒性，胃肠道、神经系统和糖代谢异常等。

通过血液中 FK506 浓度检测可以监测 FK506 药物的血液浓度，可以指导临床安全用药。

做 FK506 血液浓度检测时应注意什么？

① 接受 FK506 血液浓度检测需应用 EDTA 抗凝全血。
② 同一患者每次检测应使用相同的标本，即均为新鲜标本或均为冻存标本。

血清超氧化物歧化酶检测

什么是血清超氧化物歧化酶检测？

超氧化物歧化酶（SOD）是一类广泛存在于生物体内的金属酶，是清除超氧阴离子自由基对细胞损害的一种重要的抗氧化酶，对机体的氧化与抗氧化平衡起着至关重要的作用，保护细胞免受损伤。因此，了解机体内 SOD 水平的变化对于判断体内自由基的产生与清除平衡状态有着重要意义。由于分布广泛，在许多内科疾病如肾脏疾病、心血管疾病、脑血管疾病、糖尿病、肝脏疾病、肺部疾病、自身免疫性疾病患者血清中 SOD 浓度的水平均降低，通过观察 SOD 水平的变化，可以了解机体损伤的情况并作为疾病发生或判断疗效的辅助指标。

血清超氧化物歧化酶检测的生物参考区间是多少？

邻苯三酚自氧化（PAM）法（一点终点法）：129～216 U/ml。

血清超氧化物歧化酶检测异常有什么临床意义？

当用于筛查时，若 SOD 检测值超出参考范围时，应结合各种临床指征进行综合评判，SOD 检测仅作为一种辅助参考指标。当用于疗效监测和预后判断时，一般推荐治疗（如抗氧化）前及治疗结束后分别进行 SOD 检测。

SOD 水平降低多见于老年人、机体抗氧化营养素摄入不足、脑部神经疾病、脑血管病、缺血性心脏病心肌缺血（冠状动脉粥样硬化性心脏病）、急性心肌梗死、医学手术救治治疗后继发损伤等。

SOD 水平增高多见于急性病发生初期，此时会出现一过性 SOD 水平增高现象。但随着病程的发展，SOD 的生物合成能力会很快回落到低水平，并与较高浓度的自由基保持新的动态平衡。

❦ 做血清超氧化物歧化酶检测时应注意什么？

需空腹，采不抗凝静脉血，分离血清进行测定，避免溶血。

支气管肺泡灌洗液检查

❦ 什么是支气管肺泡灌洗液？

支气管肺泡灌洗液是利用纤维支气管镜，对肺段、亚肺段进行灌洗后，采集的肺泡表面衬液。收集后可行细胞学、可溶性物质、微生物和寄生虫的检查，以及生物化学和免疫检测，对下呼吸道疾病的诊断、病情观察和预后判断有重要价值。

❦ 支气管肺泡灌洗液细胞学检查的生物参考区间是多少？

正常支气管肺泡灌洗液中的有核细胞为 $(5 \sim 10) \times 10^9/L$，肺泡吞噬细胞 $>90\%$，淋巴细胞为 $1\% \sim 5\%$，中性粒细胞 $\leqslant 2\%$，嗜酸性粒细胞 $<1\%$，无癌细胞。

❦ 支气管肺泡灌洗液检查有什么临床意义？

对支气管肺泡灌洗液进行细胞学及微生物、寄生虫的病原学检查，对呼吸系统疾病尤其是下呼吸道疾病的诊断、治疗及疗效观察、发病机制的研究均有很大的帮助。

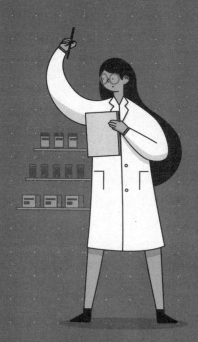

附 录

1. 红细胞计数检测

年龄	静脉血	末梢血
28 天～<6 个月	$(3.3\sim5.2)\times10^{12}/L$	$(3.5\sim5.6)\times10^{12}/L$
6 个月～<6 岁	$(4.0\sim5.5)\times10^{12}/L$	$(4.1\sim5.5)\times10^{12}/L$
6～<13 岁	$(4.2\sim5.7)\times10^{12}/L$	$(4.3\sim5.7)\times10^{12}/L$
13～<18 岁	男性:$(4.5\sim5.9)\times10^{12}/L$ 女性:$(4.1\sim5.3)\times10^{12}/L$	男性:$(4.5\sim6.2)\times10^{12}/L$ 女性:$(4.1\sim5.7)\times10^{12}/L$

2. 血红蛋白检测

年龄	静脉血	末梢血
28 天～<6 个月	97～183g/L	99～196g/L
6 个月～<1 岁	97～141g/L	103～138g/L
1～<2 岁	107～141g/L	104～143g/L
2～<6 岁	112～149g/L	115～150g/L
6～<13 岁	118～156g/L	121～158g/L
13～<18 岁	男性:129～172g/L 女性:114～154g/L	男性:131～179g/L 女性:114～159g/L

3. 白细胞计数检测

年龄	静脉血	末梢血
28 天～<6 个月	$(4.3\sim14.2)\times10^{9}/L$	$(5.6\sim14.5)\times10^{9}/L$
6 个月～<1 岁	$(4.8\sim14.6)\times10^{9}/L$	$(5.0\sim14.2)\times10^{9}/L$
1～<2 岁	$(5.1\sim14.1)\times10^{9}/L$	$(5.5\sim13.6)\times10^{9}/L$
2～<6 岁	$(4.4\sim11.9)\times10^{9}/L$	$(4.9\sim12.7)\times10^{9}/L$
6～<13 岁	$(4.3\sim11.3)\times10^{9}/L$	$(4.6\sim11.9)\times10^{9}/L$
13～<18 岁	$(4.1\sim11.0)\times10^{9}/L$	$(4.6\sim11.3)\times10^{9}/L$

4. 白细胞分类计数检测

项目	单位	年龄	静脉血		末梢血	
			男	女	男	女
中性粒细胞绝对值（Neut#）	$\times 10^9$/L	28 天～<6 个月	0.6～7.5		0.6～7.1	
		6 个月～<1 岁	0.8～6.4		0.8～6.1	
		1～<2 岁	0.8～5.8		0.9～5.5	
		2～<6 岁	1.2～7.0		1.3～6.7	
		6～<13 岁	1.6～7.8		1.7～7.4	
		13～<18 岁	1.8～8.3		1.9～7.9	
淋巴细胞绝对值（Lymph#）	$\times 10^9$/L	28 天～<6 个月	2.4～9.5		3.2～10.7	
		6 个月～<1 岁	2.5～9.0		2.8～10.0	
		1～<2 岁	2.4～8.7		2.7～9.1	
		2～<6 岁	1.8～6.3		2.0～6.5	
		6～<13 岁	1.5～4.6		1.7～4.7	
		13～<18 岁	1.2～3.8		1.5～4.2	
单核细胞绝对值（Mono#）	$\times 10^9$/L	28 天～<6 个月	0.15～1.56		0.25～1.89	
		6 个月～<1 岁	0.17～1.06		0.15～1.24	
		1～<2 岁	0.18～1.13		0.20～1.14	
		2～<6 岁	0.12～0.93		0.16～0.92	
		6～<13 岁	0.13～0.76		0.15～0.86	
		13～<18 岁	0.14～0.74		0.15～0.89	
嗜酸性粒细胞绝对值（Eos#）	$\times 10^9$/L	28 天～<1 岁	0.17～1.02		0.06～1.22	
		1～<18 岁	0.00～0.68		0.04～0.74	
嗜碱性粒细胞绝对值（Baso#）	$\times 10^9$/L	28 天～<1 岁	0.00～0.10		0.00～0.14	
		1～<18 岁	0.00～1.00		0.00～0.10	
中性粒细胞百分数（Neut%）	$\times 10^9$/L	28 天～<6 个月	7～56		7～51	
		6 个月～<1 岁	9～57		9～53	
		1～<2 岁	13～55		13～54	
		2～<6 岁	22～65		23～64	
		6～<13 岁	31～70		32～71	
		13～<18 岁	37～77		33～74	

项目	单位	年龄	静脉血		末梢血	
			男	女	男	女
淋巴细胞计数（Lymph%）	%	28 天～<6 个月	26～83		34～81	
		6 个月～<1 岁	31～81		37～82	
		1～<2 岁	33～77		35～76	
		2～<6 岁	23～69		26～67	
		6～<13 岁	23～59		22～57	
		13～<18 岁	17～54		20～54	
嗜酸性粒细胞百分数（Eos%）	%	28 天～<6 个月	3～16		3～18	
		6 个月～<2 岁	2～3		2～14	
		2～<18 岁	2～11		2～11	
		28 天～<1 岁	1～10		0.8～11	
		1～<18 岁	0～9		0.5～9	
嗜碱性粒细胞百分数（Baso%）	%	28 天～<18 岁	0～1		0～1	

5. 血细胞比容检测

项目	单位	年龄	静脉血		末梢血	
			男	女	男	女
血细胞比容（HCT）	%	28 天～<6 个月	28～52		29～57	
		6 个月～<1 岁	30～41		34～45	
		1～<2 岁	32～42		32～43	
		2～<6 岁	34～43		35～45	
		6～<13 岁	36～46		37～47	
		13～<18 岁	39～51	36～47	39～53	35～48

6. 红细胞三项平均值

项目	单位	年龄	静脉血		末梢血	
			男	女	男	女
平均红细胞容积（MCV）	fl	28 天～<6 个月	73～104		73～105	
		6 个月～<2 岁	72～86		71～86	
		2～<6 岁	16～88		76～88	
		6～<13 岁	77～92		77～92	
		13～<18 岁	80～100		80～98	

项目	单位	年龄	静脉血		末梢血	
			男	女	男	女
平均红细胞血红蛋白量（MCH）	pg	28天～<6个月	24～37		24～37	
		6个月～<6岁	24～30		24～30	
		6～<18岁	25～34		26～34	
平均红细胞血红蛋白浓度（MCHC）	g/L	28天～<6个月	309～363		305～361	
		6个月～<18岁	310～355		309～359	

7. 血小板计数检测

项目	单位	年龄	静脉血		末梢血	
			男	女	男	女
血小板计数（PLT）	$\times 10^9/L$	28天～<6个月	183～614		203～653	
		6个月～<1岁	190～579		172～601	
		1～<2岁	190～524		191～516	
		2～<6岁	188～472		187～475	
		6～<13岁	167～453		177～446	
		13～<18岁	150～407		148～399	

附录2 儿童生化检验项目参考区间

项目	单位	年龄	参考区间	
			男	女
血清丙氨酸氨基转移酶（ALT）	U/L	28天～<1岁	8～71	
		1～<2岁	8～42	
		2～<13岁	7～30	
		13～18岁	7～43	6～29
血清丙氨酸氨基转移酶（ALT）（含5'-磷酸吡哆醛）	U/L	28天～<1岁	10～80	
		1～<2岁	11～47	
		2～<13岁	8～30	
		13～18岁	8～46	6～29

项目	单位	年龄	参考区间	
			男	女
血清天冬氨酸氨基转移酶(AST)	U/L	28 天~<1 岁	21~80	
		1~<2 岁	22~59	
		2~<13 岁	14~44	
		13~18 岁	12~37	10~31
血清天冬氨酸氨基转移酶(AST)(含 5'-磷酸吡哆醛)	U/L	28 天~<1 岁	29~80	
		1~<2 岁	27~60	
		2~<13 岁	18~45	
		13~18 岁	15~40	13~33
血清 γ-谷氨酰转移酶(GGT)	U/L	28 天~<6 个月	9~150	
		6 个月~<1 岁	6~31	
		1~<13 岁	5~19	
		13~18 岁	8~40	6~26
血清碱性磷酸酶(ALP)	U/L	28 天~<6 个月	98~532	
		6 个月~<1 岁	106~420	
		1~<2 岁	128~432	
		2~<9 岁	143~406	
		9~<12 岁	146~500	
		12~<14 岁	160~610	81~454
		14~<15 岁	82~603	63~327
		15~<17 岁	64~443	52~215
		17~18 岁	51~202	43~130
血清总蛋白(TP)	g/L	28 天~<6 个月	49~71	
		6 个月~<1 岁	55~75	
		1~<2 岁	58~76	
		2~<6 岁	61~79	
		6~<13 岁	65~84	
		13~18 岁	68~88	
血清白蛋白(Alb)	g/L	28 天~<6 个月	35~50	
		6 个月~<13 岁	39~54	
		13~18 岁	42~56	

项目	单位	年龄	参考区间	
			男	女
血清球蛋白(Glb)	g/L	28 天～<6 个月	9～27	
		6 个月～<1 岁	10～30	
		1～<2 岁	12～32	
		2～<6 岁	15～34	
		6～<13 岁	18～38	
		13～18 岁	19～40	
白蛋白/球蛋白比值（A/G）	—	28 天～<6 个月	1.6～3.8	
		6 个月～<1 岁	1.4～3.9	
		1～<2 岁	1.3～3.5	
		2～<6 岁	1.2～3.0	
		6～18 岁	1.2～2.5	
血清钾(K)	mmol/L	28 天～<2 岁	4.2～5.9	
		2～<3 岁	3.9～5.4	
		3～<16 岁	3.7～5.2	
		16～18 岁	3.5～4.9	
血清钠(Na)	mmol/L	28 天～<6 个月	135～150	
		6 个月～<1 岁	134～143	
		1～18 岁	135～145	
血清氯(Cl)	mmol/L	28 天～<6 个月	100～116	
		6 个月～18 岁	98～110	
血清尿素(Urea)	mmol/L	28 天～<6 个月	0.8～5.3	
		6 个月～<1 岁	1.1～5.9	
		1～<2 岁	2.3～6.7	
		2～18 岁	2.7～7.0	2.5～6.5
血清肌酐(Crea)	μmol/L	28 天～<2 岁	13～33	
		2～<6 岁	19～44	
		6～<13 岁	27～66	
		13～<16 岁	37～93	33～75
		16～18 岁	52～101	39～76

项目	单位	年龄	参考区间	
			男	女
血清钙(Ca)	mmol/L	28天～18岁	2.1～2.8	
血清无机磷(IP)	mmol/L	28天～<6个月	1.60～2.51	
		6个月～<1岁	1.48～2.20	
		1～<2岁	1.42～2.13	
		2～<6岁	1.37～1.99	
		6～<12岁	1.25～1.93	
		12～<15岁	1.15～2.01	1.03～1.86
		15～18岁	0.84～1.71	0.93～1.61

附录3 国家免费孕前优生政策支持的检查项目

序号	项目		女性	男性
1	阴道分泌物	白带常规检查	√	
		淋病奈瑟球菌检测	√	
		沙眼衣原体检测	√	
2	血液常规检查(血红蛋白、红细胞、白细胞及分类、血小板)		√	
3	尿液常规检验		√	√
4	血型(包括ABO血型和Rh阳/阴性)		√	√
5	血清葡萄糖测定		√	
6	肝功能检测(谷丙转氨酶)		√	√
7	乙型肝炎血清学五项检测		√	√
8	肾功能检测(肌酐)		√	√
9	甲状腺功能检测(促甲状腺激素)		√	
10	梅毒螺旋体筛查		√	√
11	风疹病毒IgG抗体测定		√	
12	巨细胞病毒IgM抗体和IgG抗体测定		√	
13	弓形体IgM抗体和IgG抗体测定		√	

时间段	必查项目	备查项目
妊娠 6～13 周$^{+6}$	① 血常规； ② 尿常规； ③ 血型（ABO 和 Rh 血型）； ④ 肝功能； ⑤ 肾功能； ⑥ 空腹血糖水平； ⑦ HBsAg 筛查； ⑧ 梅毒血清抗体筛查； ⑨ HIV 筛查； ⑩ 地中海贫血筛查（广东、广西、海南、湖南、湖北、四川、重庆等地区）	① 丙型肝炎筛查； ② 抗 D 滴度检测（Rh 血型阴性者）； ③ 75g OGTT（高危孕妇）； ④ 甲状腺功能检测； ⑤ 血清铁蛋白（血红蛋白＜110g/L 者）； ⑥ 子宫颈分泌物检测淋病奈瑟球菌和沙眼衣原体（高危孕妇或有症状者）； ⑦ 细菌性阴道病（BV）的检测（有症状或早产史者）； ⑧ 胎儿染色体非整倍体异常的孕早期（妊娠 10～13 周$^{+6}$）母体血清学筛查［妊娠相关血浆蛋白 A（PAPP-A）和游离 β-hCG］
妊娠 14～19 周$^{+6}$	① 无创产前基因检测（non-invasive prenatal testing, NIPT）：NIPT 筛查的目标疾病为 3 种常见胎儿染色体非整倍体异常，即 21 三体综合征、18 三体综合征、13 三体综合征； ② 胎儿染色体非整倍体异常的孕中期母体血清学筛查（妊娠 15～20 周，最佳检测孕周为 16～18 周）； ③ 羊膜腔穿刺术检查胎儿染色体核型（妊娠 16～22 周），针对高危人群	—
妊娠 20～24 周产前检查	血常规、尿常规	—
妊娠 25～28 周	① GDM 筛查。直接行 75g OGTT，其正常上限为：空腹血糖水平为 5.1mmol/L，1h 血糖水平为 10.0mmol/L，2h 血糖水平为 8.5mmol/L。孕妇具有 GDM 高危因素或者医疗资源缺乏的地区，建议妊娠 24～28 周首先检测空腹血糖（FPG）； ② 血常规、尿常规	—
妊娠 29～32 周	血常规、尿常规	—
妊娠 33～36 周	尿常规	① 妊娠 35～37 周 B 族链球菌（GBS）筛查：具有高危因素的孕妇（如合并糖尿病、前次妊娠出生的新生儿有 GBS 感染等），取直肠和阴道下 1/3 分泌物培养； ② 妊娠 32～34 周肝功能、血清胆汁酸检测（妊娠期肝内胆汁淤积症高发病率地区的孕妇）

注：出自中华医学会妇产科学分会产科学组.孕前和孕期保健指南（2018）.中华妇产科杂志，2018，53（1）：7-13.

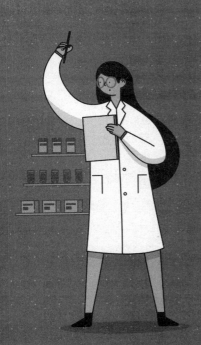

索引